ハヤカワ文庫 NF
〈NF475〉

あなたの知らない脳
意識は傍観者である

デイヴィッド・イーグルマン
大田直子訳

HAYAKAWA NONFICTION

INCOGNITO

The Secret Lives of the Brain

by

David Eagleman

Translated by
Naoko Ohta
Published 2016 in Japan by
HAYAKAWA PUBLISHING, INC.
This book is published in Japan by
arrangement with
THE WYLIE AGENCY (UK) LTD.
through THE SAKAI AGENCY.

人間は自分が立ち現われた無も、自分がのみ込まれる無限も、
等しく見ることができない

——ブレーズ・パスカル『パンセ』

目次

あなたの知らない脳

意識は傍観者である

第1章　僕の頭のなかに誰かがいる、でもそれは僕じゃない

鏡のなかの自分をよく見てみよう。そのさっそうとした容姿の内側で、ネットワーク化されたメカの世界がひそかに激しく動いている。精密に連結した骨格、網の目のような力強い筋肉、大量の特殊な液、そしてあなたの命を保つために闇のなかで協調する内臓たち。そのメカニズムは、皮膚と呼ばれる自己回復能力をもつハイテクの薄い感覚素材で、継ぎ目なくすっかりくるまれている。

そして脳がある。この宇宙で見つかっているもののなかで最も複雑な一三〇〇グラムの物質。作戦全体を推進する管制センターであり、頭蓋骨という武装した陣地のなかに、いくつもの小さな門をとおして特報を集めている。

脳はニューロンとグリアという細胞が何千億個も集まってできている。その細胞の一つひとつが、都市と同じくらい込み入っている。それぞれに全ヒトゲノムが入っていて、複

雑な営みのなかで何十億という分子をやり取りする。一つひとつの細胞がほかの細胞に電気パルスを毎秒何百回も送る。脳内で生じる数十兆のパルスそれぞれを一個の光子で表わしたら、目がくらむような光になるだろう。

その細胞どうしをつなぐネットワークは驚異的に複雑なので、人間の言語では表現できず、新種の数学が必要だ。典型的なニューロン一個は近隣のニューロンと約一万個の結合部をもっている。何十億というニューロンがあることを考えると、脳組織わずか一立方センチに銀河系の星と同じ数の結合部があることになる。

あなたの頭蓋骨のなかにある一三〇〇グラムのピンク色でゼリー状の器官は、異質な、計算する物質だ。小さな自己設定型のパーツで構成され、私たちがつくろうと志したことのあるどんなものもはるかに超えている。だから、自分が怠け者だとか鈍いとか思っている人も、安心してほしい。あなたは地球上で最も活発で、最も鋭い生きものなのだ。

それにしても、うそのような話だ。私たちはおそらく地球上で唯一、向こうみずにも自らのプログラミング言語を解読するゲームに打ち込むほど高度なシステムである。あなたのデスクトップコンピューターが、周辺装置を操作し始め、勝手にカバーをはずし、ウェブカメラを自分の回路に向けるところを想像してみてほしい。それが私たちだ。

頭蓋骨のなかをのぞき込んで見つけたものは、最も重要な人類の知的発達に数えられる。私たちの行為、思考、そして経験の実にさまざまな側面が、神経系と呼ばれる広大で湿った化学・電気ネットワークとつながっている。そのメカニズムは私たちとはまったく異質なのに、どういうわけか、それが私たちなのだ。

ものすごい魔法

一九四九年、アーサー・アルバーツはニューヨーク州ヨンカーズの自宅を出て、西アフリカの黄金海岸とティンブクトゥのあいだにある村々を訪ねた。旅の道連れは妻、カメラ、ジープ、そして──音楽が大好きだったので──ジープから電源をとるテープレコーダー。欧米の人々に聞いてもらいたいと思い、彼はアフリカで生まれた優れた音楽を録音した。(1)しかしテープレコーダーを使っているとき、アルバーツは社交上のトラブルに遭遇した。自分の声が再生されるのを聞いた西アフリカの原住民が、アルバーツに「舌を盗まれた」と文句を言ったのだ。アルバーツは鏡を取り出し、その男に舌は無事だと納得させることで、なんとか殴られずにすんだ。

原住民がテープレコーダーを理解できなかった理由は想像に難《かた》くない。発声は、はかなくて言いようのないものに思える。羽毛の袋を開けると、羽毛が風に乗って散らばり、二度と回収できないのに似ている。声には重さもにおいもなくて、手でつかむこともできない。

だから、声が実は物理現象であることに驚かされる。空気中の分子のわずかな圧縮を検出できる高感度の小さな機械をつくれば、その密度変化をとらえて、あとで再現することができる。私たちはそういう機械をマイクロフォンと呼び、地球上の何十億というラジオは一つ残らず、回収不能と考えられていた羽毛の袋を堂々と提供している。アルバーツがテープレコーダーで音楽を再生したとき、ある西アフリカの部族民はその芸当を「ものすごい魔法」と表現した。

思考も同じだ。思考とはいったい何だろう？　重さはまったくないように思える。はかなくて言いようのないものに感じられる。思考には形もにおいも、どんな物理的具体もないと、あなたも考えているだろう。思考はものすごい魔法に思える。

しかし声と同じように、思考も物理的要素に支えられている。どうしてそれがわかるかというと、脳が変化すると人が考えられることの種類が変わるからだ。深い眠りの状態では、思考はいっさいない。脳が夢を見る睡眠の状態に移ると、思いがけないとっぴな思考が生じる。日中には、人はちゃんと受け入れられる正常なことを考え、脳内の雑多な化学物質にアルコールや麻薬、タバコ、コーヒー、または運動を加えることで、熱心にその思考を変化させる。脳という物質の状態が思考の状態を決めるのだ。

そして物質は正常な思考が作動するために絶対欠かせない。事故で小指をけがしたとしたら苦痛を感じるだろうが、意識的経験は何も変わらない。それに比べて、同じくらいの大きさの脳組織にダメージを受けたら、音楽を理解したり、動物の名前を言ったり、色を識別したり、リスクを判断したり、意思決定をしたり、体からの信号を読みとったり、鏡の何たるかを理解したりする能力が変化するかもしれない――そうなれば、内側のメカニズムのベールに包まれた不可思議な働きの正体が暴かれるかもしれない。私たちの希望、夢、野心、恐怖、人を笑わせる素質、素晴らしいアイデア、迷信、ユーモアのセンス、欲望、すべてがこの不思議な器官から生まれる。そして脳が変化すると、私たちも変化する。このように、思考は物理的土台をもたない風に乗る羽毛のようなものだと直感的には思いがちだが、実は、不可解な一三〇〇グラムの管制センターの健全性に直接左右されるのだ。

自分たちの回路を研究してまっさきに学ぶのは単純なことだ。すなわち、私たちがやること、考えること、そして感じることの大半は、私たちの意識の支配下にはない、ということである。ニューロンの広大なジャングルは、独自のプログラムを実行している。意識のあるあなた――朝目覚めたときにぱっと息づく私――は、あなたの脳内で生じているもののほんの小さなかけらにすぎない。人の内面は脳の機能に左右されるが、脳は独自に事を仕切っている。その営みの大部分に意識はアクセス権をもっていない。私は入る権利がないのだ。

あなたの意識は、大西洋を横断する蒸気船に乗っている小さな密航者のようなものだ――足もとの巨大な機械の働きを認めず、自分の力で旅をしたのだと言っている。本書のテーマはその驚きの事実である。どうしてそう言えるのか。どういう意味なのか。そしてその事実から、人、市場、秘密、ストリッパー、年金口座、犯罪、芸術家、オデュッセウス、酔っ払い、脳卒中患者、ギャンブラー、アスリート、猟犬、人種差別主義者、愛人、自分が下したと思っているあらゆる決定について、どんなことがわかるのか。

最近のある実験で、被験者の男性がさまざまな女性の顔写真を見て、どれくらい魅力的と思うかランクづけするように言われた。写真は二五センチ×二〇センチ、女性はカメラにまっすぐ顔を向けているか、斜め横顔を見せている。男性たちには知らされていなかったが、写真の半分は女性が目を見開いていて、残りの半分はそうしていなかった。すると男性は一貫して、目を見開いた女性のほうに魅力を感じた。注目すべきことに、彼らは自分の判断の理由をわかっていなかった。「こちらの写真ではこちらの写真に比べて女性の瞳孔が二ミリ大きいことに気づきました」と言う人はいない。ほかの女性よりも魅力的な女性がいると感じただけで、その理由をはっきり指摘することはできなかった。

それなら、選んでいたのは誰なのか？　私たちにとって脳の働きはその大半がアクセス不能だが、そのなかの何かが、女性の見開いた目は性的な興奮や期待と関連があることを知っていた。脳は知っていたが、被験者の男性は知らなかった――少なくとも明確には。男性たちは、美の概念や魅力を感じる感性が奥深くに生まれつき備わっていて、何百万年にわたる自然淘汰で形成されたプログラムによって正しい方向に舵取りされていることも、知らなかっただろう。いちばん魅力的な女性を選んでいるとき、その選択は本当は自分のものではなくて、何十万もの世代を経るあいだに脳の回路に深く焼きつけられた成功プログラムの選択であることを、彼らは知らなかった。

　脳は情報を集めて行動を正しい方向に導く仕事をしている。決定に意識がかかわるかどうかは問題ではない。そしてたいていの場合、かかわっていない。見開いた目、嫉妬、魅力、脂っこい食べ物への欲求、先週思いついた名案、どの話をするにしても、意識は脳の営みのなかでいちばん小さな役割しか果たさない。脳はたいてい自動操縦で動いていて、その下で稼働する謎の巨大工場に意識はほとんど近づけない。

　その証拠に、車を走らせているとき、前方の私道から赤いトヨタ車がバックで出てきたら、それをはっきり認識する前に足が半分ブレーキにかかっている。聞いているつもりもなかった部屋の向こう側の会話に、自分の名前が出てくると気づく。理由はわからないが誰かを魅力的だと感じる。自分がどういう選択をするべきかについて、神経系が「虫の知らせ」を送ってくる。

　脳は複雑なシステムだが、だからといって理解不能ということではない。私たちの神経回路は、人類が進化していくなかで祖先が直面した問題を解決するために、自然淘汰によってつくられたものだ。脾臓や目と同じように、脳も進化の圧力によってつくられてきた。意識も同じだ。意識は有利だから発達したのだが、有利なのは限定的な範囲だけである。

ある国のその時々の生活や環境を明らかにするような活動について考えてみよう。工場が稼働し、通信ラインがうなり、企業が製品を出荷する。人々はひっきりなしに食べる。下水道は排泄物を運ぶ。広大な国土のいたるところで警察が犯罪者を追跡する。握手で取引が成立する。恋人たちはデートをする。秘書は電話をさばき、教師は教え、スポーツ選手は競い、医者は手術をし、バスの運転手はバスを走らせる。あなたは大国で起きていることをつねに知りたいかもしれないが、あらゆる情報を一度に手に入れることはできない。たとえできても役に立たないだろう。要約が必要だ。だからあなたは新聞を手に取る——《ニューヨーク・タイムズ》のような難しい新聞ではなく、《USAトゥデイ》のような軽いものだ。新聞にその活動の詳細がまったく出ていなくても意外ではない。結局、あなたが知りたいのは結論だ。家計に影響する新しい税法を議会が成立させたことは知りたいが、法律家や企業や議事妨害がからむ細かい経緯は、新たな結論にとってとくに重要ではない。それに、国の食糧供給に関する詳細——牛がどうやって食べていて、何頭が食べられているか——をすべて知りたくはないはずで、狂牛病が急増した場合に警告してほしいだけだ。気になるのはゴミがどういうふうに出て、どういうふうにまとめられるかではなく、自分の家の裏に処理場ができるかどうかだけだ。工場の配線やインフラなどどうでもよくて、気になるのは労働者がストをやるかどうかだけだ。そういうことを新聞で読んで知る。

意識とは、その新聞のようなものだ。脳は四六時中、忙しく働いていて、国と同じようにほぼあらゆることが局所的に発生する。小グループがたえまなく決定を下し、ほかのグループにメッセージを送りだす。そのような局所的な相互作用から、もっと大きい連携が生まれる。あなたが心のなかの大見出しを読むころには、重要な行動はすでに起こっていて、取引は成立している。あなたがアクセスできる舞台裏の事情は驚くほど少ない。すべての政治運動は土台から積み重ねられていて、あなたが感情や直感や考えとしてその気配を感じる前に、止められなくなっている。情報を最後に聞くのはあなただ。

しかし、あなたには新聞読者にしては妙なところがある。見出しを読んで、最初に思いついたのは自分であるかのように、その考えを自分の手柄にするのだ。あなたは大はしゃぎで言う。「いいことを考えついた！」。しかし実際にはあなたにひらめきの瞬間が訪れる前に、脳が膨大な量の仕事をやっていたのだ。一つのアイデアが舞台裏から表に出てくるとき、あなたの神経回路は何時間も、何日も、あるいは何年もそれに取り組み、情報を集約して新たな組み合わせを試している。しかしあなたは舞台裏に隠れている壮大なメカニズムに驚嘆することもなく、手柄を横取りする。

それに、あなたが自分の手柄だと考えることを、誰が責められよう。脳はひそかにたくらみを実行し、ものすごい魔法のようにアイデアを呼びだす。意識的な認知力が壮大なペレーティングシステムを探ることを許さない。脳は身分を隠して仕切っているのだ。

では、素晴らしいアイデアを考えたと称賛を受けるに値するのはいったい誰なのか？一八六二年、スコットランドの数学者ジェームズ・クラーク・マックスウェルは、電気と磁気を統一する基本方程式を考え出した。しかし彼は死の床で、ちょっと変な告白をした。あの有名な方程式を発見したのは「自分のなかの何か」であって、自分ではないと言ったのだ。アイデアがどうやって浮かんだのかわからない、ただ降りてきたのだと認めている。ウィリアム・ブレイクも長篇詩『ミルトン』について同じような経験を語っている。「あらかじめ何も考えず、むしろ自分の意思に逆らって、一度に一二行、ときには二〇行、いきなり口述してこの詩を書きあげた」。ヨハン・ヴォルフガング・フォン・ゲーテは中篇小説『若きウェルテルの悩み』を、意識的に考えを投入することなく、ひとりでに動くペンをもっているかのように書いたと言っている。

イギリスの詩人、サミュエル・テイラー・コールリッジのことを考えてほしい。一七九六年にアヘンを使い始めたのは、もともとは歯の痛みと顔面神経痛を和らげるためだった――しかしすぐに、取り返しがつかないほどのめり込み、週に二リットルものアヘンチンキをがぶ飲みするようになった。奇妙で幻想的なイメージにあふれた彼の詩『クーブラカーン』は、彼が「一種の夢想」と表現する、アヘンでハイになったときに書かれた。彼にとってアヘンは、自分の意識下の神経回路に接触するための手段になっていた。私たちは『クーブラカーン』の美しい言葉をコールリッジの功績だとする。なぜなら、それはほかならぬ彼の脳から生まれたものだからだ。そうでしょう？　しかし彼はしらふのときには、その言葉を思いつかなかった。それなら、この詩はいったい誰が書いたものなのだろう？　カール・ユングが言ったように、「私たち一人ひとりのなかに、私たちが知らない別の人がいる」。ピンク・フロイドの言葉を借りれば、「僕の頭のなかに誰かがいるが、それは僕じゃない」。

あなたの内面で起こることのほとんどがあなたの意識の支配下にはない。そして実際のところ、そのほうが良いのだ。意識は手柄をほしいままにできるが、脳のなかで始動する意思決定に関しては、大部分を傍観しているのがベストだ。わかっていない細かいことに意識が干渉すると、活動の効率が落ちる。ピアノの鍵盤のどこに指が跳ぼうとしているのか、じっくり考え始めると、曲をうまく弾けなくなってしまう。

パーティーの余興として意識の干渉を実演するために、友だちに二本のホワイトボード用マーカーを——片手に一本ずつ——渡して、右手で名前を書き、同時に左手で裏向きに（鏡に映っているように）書いてみてとお願いしよう。友だちはすぐに、それをやる方法は一つしかないと気づくだろう。つまり、考えないでやるのだ。意識の干渉を排除することで、友だちの両手は複雑な鏡像運動をすんなりできる——が、自分の行動について考えたとたん、つっかえながらたどたどしくペンを動かすことになる。

だから、意識はたいていの場合パーティーに招かれないのがベストなのだ。かかわるときには、ふつう最後に情報を受け取る。野球でボールを打つときのことを考えてみよう。一九七四年八月二〇日、カリフォルニア・エンゼルス対デトロイト・タイガースの試合で、ノーラン・ライアンがギネス記録に載る時速一六二・四キロ（秒速四四・七メートル）の速球を投げた。その数字を計算すると、ライアンの投球はマウンドから六〇フィート六インチ（一八・四四メートル）離れたホームベースまで、〇・四秒で横断することがわかる。この時間で、ボールから出た光信号がバッターの目に入り、網膜の回路を通り、頭の裏側にある視覚系のスーパーハイウェイに沿った一連の細胞を活性化し、広大な領域を横断して運動野まで行き、バットを振る筋肉の収縮を調整することができる。なんと、これだけの活動すべてが〇・四秒未満で起こりうるのだ。そうでなければ誰も速球を打てない。しかし不思議なことに、意識にとっては、それでは時間が足りない。第2章で見るように、〇・五秒かかる。つまりボールの移動スピードが速すぎて、バッターは意識的に知覚することができない。高度な運動行為を行なうのに、人は意識的に知覚する必要はないのだ。あなたもそのことを感じる瞬間があるだろう。ピシッとなる木の枝がこちらに向かってくることに気づく前に、もう身をかわし始めている。あるいは、電話のベルを認識する前にすでに跳びあがっている。

意識は脳の活動の中心ではなく遠いはずれのほうにあるので、行なわれていることのかすかな気配しか伝わってこない。

王座を退くことのメリット

脳に対する新たな理解によって、私たち自身についての見方が大きく変わる。私たちは営みの中心にいると直感的に思っていたが、もっと緻密に、明快に、そして驚くような角度から、状況をとらえるようになっている。実は、私たちは同じような進歩を以前にも経験している。

一六一〇年一月上旬の星降る夜、ガリレオ・ガリレイというトスカーナの天文学者が遅くまで寝ずに、自分が設計した管の端に目を押しあてていた。その管は望遠鏡で、物体を二〇倍に拡大して見せる。この夜、ガリレオは木星を観察していて、その惑星の延長線上に三つの恒星が並んで見えたと思った。この隊形が彼の注意を引き、彼は次の夜も観察してみた。すると予想に反して、三つの天体がすべて木星と一緒に動いたのが見えた。これは計算と合わない。恒星は惑星と一緒に動いたりしない。そこでガリレオはこの隊形を次の夜も、また次の夜も注意して見た。一月一五日までに彼は事態を解明していた。この三つは恒星ではなくて、木星を周回する惑星体である。木星には月があるのだ。

この観察によって天球は打ち砕かれた。天動説によれば、万物の回転の中心は一つしかない――それが地球だ。それに代わる考えがコペルニクスによって提案されていた。地球は太陽の周りを回り、月が地球の周りを回るというのだ——が、そう考えるには運動の中心が二つ必要なので、従来の宇宙論者には馬鹿げた考えに思われた。しかし、この静かな一月の夜、木星の三つの月は中心が一つでないことを証明した。巨大な惑星の周りの軌道を転がる大きな岩は、天球面の一部にはなりえない。同心円状の軌道の中心に地球があるとする天動説モデルは打ち砕かれた。ガリレオが自分の発見を記述した『星界の報告』は一六一〇年三月にヴェネチアで刊行され、ガリレオの名を世に知らしめた。

半年過ぎてようやく、ほかの天文学者も木星の月を観察するのに十分な品質の装置をつくることができるようになった。すぐに望遠鏡製作市場に注文が殺到し、まもなく天文学者は宇宙における地球の位置を示す詳しい地図をつくるために、地球のあちこちに散らばった。それから四世紀のあいだに中心からの転落は加速し、私たちは目に見える宇宙の小さな点であることが確実になった。可視宇宙には五億の銀河群、一〇〇億の大銀河、一〇〇〇億の矮小《わいしょう》銀河、そして二〇兆×一億の太陽がある（そして半径一三七億光年の可視宇宙は、私たちにはまだ見ることができないはるかに大きい全体の小さな点かもしれない）。当然、この驚異的な数字は、私たちの存在について以前伝えられていたものとはまったく異なる話を告げている。

地球が宇宙の中心から転落したことは、多くの人々に深い不安を引き起こした。地球はもはや万物の鑑《かがみ》とは認められない。その他大勢の惑星と同じ惑星なのだ。この権威への挑戦は、人間が宇宙に抱く哲学的概念の変革を必要とした。約二〇〇年後、ヨハン・ヴォルフガング・フォン・ゲーテがガリレオの発見の偉大さをたたえている。

あらゆる発見と意見のなかで、人間の精神にこれほど大きな影響を与えたものはなかったかもしれない。……世界は丸くてそれ自体で完成しているとわかったとたん、宇宙の中心であるという計りしれない特権を放棄しろと言われたのだ。人類はこれほど重大なことを要求されたことはなかっただろう。これを承認することで、あまりにも多くのことが無に帰する。私たちのエデンの園は、純真で敬虔で詩的な世界は、どうなってしまうのか？　五感の証言はどうなるのか？　詩的・宗教的な信仰による確信はどうなるのか？　当時の人々がこれらをすべて手放すのを嫌がり、それまで知られていないどころか想像さえされていなかった自由な見方と壮大な思考を認めなくてはならない学説に、可能なかぎりの抵抗を示したのも無理はない。

ガリレオを批判する人たちは、彼の新しい理論は人間の権威を失墜させるとして非難した。そして天球が打ち砕かれたのに続いて、ガリレオが打ち砕かれた。一六三三年、彼はカトリック教会の異端審問に引きずり出され、地下牢で気力をくじかれ、自分の研究から地動説を撤回することに、不当にも署名することを強制されたのである。(2)

ガリレオは自分を幸運だと思ったかもしれない。何年も前、ジョルダーノ・ブルーノという別のイタリア人がやはり地球は中心ではないと提案し、一六〇〇年二月、教会に対する異端の科《とが》で公共広場に引きずり出されている。ブルーノをとらえた者たちは、雄弁で名高い彼が群衆をあおることを恐れて、話ができないように顔に鉄の仮面をかぶせた。彼は生きたまま火あぶりにされたが、その目は仮面の後ろから、わざわざ広場に集まってきた見物人の群れをじっと見ていた。それは万物の中心にいたいと願っている人々の群れだ。なぜ、ブルーノは黙ったまま抹殺されたのか？　ガリレオほどの才能ある人物が、どうして地下牢で手足を縛られることになったのか？　どうやら、世界観の激変を誰もが尊重していたわけではなかったようだ。

その先に何があるかを知ることさえできたらよかったのに。人類は確かだと信じていたものを失い、自己中心に考えることができなくなったが、その代わり、宇宙における自分たちの立場について畏怖と驚異を感じることになった。ほかの惑星に生命が存在する可能性がおそろしく低くても――確率が一〇億分の一でも――数十億の惑星がチア・ペット［訳注：人や動物の素焼き人形に種をまぶして発芽させると髪や毛が生えたようになる商品］のように命を芽生えさせると期待できる。さらに、生命が存在する惑星でそれなりのレベル（まあ、宇宙バクテリアより上）の知性が生まれる確率が一〇〇万分の一しかなくても、数百万の天体で、生物が入り交じって想像もつかない奇妙な文明を築いていると予測される。このように、中心から転落したことで私たちはもっとはるかに大きいものを受け入れるようになった。

もしあなたが宇宙科学に興味をそそられるなら、脳科学で起きていることに心の準備をしてほしい。自分は自分の中心にいるという思い込みが打ち砕かれ、もっとはるかに壮大な宇宙がはっきり見えるようになりつつある。この本で私たちはその内面の宇宙へと向かい、異星の生命体を調べるのだ。

広大な内面世界を最初にかいま見た人々

聖トマス・アクィナス（一二二五〜一二七四年）は、人間の行動は何が善かを熟慮したうえで起こるものだと信じたかった。しかし、理性的な思考とはほとんど結びつかないさまざまな行為——しゃっくりをしたり、リズムに合わせて無意識に足で拍子をとったり、ジョークに突然笑ったり——が、どうしても目につく。これでは自分の理論的枠組みが破綻しかねないため、アクィナスはそのような行動はすべて「道理を熟慮して起こるものではないので」、人間にふさわしい行為とは別のカテゴリーに格下げした。(3) この番外のカテゴリーを定義することで、彼は無意識という概念の最初の種をまいたのだ。

それから四〇〇年間、この種に水をやった人はいなかったが、博識家のゴットフリード・ウィルヘルム・ライプニッツ（一六四六〜一七一六年）が、心はアクセスできる部分とできない部分が融合しているという説を出した。ライプニッツは若いころ、ある日の朝だけで三〇〇行のラテン語の叙事詩を書きあげた。その後、計算法、二進法、いくつかの新しい哲学流派、政治理論、地質学の仮説、情報技術の基礎、運動エネルギーの方程式、そしてソフトウェアとハードウェアを区別する概念の最初の糸口を考え出した。(4) これらのアイデアがすべて自分からあふれ出してきたことから、彼は――マックスウェルやブレイクやゲーテと同じように――自分のなかに深くてアクセスできない洞穴があるのかもしれないと思うようになったのだ。

ライプニッツは、私たちには自覚されない知覚があると提唱し、それを「微小知覚［訳注：petite perceptions。微小表象とも訳される］」と呼んだ。彼の推測によると、動物には無意識の知覚がある――それなら人間にないはずがない、というわけだ。この論法は思弁的だが、無意識のようなものを前提としなければ、何か決定的に重要なものが実態から抜け落ちてしまうことに、彼は感づいていたのだ。「感知できない微粒子が自然科学にとって重要なのと同じくらい、感知できない知覚は「人間の心の科学にとって」重要である」と結論づけている。(5) ライプニッツはさらに、人の意識には上らないのに人を行動させることができる、希求と傾向（「欲求（appetitions）」）があることを示唆している。これは無意識の衝動に関する初めての重要な解説であり、人間の行動の理由を説明するためにはこの考えがきわめて重要だと、ライプニッツは推測している。

彼はこのことを熱心に『人間知性新論』に書いたが、この本は彼の死後半世紀近くたった一七六五年にようやく刊行された。しかしこの評論は、自己を知るという啓蒙主義の見解と衝突したため、ほぼ一世紀のあいだ正しく評価されないまま放置されていた。種はまたもや休眠状態に入ったのだ。

その一方、実験にもとづく物質科学として心理学が台頭するための基礎になる出来事も起こっていた。スコットランドの解剖学者であり神学者でもあるチャールズ・ベル（一七七四〜一八四二年）が、神経——脊髄から出て体中を網羅する細い放射状のもの——はすべて同じではなく、運動性と感覚性の二種類に分けられることを発見した。運動性神経は脳の指令センターから情報を運び出し、感覚性神経は情報を持ち帰る。ほかは不可解な脳の構造に初めてパターンが発見され、その後の先駆者たちの手によって、脳は謎に包まれた画一的なものではなく、きめ細かい有機的構造によって成り立つ器官だというイメージができ上がった。

不可解な一三〇〇グラムの組織の塊に、このような論理回路が特定されたことがおおいに励みになり、一八二四年、ドイツの哲学者で心理学者のヨハン・フリードリヒ・ヘルバルトは、観念そのものを構造化された数学的枠組みのなかで理解できる、という説を提案した。観念は逆の観念と対立し、もとの観念が弱くなって意識の閾《しきい》の下に沈む可能性がある。(6) それに比べて、類似点のある観念どうしは互いが意識に上るのを支えあう場合もある。

新しい観念が上るとき、ほかの似たような観念を引き上げるのだ。観念は個々に意識されるのではなく、すでに意識にあるほかの観念の複合体と同化してはじめて意識されることを示すために、ヘルバルトは「統覚量」という言葉をつくり出した。こうしてヘルバルトは重要な概念を導入した。すなわち、意識される思考と無意識の思考のあいだには境界が存在し、私たちが自覚する観念もあれば、しないものもあるというわけだ。

このような背景があって、ドイツ人医師のエルンスト・ハインリヒ・ウェーバー（一七九五〜一八七八年）は、物理学の厳密さを精神の研究にもち込むことに興味を抱くようになった。「精神物理学」という彼の新たな分野は、人は何を感知できるか、どれくらい速く反応できるか、そして正確に何を知覚するのか、それを定量化するのがねらいである。(7) 知覚が初めて科学的厳密さをもって測定されるようになり、意外なことが少しずつわかってきた。たとえば、感覚は当然外の世界の正確な表象を伝えるものと思われていた——が、一八三三年にはすでに、ドイツ人生理学者のヨハネス・ペーター・ミュラー（一八〇一〜一八五八年）が不可解なことに気づいていた。目に光を当てる、目に圧力を加える、あるいは目の神経を電気的に刺激する、このすべてが同じような視知覚につながるのだ。つまり、圧力や電気を感じるのではなく光を感じるわけである。このことから彼は、私たちは外の世界を直接認識しているのではなく、神経系の信号を認識しているだけだと考えた。(8) 言い方を変えると、神経系が「外に」何か——たとえば光——があると教えているとき、信号がどうやってそこに到達したかに関係なく、あなたはそのとおりだと信じるのだ。

これで、物理的な脳が知覚と関係していると考えるお膳立ては整った。ウェーバーもミュラーも亡くなって何年もたった一八八六年、ジェームズ・マッキン・キャッテルというアメリカ人が、「脳の働きにかかる時間」というタイトルの論文を発表した[9]。その論文の結末は一見単純に思える。質問にどれだけ速く反応できるかは、必要とされる思考のタイプによる、というのだ。閃光や爆発を見たと答えればいいだけなら、とても迅速に答えられる（閃光なら一九〇ミリ秒、爆発なら一六〇ミリ秒）。しかし選択しなくてはならない場合（「赤い閃光か緑色の閃光か、どちらが見えたかを教えてください」）、数十ミリ秒余計にかかる。自分が見たものの名前を挙げなくてはならない場合（「青い閃光を見ました」）、さらに長い時間がかかる。

キャッテルの単純な測定はほとんど誰の注意も引かなかったが、それでもパラダイム転換の前兆だった。産業化時代が幕を開け、有識者たちは機械について考えていた。現代の人々がコンピューターのたとえを使うように、当時は機械のたとえが世間の考え方に浸透していたのだ。一九世紀後半のこの時点までに、生物学の進歩によって、行動のさまざまな側面は神経系の機械に似た働きの結果だと、自然に考えられるようになっていた。信号が目のなかで処理され、視床につながる軸索を伝わり、それから大脳皮質への主要神経路に乗って、最終的に脳全体の処理パターンに加わるには時間がかかることを、生物学者は知っていた。

それでも一般的には相変わらず、思考は何かちがうものと考えられていた。物質的な作用から生じるものではないように思われ、特別な精神の（あるいは、しばしば霊魂の）カテゴリーに入れられていた。その思考問題にキャッテルのアプローチは真っ向からぶつかっている。そして、刺激は変えずに課題を変える（「今度は、これこれしかじかの決定をしてください」）ことによって、決定を下すのにどれだけ長い時間がかかるかを測定できるようになった。つまり、キャッテルは思考の時間を測定することに成功したのであり、脳と心のやり取りを立証する直接的な方法としてこれを提案した。この種の単純な実験は、「身体的現象と精神的現象の完全な並行論に対する最強の証《あかし》をもたらす。私たちの測定は、脳内の変化の速度と意識の変化の速度を一度に測っていることに、まず疑いの余地はない」と書いている。[10]

一九世紀の時代精神のなかで、思考には時間がかかるという発見は、思考に実体はないというパラダイムの根幹を揺るがした。思考はほかのさまざまな行動と同様、ものすごい魔法ではなく、力学的な土台があることが判明したのだ。

思考は神経系によって行なわれる処理とイコールなのだろうか？　心は機械のようなものなのか？　この生まれたばかりの考えにわざわざ注意を払った人はごくわずかで、たいていの人は相変わらず、知的活動は命令を受けてただちに起こると直感的にとらえていた。

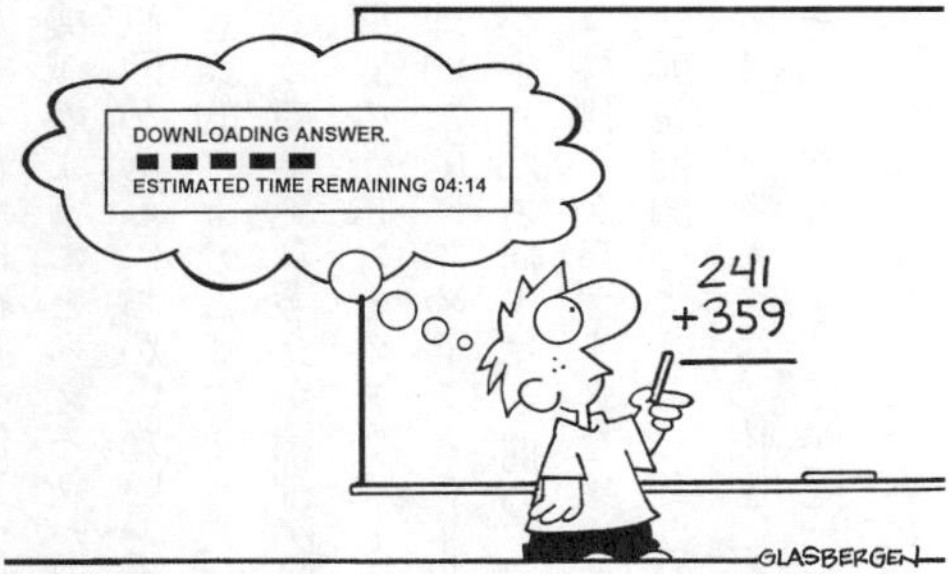
DOWNLOADING ANSWER.
ESTIMATED TIME REMAINING 04:14
241
+359
GLASBERGEN

解答をダウンロード中　推定残り時間 04:14

しかし一人の人物にとって、この単純な考えがすべてを変えた。

私、私自身、そして氷山

チャールズ・ダーウィンが画期的な著書『種の起源』を出版しようとしていたのと同じころ、三歳の少年が家族とともに当時オーストリア領だったモラヴィアからウィーンに引っ越していた。この少年、ジークムント・フロイトは、発表されたばかりのダーウィンの世界観とともに大人になった。その世界観では人間はほかの生命となんら変わりなく、人間の行動が織りなす複雑な構造に科学のスポットライトが当たる可能性があった。

若きフロイトは医学部に入学したが、臨床応用より科学的研究に関心を抱いていた。専攻は神経学で、まもなく開業医として精神疾患を治療するようになる。フロイトは患者を注意深く診察した結果、さまざまな人間の行動を説明するには、目に見えない精神作用の観点、つまり舞台裏で物事を動かしているメカニズムの観点が、不可欠ではないかと思うようになった。彼の患者たちの場合、意識のなかに行動を促している明確なものがないことが多いと気づいたフロイトは、脳を機械のようにとらえる新たな見方を前提として、アクセスする手段がわからない潜在的な原因があるにちがいないと推論する。この新たな見方では、心は私たちがよく知っている意識的な部分とイコールではない。むしろ氷山のようなもので、大部分は見えないのだ。

この単純な考えが精神医学を変えた。それまで、常軌を逸した精神作用は、意志薄弱や悪魔の憑依などのせいにしないかぎり、説明がつかなかった。フロイトは、その原因を物理的な脳に求めることを主張したのだ。フロイトが生きていたのは現代的な脳科学の技術が生まれる何十年も前のことだったので、彼にできる最善のアプローチは、システムの「外側」からデータを集めることだった。つまり患者と話をして、その精神状態から脳の状態を推測しようとしたのだ。彼はこの視点から、言いまちがい、書きまちがい、行動パターン、そして夢の内容に含まれている情報に、細心の注意を払った。彼の仮説によれば、そういうものすべてが隠れた神経機構の産物、つまり患者が直接アクセスできないメカニズムによって生まれたものである。表面に出ている行動を分析することによって、水面下に潜んでいるものを感じとることができると、フロイトは確信した。[11] 氷山の一角が放つきらめきをよく考察すればするほど、その深さがよくわかった——そして隠れている大部分が人の思考や夢や衝動について説明してくれることも。

この概念を応用して、フロイトの協力者であり友人でもあったヨーゼフ・ブロイアーは、ヒステリー患者を救うための有効な戦略と思えるものを開発した。すなわち、症状が最初に起きたときのことを自由に話してもらうのだ。[12] フロイトはこの手法をほかの神経症にも広げて、患者が胸の奥に葬り去った衝撃的な体験が、恐怖症、ヒステリー性麻痺、偏執症などの、隠れた原因かもしれないという説を提案した。彼の推論によると、その問題は意識から隠されている。それを解決するには、意識されるレベルまで引き上げ、直接対決して神経症を引き起こせないように弱めることだ。このアプローチは、次世紀の精神分析療法の基礎となった。

精神分析療法の人気や細部はかなり変わったが、フロイトの基本的考えは、隠れている脳の状態が思考と行動の促進にどうかかわるかを、初めて掘り下げたのだ。フロイトとブロイアーは一八九五年に共同で研究を発表したが、ブロイアーはフロイトが無意識の思考の性的な起源を強調することに次第に幻滅し、やがて二人は袂《たもと》を分かつ。フロイトは無意識についての広範な研究を『夢判断』として出版し、そのなかで、自分自身の情緒危機と、父親の死によって引き起こされた一連の夢を分析している。彼は自己分析によって、父親についての思いがけない感情を明らかにすることができた――たとえば、敬慕の念は憎しみと恥ずかしさが混ざり合ったものだった。このように、水面下に大きなものが存在すると感じたことから、彼は自由意思の問題をじっくり考えることになる。選択と決定が隠れた精神作用から引き出されるのなら、自由な選択は幻想か、少なくとも、これまで考えられていたよりも厳しく制約されていると、フロイトは推論している。

二〇世紀半ばまでに思想家たちは、人は自分のことをほとんど知らないという正しい認識に到達した。私たちは自分自身の中心ではなく、銀河系のなかの地球や、宇宙のなかの銀河系と同じように、遠いはずれのほうにいて、起こっていることをほとんど知らないのだ。

無意識の脳に関するフロイトの直観はまさに正しかったが、彼が生きていたのは現代の神経科学が花開く数十年前のことだ。私たちはいま、単一細胞内の電気信号の瞬間的上下から、脳の広大な領域を横断する活性化のパターンまで、さまざまなレベルで人間の頭蓋骨のなかをのぞき込むことができる。現代の科学技術は内面世界のイメージをつくり、磨きあげてきた。次章以降で、その意外な領域を見ていこう。

人はどうして自分自身に腹を立てることができるのだろう？　いったい誰が誰に腹を立てているのか？　滝をじっと見つめたあと、岩が上昇していくように見えるのはなぜだろう？　最高裁のウィリアム・ダグラス判事は、脳卒中のあと麻痺していることは誰の目にもわかるのに、なぜ、アメフトをやったりハイキングに行ったりすることができると主張したのだろう？　なぜ、一九〇三年にゾウのトプシーはトマス・エジソンに感電死させられたのか？　なぜ、人は利子のつかないクリスマス口座にお金を貯めたがるのか？　酔っ払ったメル・ギブソンが反ユダヤ主義の発言をして、しらふのメル・ギブソンが心から謝罪するのなら、本物のメル・ギブソンはいるのだろうか？　オデュッセウスとサブプライムローンの破綻に共通点はあるのか？　一カ月のうちでストリッパーがもうかる期間があるのはなぜなのか？　なぜ、Jで始まる名前の人はJで始まる名前の人と結婚する可能性が高いのか？　人が秘密をしゃべりたくなるのはなぜだろう？　浮気をする可能性の高い結婚のパターンはあるのか？　パーキンソン病の薬物治療を受けている患者は、なぜ、ギャンブルに取りつかれるのか？　IQが高く、銀行の出納係《すいとう》を務め、模範的な男子だったチャールズ・ホイットマンは、なぜ、突然オースティンのテキサス大学タワーから四八人もの人を撃とうと決めたのか？

これらはすべて、脳の舞台裏の働きとどう関係があるのか？

これから見ていくように、すべてが関係している。

第2章　五感の証言——経験とは本当はどんなふうなのか

経験の分解

一九世紀末のある日の午後、物理学者で哲学者のエルンスト・マッハは、むらなく一色に塗られた細い紙切れが何枚か隣り合わせで並べられているのを注意深く見ていた。知覚の問題に興味をもっていたマッハは、何かにとまどっていた。紙切れの見え方が正常ではない。何かがおかしい。紙切れを離し、それぞれを別々に見て、それからまたくっつける。そしてようやく何が起こっているかがわかった。離した紙切れそれぞれは均一に色がついているのに、隣り合わせにくっつけると、色の濃淡が変化しているように見える。左端のほうが少し明るくて、右端のほうが少し暗いのだ（次ページの図の縞それぞれは本当に均一な明るさであることを確かめるために、一本を除いてほかをすべて覆ってみよう[1]）。

「マッハバンド」の錯覚のことを知ると、同じものがほかの場所にもあることに気づく——

マッハバンド

―たとえば、二面の壁が合わさる隅では、光線の当たり方のちがいによって、隅のすぐ隣のほうがペンキの色が明るく見えたり、暗く見えたりする。思うに、たとえ知覚上の事実はずっと目の前にあったとしても、今までそれを見逃していたのだ。同様に、ルネッサンス期の画家はいつしか遠くの山は青みがかって見えることに気づいた――そしていったんそのことがわかると、山をそういうふうに描くようになった。しかしそれまでの芸術はずっと、そのことを完全に見逃していた。データはそのまま目の前にあったのに。そんなわかりやすいことを、なぜ私たちは知覚しないのだろう？　私たちは本当にそんなにも自分が経験していることに気づかないのだろうか？

そのとおり。びっくりするくらい気づかない。そしてこの問題に関して、内観は役に立たない。自分は世界をちゃんと見ていると信じていて、そうではないことを指摘されるまで気づかないのだ。私たちはこれから、マッハが紙切れの濃淡を注意深く観察したときのように、自分の経験を観察できるようになるプロセスをたどっていく。意識的な経験とは本当はどんなふうであって、どんなふうではないのか？

直感ではこう思う。目を開ければ、ほら、世界が見える。赤や金の色があり、犬やタクシーがいて、都会は活気にあふれ、風景には花が咲き乱れている。見るのに努力はいらないし、ちょっとした例外はあっても、正確に見えているように思える。自分の目と高解像度のデジタルビデオカメラとでは、大きなちがいはほとんどないように思えるかもしれない。ちなみに、耳は世界の音を正確に拾う小型マイクのように思えるし、指先は外界の物体の三次元形態を感知するように思える。しかし直感が告げていることは完全にまちがっている。そこで、本当は何が起きているのかを見てみよう。

腕を動かすときに何が起こるのか考えてほしい。脳が頼りにしているのは、収縮と伸張の状態を調節している何千という神経線維だ。それでも、あなたは神経によるその電光石火の激しい活動をまったく知覚しない。ただ、自分の腕が動いて、今は別の場所にあることを認識するだけだ。神経科学のパイオニアであるチャールズ・シェリントン卿は、二〇世紀半ばにこの事実についてしばらく思い悩んだ。水面下にある大きなメカニズムへの自覚がないことに、彼は畏怖の念を抱いた。結局のところ、神経や筋肉や腱についての膨大な専門知識があっても、一枚の紙を拾うときは「筋肉そのもののことをまったく意識せず……難なくきちんと動きを実行する」と指摘している。(2) もし自分が神経科学者でなければ、神経と筋肉と腱が存在するとは思いもしないだろう。このことに興味をそそられたシェリントンは最終的に、腕を動かすという経験は「心の産物で……おおもとの要素自体は経験されないが……心がそれを使って知覚を生み出している」と推測した。言い換えれば、神経と筋肉の激しい活動は脳によって調節されるが、あなたの意識に上るのはまったくちがうものなのだ。

このことを理解するために、意識を全国紙にたとえる枠組みをもう一度考えよう。見出しの役割は、ごく短くまとめた要約を示すことだ。同様に、神経系で発生する活動すべてを単純なかたちで示すのが意識である。感知されないところで何十億という専門化したメカニズムが動いている——感覚データを集めているものもあれば、運動プログラムを送っているものもあるが、ほとんどは神経部隊の主要任務をまっとうしている。すなわち、情報をつなぎ合わせ、次に何が来るかを予測し、いま何をするべきかを決定しているのだ。この複雑な任務を実行するにあたって、意識が示してくれる要約は広い視野をとらえるのに役立つ。すなわち、リンゴや川や、仲間になれる人間を認識するのに役立つのだ。

目を開く

「見る」という行為はごく自然に思えるので、そのプロセスの根底にある非常に緻密なメ

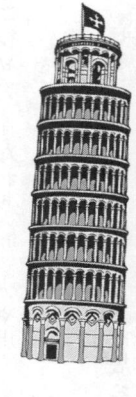

カニズムを正しく理解するのは難しい。人間の脳の約三分の一が視覚に専念しているというのは意外かもしれない。脳は目に流れ込んでくる何十億という光子をはっきり解釈するために、膨大な量の仕事をしなくてはならない。厳密に言うと、目に見えるシーンはどれもあいまいだ。たとえば、右の像は五〇〇メートル離れたピサの斜塔によって生じたものかもしれないし、腕を伸ばせば届く距離にある塔のプラモデルによって生じたものかもしれない。どちらもあなたの目にまったく同じ像を投じる。脳は状況を考慮し、推《お》しはかり、私たちがこのあとすぐ学ぶトリックを使うことによって、かなり苦労して目に入る情報のあいまいさを排除する。しかしすべてが自然に起こるわけではない。そのことは、何十年も目が見えなかった人が手術で視力を回復した場合にはっきり表われる。いきなり世界が見えるのではなく、見ることをもう一度学ぶ必要があるのだ。[3] 最初、世界はざわざわしていていらだたしい形と色の嵐で、たとえ両目の機能が完璧になっても、脳は入ってくるデータをどうやって解釈するかを学ばなくてはならない。

　生まれてからずっと目が見える人たちにとって、視覚が解釈であるという事実を正しく認識する最善の方法は、視覚系がどれだけ頻繁にまちがうかに注目することだ。錯視は私たちのシステムが進化して対処できるようになった範囲ぎりぎりのところにあり、だから

こそ、脳を理解するための強力なよすがとなる。(4)

「錯視」を厳密に定義するのは難しい。なぜなら、あらゆる視覚はある意味で錯視だから だ。周辺視覚の分解能は、浴室のすりガラスのドアをとおして見るのとだいたい同じくらいなのに、それでも人は周辺がはっきり見えていると錯覚する。なぜかというと、中心視力を向ける場所はすべてピントが合っているように見えるからだ。この点を理解するために、実際にやってみてほしいことがある。友だちに頼んで、色つきのサインペンか蛍光ペンを何本か横に差しだしてもらおう。彼の鼻をじっと見ながら、その手にあるペンの色を順番に言ってみてほしい。意外な結果が出る。周辺視野にいくつか色があることは報告できても、その順番を正確に特定することはできないのだ。周辺視力はあなたが直感的に思っているよりもはるかに悪い。なぜなら一般的な状況では、関心のあるものに分解能の高い中心視力が直接向くように脳が眼筋を働かせるからだ。あなたが目を向けるところはどこでもピントが合っているように見えるので、あなたは当然、視界全体がはっきり見えていると思い込む。*

＊似たような問題として、冷蔵庫のライトがつねに点いているかどうかを知る方法について考えよう。冷蔵庫の扉にこっそり近づいて開けるたびに点いているように思えるからという理由で、つねに点いているとまちがった結論を下すかもしれない。

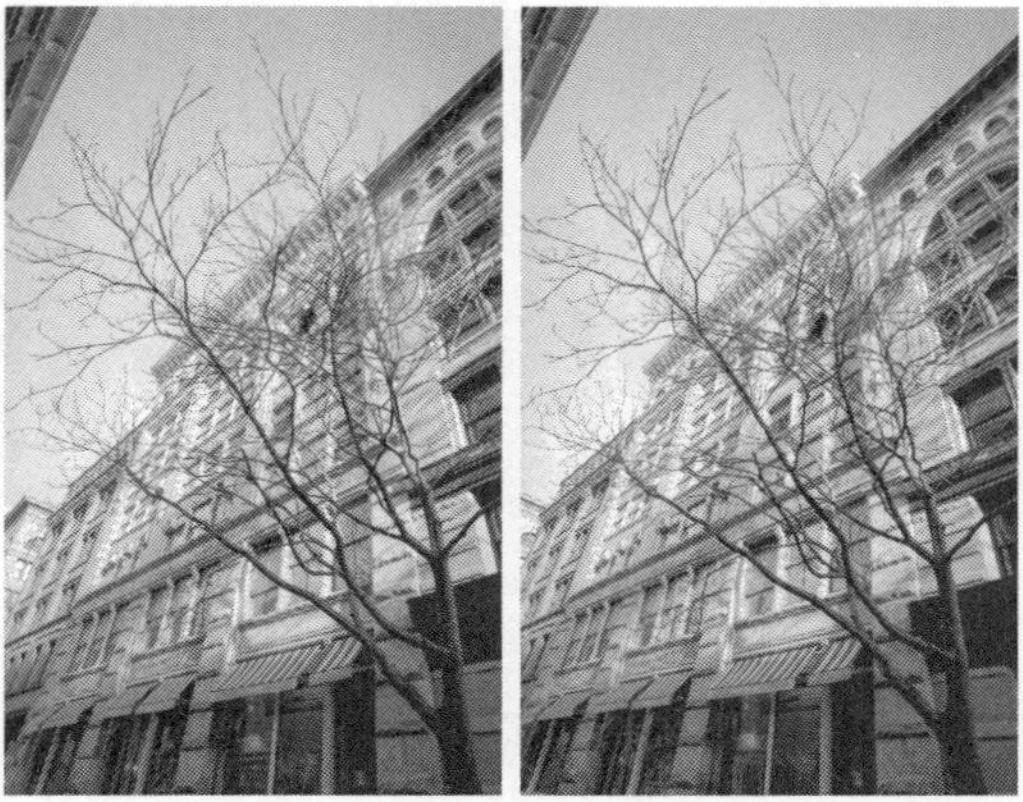

寄り目にしてみよう。２枚の像があなたの脳に奥行きを錯覚する信号を送る。

これは序の口だ。私たちは視野の境界を自覚していないことについて考えよう。すぐ目の前にある壁の一点をじっと見て、腕を伸ばし、指をひらひらさせてみて。次に手をゆっくり耳のほうに引き戻す。するとどこかの時点で指が見えなくなる。今度は手を前に戻すと見える。視界の端を越えているわけだ。この場合もやはり、あなたはつねに関心のある場所に目を向けているので、境界があってその先は視覚がおよばないことに、ふつうはまったく気づかない。大部分の人間は、いつも限定された円錐状の視野しか見ていないことに気づかずに生活している。そう考えると興味深い。

視覚をさらに深く探ると、あなたが正しい鍵を正しい鍵穴に差し込みさえすれば、あなたの脳はいかにももっともらしい知覚を提供

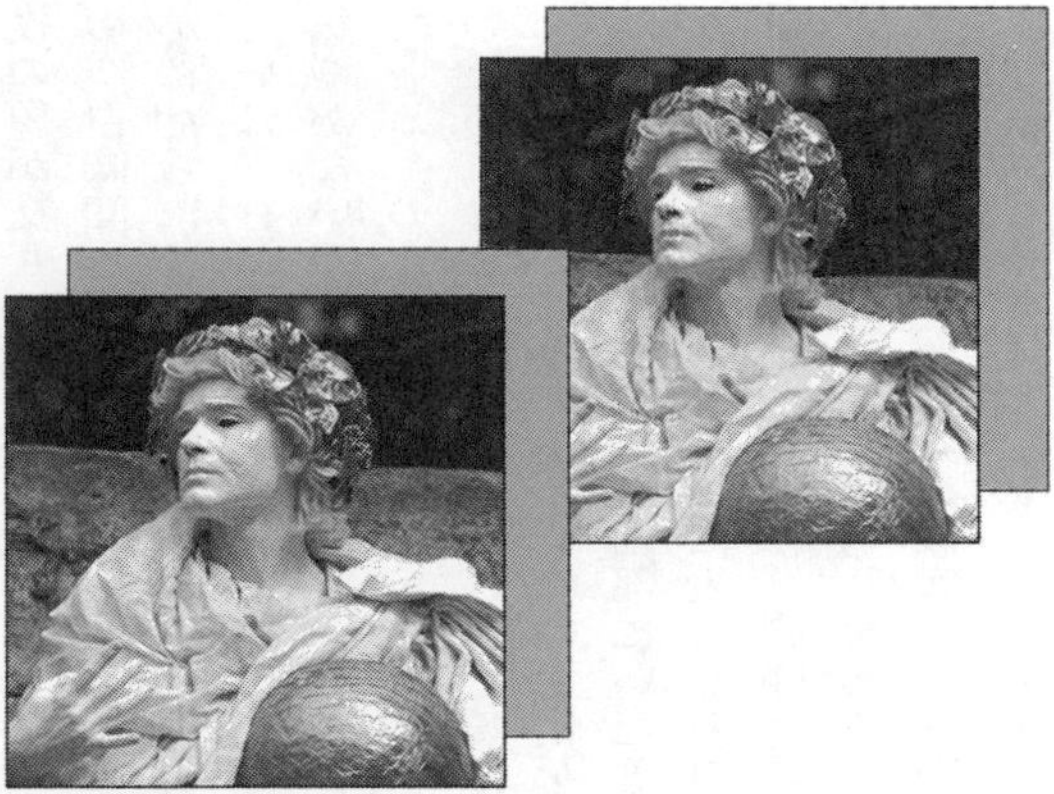

変化失認

する傾向があることがわかってくる。奥行きの知覚を例にとろう。両目は数センチ離れているため、それぞれがとらえる世界の視像は少しちがう。そのことを実際に確かめるために、数センチ離れた場所それぞれから写真を撮影し、その二枚を並べてみよう（右ページ図）。ここで寄り目にすると、二枚の写真が融合して第三の写真になり、奥行きのある画像が現われる。あなたの経験する奥行きは本物であり、その知覚は揺るぎようがない。平らな画像から生まれるはずのない奥行きの認識は、視覚系が機械的かつ自動的に計算していることを明かす。正しい情報を入力すれば、視覚系は豊かな世界を築いてくれるのだ。

私たちの視覚系はムービーカメラと同じように「そこに」あるものを忠実に描写するという考えも、とくによくあるまちがいだ。単純な実験ですぐにこの考えを正すことができる。前ページに二枚の写真が示されている。二枚は何がちがう？　わかりにくいでしょう？　このテストの動くバージョンでは、二枚の像が交互に示される（たとえば、それぞれが二分の一秒ずつ、あいだに一〇分の一秒の空白時間をはさんで示される）。すると、その場面中のびっくりするほど大きなちがいが私たちには見えていないことが判明する。一枚の写真には大きい箱、またはジープ、あるいは飛行機のエンジンが写っているのに、もう一枚には写っていない――そのちがいに気づかないのだ。シーンにゆっくり目を配り、興味深い目印を分析して、ようやく変わっているものを見つける。* 脳が見るべきものを理解すれば、変化は楽に見える――しかしそのためにはまず徹底的に調べなくてはならない。この「変化失認」は注意力の重要性を浮き彫りにする。つまり、ものの変化を見るためには、それに注目しなくてはならないのだ。[5]

あなたは自分が世界を細部にいたるまで見ているとむやみに信じていたが、実は見ていない。それどころか、目に入るもののほとんどを認識していない。出演者が一人だけの短篇映画を観ているとしよう。彼はオムレツをつくっている。彼が料理を続けるあいだに、カメラが別のアングルに切り替わる。もし役者が別の人に変わったら、あなたは気づくはずですよね？　ところが観客の三分の二は気づかない。[6]

変化失認を驚くほどはっきり示した実験がある。実験者は中庭で通りすがりの歩行者を呼びとめて道を訊く。何も疑っていない被験者が道を説明している最中に、扉を運んでいる作業員が無礼にも二人のあいだを通っていく。被験者には知らされないが、実験者は運ばれていた扉の後ろに隠れていた仲間とひそかに入れ替わる。つまり、扉が通りすぎたあと、別の人がそこに立っているのだ。しかし被験者の大部分は、最初に話していた人とはちがう人だと気づかずに、道案内を続けた[7]。要するに、彼らは自分の目に入ってくる情報のほんの一部しかコード化していなかった。残りは憶測だったのだ。

何かに目を向けても、必ずしもそれを見ることにはならない。このことを最初に発見したのは神経科学者ではない。マジシャンがずっと前に気づいて、その知識を活用する手法を築いた[8]。マジシャンはあなたの注意を誘導することで、すべて見せながら手品をする。その行動から秘密がばれるはずなのだ——が、あなたの脳は網膜に当たるものすべてではなく、目に入る場面のほんの一部しか処理しないので、マジシャンは安心していられる。

この事実によって、ドライバーがよく見えている歩行者をひいたり、すぐ目の前の車と衝突したり、不運にも列車とぶつかったりする交通事故がごまんと起きていることの説明がつく。このよ

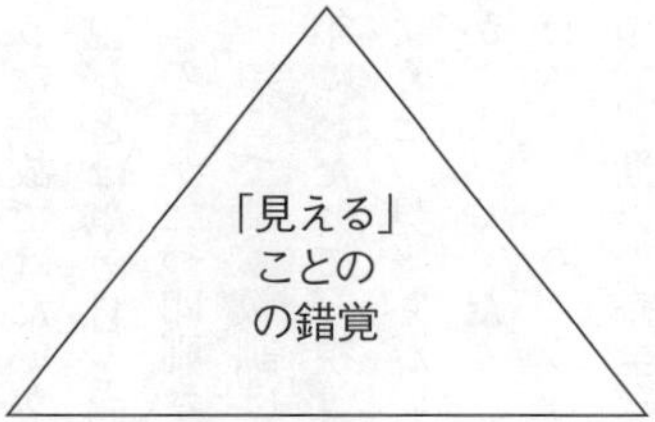

＊まだ見つけられない人のために言うと、図中の変化は彫像のうしろの塀の高さだ。

うな事故ではたいがい、目は正しいところに向いているのに、脳がその刺激を見ていない。視覚とは単に目を向けることではない。あなたがおそらく前ページの図の三角のなかに「の」が二つ印刷されていることを見逃しているのも、そのせいである。

ここで学ぶ教訓は単純だが、脳科学者にとってさえ明快ではない。視覚の研究者は数十年にわたって、視覚脳が外の世界の完全な三次元表象をどうやって再構築するのか理解しようと、見当ちがいの努力をしてきた。実は脳は3Dモデルを使っているのではないことが、ようやくだんだんに明らかになってきた。脳が組み立てているのは、せいぜい2・5Dスケッチのようなものなのだ。(9) 脳はいつどこを見るべきかさっと把握すればいいだけなので、世界の完全なモデルは必要ない。(10) たとえば、あなたの脳はあなたがいるコーヒーショップの細部をすべてコード化する必要はなく、特定の何かがほしいときに、どこをどうやって探せばいいかを知っていればすむ。あなたの内部モデルは、自分がコーヒーショップにいて、自分の左側に人がいて、右側に壁があって、テーブルにいくつか物が置いてある、という概要をつかんでいる。一緒にいる相手に「角砂糖が何個残っている?」と訊かれたとき、注意のシステムが砂糖入れの細部を調べて、内部モデルに新たなデータを取り込む。砂糖入れはずっとあなたの視野に入っていたとしても、脳にとって実際の細かい部分は存在していなかった。視像の細かいところを埋めるためには、余分な仕事をする必要があるのだ。

同様に、私たちはある刺激について一つの特徴は知っていても、同時に別のことには答えられない場合が多い。たとえば私があなたに、次のものを見て、それが何で構成されているかを教えてくださいと言ったとしよう。————————。あなたはそれが横棒で構成されていると正しい答えを出すだろう。しかし棒が何本ありますかと訊いたとしたら、しばらく答えに詰まるだろう。棒があることはわかっても、かなり努力しなければ何本あるかを答えることはできない。一つの場面について知っていることもあれば知らない部分もあって、質問されてはじめて、見逃しているものに気づく。

口のなかで舌はどういう位置にあるか？　あなたは問われれば答えられる——が、おそらく自分に問いかけるまでその答えを意識していなかっただろう。脳は通常、ほとんどのことを知る必要はなく、ただ、注意を外に向けてデータを取り込む方法を知っていればいい。知る必要があることだけをはじき出すのだ。あなたは自分の舌の位置を意識してたえず追っているわけではない。なぜなら、その情報はまれな状況でしか役に立たないからである。

実際、私たちは自分で自分に問いかけるまで、ほとんどのことを意識していない。今、左の靴は足にどんなふうに当たっている？　かすかに鳴っているエアコンの音の高さはどれくらい？　変化失認で見たように、私たちは五感にとってわかりきっているはずのことをほとんど意識していない。注意力を場面の細かいところに向けてはじめて、逃していたものを認識するようになるのだ。ほとんどの場合、集中力を発揮する前は、そういう細部に気づいていないことに気づいていない。したがって、世界に対する私たちの知覚が外界を正確に描写した解釈ではないだけでなく、私たちは実際には知る必要があるものしか見えていないのに、自分は細かい全体像を把握していると誤解している。

脳が詳細な情報を集めるためにどうやって世界を詮索するのか、一九六七年にロシアの心理学者アルフレッド・ヤーバスが研究している。彼は人が正確にどこを見ているかを測定するために視線追跡装置を使い、被験者にイリヤ・レーピンの『予期しない訪問者』を眺めるように言った(11)(左ページ)。被験者の課題は簡単で、絵をじっくり見ればいい。そして、絵のなかの人々は〝予期しない訪問者〟が入ってくる直前に何をしていたかを推測する。あるいは、その人たちがどのくらい裕福かを答える。あるいは、彼らの年齢を答える。あるいは、予期しない訪問者がどれくらい久しぶりに来たのかを答える。

するとと注目に値する結果が出た。何を訊かれているかによって、

同じ被験者の目の動きを記録した６枚（左ページ）。各記録は３分間続いた。①自由な観察。続く一連の記録の前に被験者は以下の質問をされている。②この家族の経済状況を評価してください。③人々の年齢を教えてください。④〝予期しない訪問者〟が到着する前に家族が何をしていたか推測してください。⑤人々が着ている服を覚えてください。⑥〝予期しない訪問者〟はどれくらい久しぶりにこの家族に会ったのかを予想してください。Yarbus,1967 より。

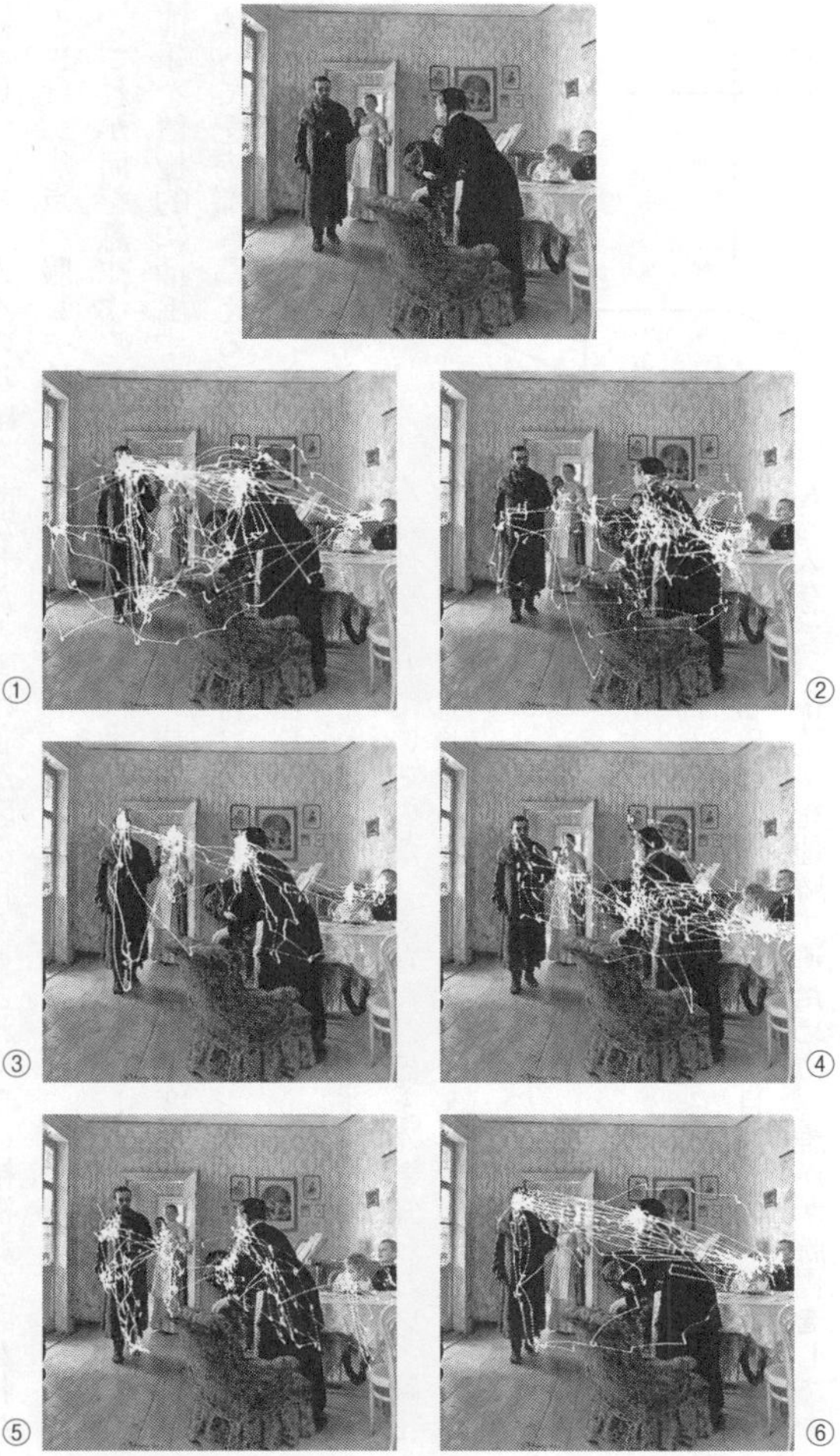
①
②
③
④
⑤
⑥

被験者の目はまったく異なるパターンで動き、当面の質問にとって最も参考になるように絵を見ている。人々の年齢を訊かれたときは目が顔に行く。どれくらい裕福かを訊かれたときは、焦点が服装や持ち物をさまよう。

これが何を意味するか考えてみよう。脳は世界にアンテナを伸ばして、必要なタイプの情報を積極的に抽出する。脳は『予期しない訪問者』のすべてを一度に見る必要はないし、すべてを内部に蓄える必要はない。どこに行けば情報が見つかるかを知っていればいいのだ。世界を詮索するときのあなたの目は、任務を負ったスパイのようなもので、データを得るために最適の戦略を実行する。たとえそれは「あなたの」目であっても、その目がどんな仕事をしているのか、あなたはほとんど知らない。隠密作戦のように目はレーダーが感知しないところで仕事をしていて、そのスピードは速すぎてあなたの鈍重な意識では追いつけない。

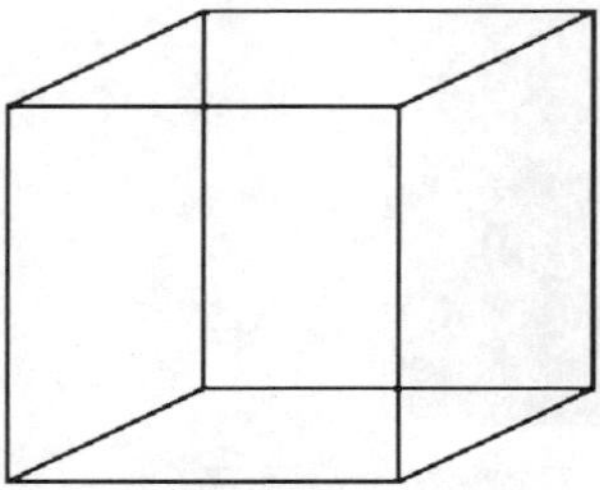

内観の限界がよくわかる実例として、いまこの本を読んでいるあなたの目の動きについて考えてみよう。あなたの目はこちらからあちらへときびきび動く。目の動きがどれだけ速く、入念で、正確かを理解するために、誰かが読書をしているときに観察してみよう。けれども、私たちはそのようにぺ

ージを積極的に吟味しているという意識はない。むしろ、さまざまな考えが確固とした世界から頭のなかへと、ただ流れ込んでくるように思える。

視覚はあまりにも自然に思えるので、それを理解するのは、魚が水を理解しようとするようなものだ。魚はほかのものを経験したことがないので、水について考えたり思い描いたりすることは、ほぼ不可能である。しかし知りたがりの魚のそばを泡が浮かび上がっていけば、それが重要な手がかりになりうる。泡と同じように、錯視は私たちがふだん当たり前と思っていることに関心を引き寄せる傾向がある——そしてそういう意味で、錯視は脳のなかの舞台裏で動いているメカニズムを理解するための重要なツールなのだ。

あなたはきっと右ページの図のような立方体の絵を見たことがあるだろう。この立方体は「多重安定」刺激の一例だ——つまり、異なる知覚のあいだを行ったり来たりする画像である。あなたが立方体の「前」面だと知覚するのはどれだろう。絵をしばらくじっと見つめていると、ときどき前面が背面になって、立方体の方向が変わるように見えることに気づく。ずっと見続けていると、また切り替わって、知覚する二つの立方体の向きが交互に入れ替わる。特筆すべきポイントはここだ。ページ上では何も変わっていないのだから、変化はあなたの脳のなかで起こっているはずである。視覚は受動的なものではなく能動的なのだ。視覚系が刺激を解釈する方法は一通りではないので、可能性のある解釈を行った

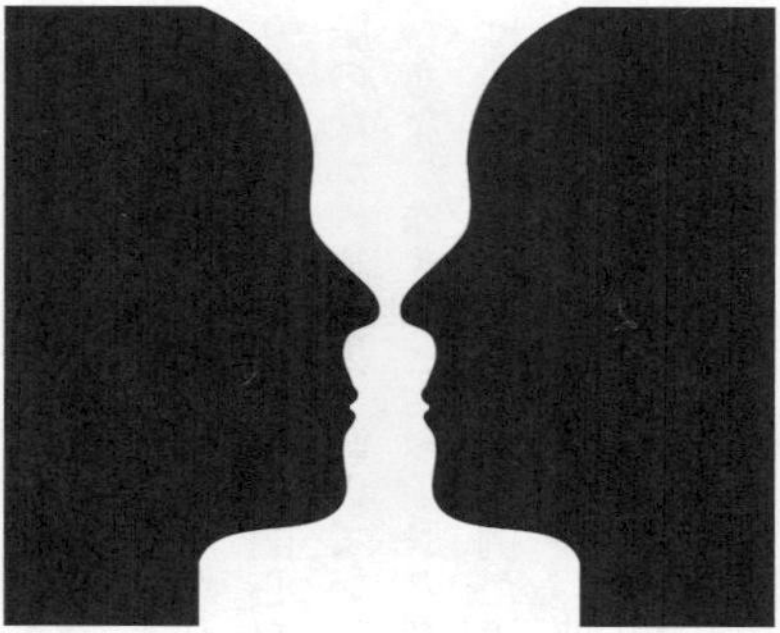

り来たりする。同様の反転は上図の顔と花瓶の錯視でも見られる。ページ上では何も変わらなくても、顔に見えるときもあれば花びんに見えるときもある。ただ、両方を同時に見ることはできない。

この能動的視覚という考え方を実証するもっと顕著な例がある。左目に一つの像（たとえば牛）、右目に別の像（たとえば飛行機）を示された場合、知覚の切り替えが起こる。両方が同時に見えることもないし、二つの像が融合して見えることもない――その代わり、一方が見えて、次に他方が見えて、また前の像に戻るのだ。[12] あなたの視覚系は対立する情報間の争いを仲裁しているのであり、あなたは実際にそこにあるものを見ているのではなく、その瞬間に勝っているほうの知覚の内容を見ているのだ。外の世界は変わっていなくても、あなたの脳は動的にさまざまな解釈を示す。

脳はそこにあるものを能動的に解釈するだけでなく、しばしば本来の領分を踏み越えて、ないものをでっち上

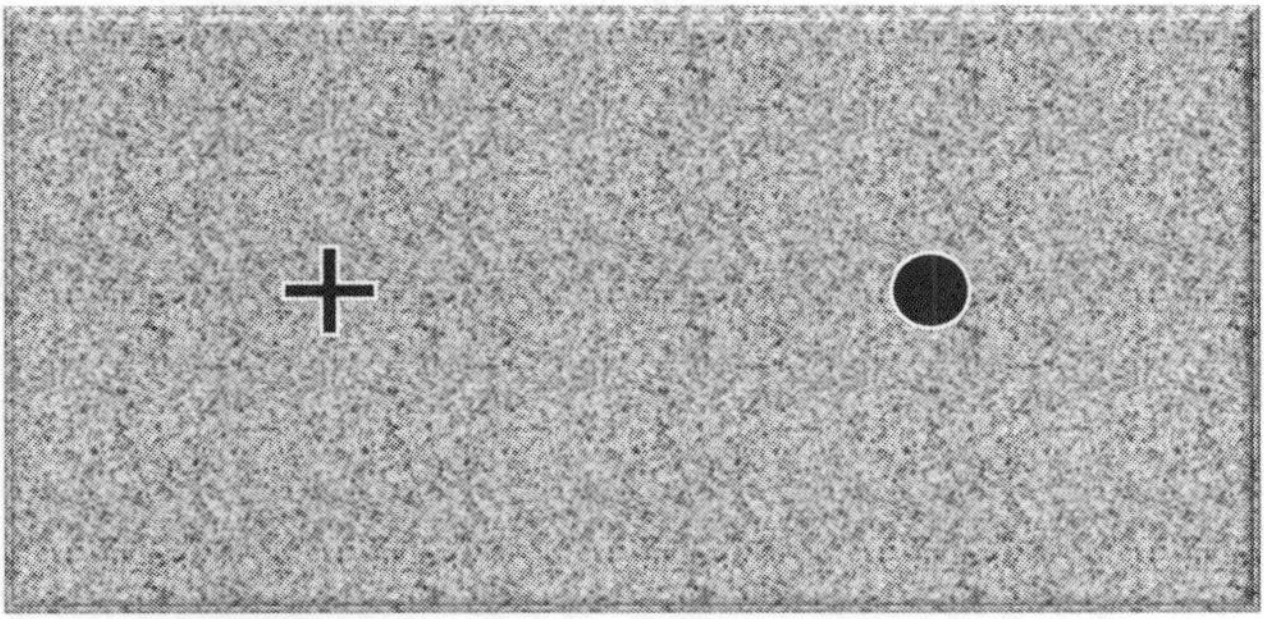

げる。網膜の例を考えてみよう。網膜は目の後ろにある特別な光受容細胞の層である。一六六八年、フランスの哲学者で数学者でもあったエドム・マリオットが、まったく思いがけないものに遭遇した。網膜のかなり大きい部分に光受容細胞がないのだ[13]。この欠落している部分はマリオットを驚かせた。なぜなら、視野は途切れていないようで、光受容細胞が欠けている部分に対応する視覚の穴はないのだ。

　本当にないのだろうか？　この問題を深く掘り下げたマリオットは、私たちの視覚には確かに穴があることに気づいた――両目の「盲点」と呼ばれるようになったものだ。このことを確かめるために、左目を閉じて、右目で上の図のプラスの記号をじっと見てみよう。

　ゆっくりページを顔に近づけたり遠ざけたりして。いずれ黒い丸が消える（おそらく三〇センチくらい離れたところだろう）。丸が見えなくなったのは、その丸があなたの盲点に入ったからだ。

盲点は小さいと思ってはいけない。とても大きいのだ。夜空に浮かぶ月の直径を想像してほしい。盲点にはその月が一七個入る。

では、マリオットより前にこの穴に気づいた人がいなかったのはなぜだろう？　ミケランジェロ、シェイクスピア、ガリレオのような天才が、視覚にまつわるこの基本的事実に気づかないまま一生を終えたのはどうしてなのか？　一つには、目は二つあって、盲点は別々の重ならない場所にあるからだ。つまり両目を開けていれば、視界がくまなく網羅される。しかし誰も気づかなかったもっと重要な理由は、盲点の欠落している情報を脳が「補完」することにある。丸が盲点に入ったとき、その場所に何が見えるか注目してみよう。丸が消えたとき、そこに白や黒の穴を知覚するのではなく、あなたの脳が背景の模様の継ぎをでっち上げる。視覚空間の特定の場所から情報が入ってこないので、脳が周囲の模様でそこを補完するのだ。

あなたはそこにあるものを知覚しているのではない。脳が伝えてくるものを知覚しているのだ。

一九世紀半ばには、ドイツ人の物理学者で医師でもあったヘルマン・フォン・ヘルムホルツ（一八二一～一八九四年）が、目から脳にちょろちょろ流れるデータはあまりにも少ないので、豊かな視覚経験をきちんと説明できないという疑いを抱き始めていた。そして、脳は入ってくるデータについて憶測を立てる必要があり、その憶測は以前の経験にもとづいている、と結論づけた。[14] つまり、わずかな情報しか与えられない脳は、精いっぱい推測して、それをもっと大きいものに変えているというのだ。

こう考えてみよう。あなたの脳は以前の経験にもとづいて、目に入る場面が上にある光源に照らされていると推測する。[15] そのため、上が明るくて下が暗い陰影のついた平らな円は出っ張っているものに見える。逆向きの陰影のついた円はくぼんでいるように見える。左の図を九〇度回転させると錯覚が消えて、単なる平らな陰影のある円であることがはっきりする——が、また図の右側を上に向けると、奥行きの錯覚を感じずにはいられない。

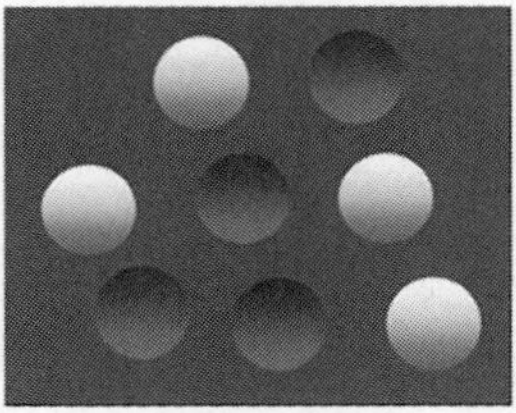

光源についてそう認識しているので、脳は影についても無意識の憶測を立てる。四角形が影を落としていて、その影が急に動いたら、あなたはその四角形が前後に動いたと思う。[16]

次ページの図を見てほしい。四角形はまったく動いていない。影を表わす暗い四角がほんの少しちがう場所に描かれている。頭上の光源の位置が突然変わった場合も、このようなことが起こりうる——が、太陽はゆっくり動き、照明は固定されていることをこれまで経験しているせいで、あなたの知覚は反射的に可能性の高い説明のほうを選ぶ。すなわち、対象がこちらに向かって動い

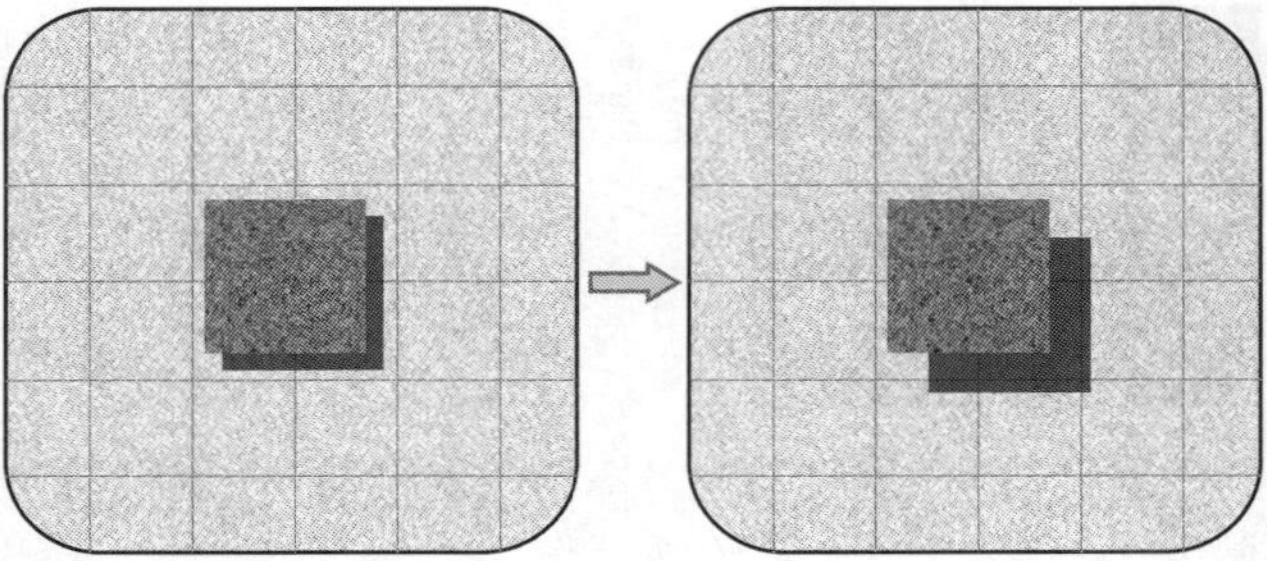

たのだ。
ヘルムホルツはこのような視覚の概念を「無意識の推論」と呼んだ。この推論とは、そこに何があるのだろうと脳が推測するという考えを指し、無意識は私たちがそのプロセスを自覚していないことを指摘している。世界の統計データを集めたり評価したりする迅速な自動のメカニズムに、私たちはアクセスできない。私たちはそのメカニズムの上に乗っかって、光と影の演出を楽しんでいる受益者にすぎないのだ。

どうして岩が位置を変えずに上昇するのか?

そのメカニズムを詳しく調べ始めると、脳の一部に特殊な細胞と回路からなる視覚野という複雑なシステムが見つかる。その回路には分業が見られ、色に特化した回路もあれば、運動に特化したものもあり、輪郭、その他さまざまな特性を専門にする回路がある。これらの回路は密に相互連結していて、最終的にひとまとまりになっている。そして必要に応じて、《意識新聞》と呼べそうなものの見出しを提供する。見出しが伝えるのは「バスが来る」とか「誰かが思わせぶりにほほ笑みかけている」ということだけで、さまざまな情報源のことには触れない。根底に複雑な神経メカニズムがあるにもかかわらず、見ることは簡単だと考えたくなることもある。しかしそれとは逆で、複雑な神経メカニズムがあるからこそ簡単なのだ。

メカニズムを詳しく調べると、視覚はいくつかの部分に分解できることがわかる。滝を数分間じっと見てみよう。それから視線を移すと、近くの岩のような動かないものがしばらく上昇しているように見える。(17) 奇妙なことに、どう見ても動いているのに、その位置は時間がたっても変わらない。この場合、運動感知器官（ふだんは上昇の信号を伝えるニューロンと下降の信号を伝えるニューロンとが、押しと引きの関係でバランスがとれている）のアンバランスな活動のせいで、外界では起こりえないもの、すなわち位置が変わらない運動が見えるのだ。この錯覚――運動残効または滝の錯視と呼ばれる――については、アリストテレスの時代からさまざまな研究が行なわれている。この錯覚は視覚がさまざまなモジュールの産物であることを示している。この場合、視覚系の一部は岩が動いていると（誤って）主張しているが、ほかの部分は岩が実は位置を変えていないと主張している。哲学者のダニエル・デネットが言うように、だまされやすい内観者はふつう脳内のスクリーンに映し出される下手なメタファーを信頼している。(18) そこでは動いているのに静止して

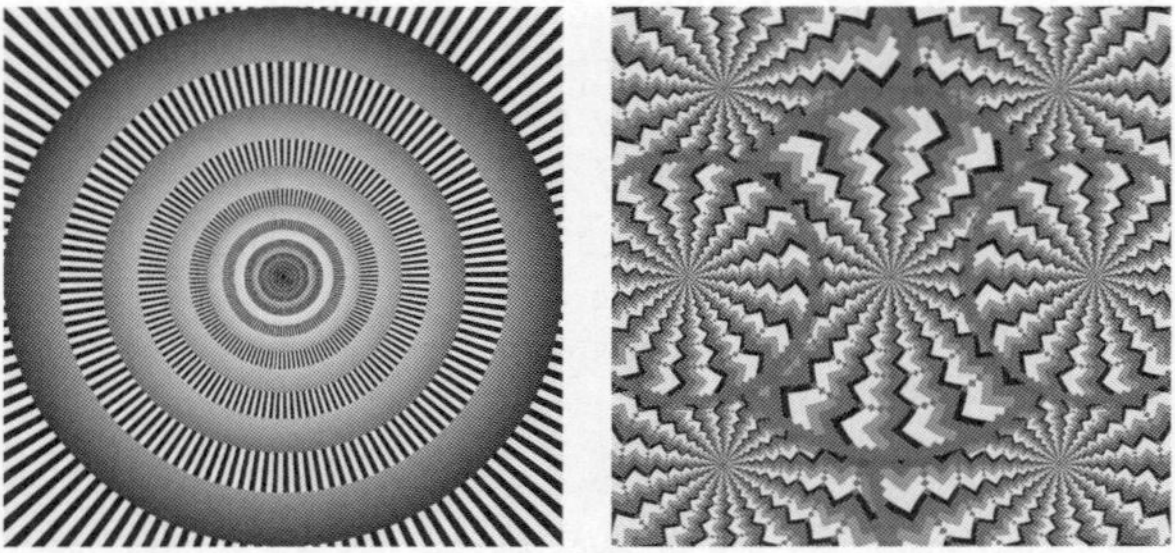

位置に変化がなくても運動が見えることがある。（左）このようなコントラストの強い図は運動感知器官を刺激し、輪の周囲がつねに動いているような印象を与える。（右）同様に、このジグザグの車輪はゆっくり回っているように見える。

いる事態は起こりえない。しかし脳の視覚世界はスクリーン映像とはまるでちがっていて、位置の変わらない運動という結論に達する場合もあるのだ。

位置の変わらない運動の錯覚はたくさんある。上の図は、静止した画像がうまく運動感知器官をくすぐると、動いているように見えることを実証する。このような錯覚が起こるのは、絵のなかの陰影そのものが視覚系の運動感知器官を刺激するからで、このような受容器官の活動は運動の知覚と同等なのだ。運動感知器官が何かがそこで動いていると宣言すれば、意識はそれを疑うことなく信じる。そしてただ信じるだけでなく、それを経験するのだ。

この原理の顕著な例として、一九七八年に一酸化炭素中毒を経験した女性のケースがある。[19] さいわい彼女は一命を取りとめたが、不運なことに、脳の視覚系の一部――具体的には、運動の表象にかかわる領域――に不治の損傷を受けた。視覚系の残りの部分は無傷だったので、動かないものは問題なく見える。あそこにボールがある、ここに電話がある、と言うことはできるのだ。しかし彼女は運動を見ることができなくなってしまった。通りを渡ろうとして歩道に立っている場合、赤いトラックがあそこに見えて、数秒後にはここに見えて、最終的にはまた数秒後に前を通りすぎてあちらに見える――が、トラックが動いている感覚はない。水差しから水を注ごうとすると、傾いた水差しが見えて、次に水差しから光る水の柱が下がっているのが見えて、最終的にはコップからあふれてその周囲に広がる水たまりが見える――が、液体の動きは見えない。彼女の生活はスナップ写真の連続だった。滝の効果と同じように彼女の運動失認の症状から、位置と運動は脳のなかで分けられることがわかる。前ページの絵に運動が誤って「描かれている」のと同じように、私たちが見る世界にも運動は描かれているのだ。

物理学者は運動を時間の経過にともなう位置の変化だと考える。しかし脳には独自の論理があるので、運動を神経科学者ではなく物理学者の考え方でとらえると、人がどう動くかについてまちがった予測が導き出される。野球の外野手がフライのボールを捕るところを考えてみよう。ボールをキャッチするためにどこに走ればいいのか、どうやって判断するのだろう？　おそらく彼らの脳は、刻一刻とボールがどこにあるのかを示しているのだろう。今はあそこ、今はもう少し近く、今はもっと近い、といった具合だ。そうでしょう？　いや、ちがう。

では、もしかすると外野手の脳は、ボールの軌跡を計算しているのでは？　いや、ちがう。

速度の変化？　いや、ちがう。

科学者で野球ファンのマイク・マクベスは、フライをキャッチするときに裏でひそかに神経が行なっている計算を理解しようと試みた。(20) そして外野手が利用しているのは、最終的にどこに行けばいいかではなく、単純にどうやって走り続ければいいかを教えてくれる、無意識のプログラムであることを発見した。彼らは、ボールの描く放物線がつねに直進して見えるように動くのだ。ボールの軌道がその直線からそれるように見えると、走る経路を調整する。

この単純なプログラムによると、外野手はボールの着地点に直接ダッシュするのではなく、そこまで変に曲がった経路をたどって走るという、妙な事態が予測される。そして選手たちがやっているのはまさにそれであることを、マクベスらは空中から撮影したビデオで実証した。(21) このランニング作戦は交点がどこになるかに関する情報は示さず、どういうふうに移動し続ければそこに着くかを指示しているだけなので、外野手が捕れないフライを追いかけている最中に壁に衝突する理由は、このプログラムにあるのだ。

そういうわけで、選手が首尾よくボールをキャッチするために、システムが位置や速度や加速度を明確に示す必要はないことがわかる。これはおそらく物理学者の予測とはちがうだろう。そして、舞台裏で何が起きているのか内観ではたいして見抜けないことが、これで納得できる。ライアン・ブラウンやマット・ケンプのような優れた外野手は、自分がこのようなプログラムを実行していることを知らない。ただ結果を楽しみ、そのおかげで手に入る小切手を現金に換えるだけだ。

見ることを学ぶ

マイク・メイは三歳のとき、化学薬品の爆発で視力を完全に失った。それでも彼は世界最高の滑降スキーヤーになり、さらには家族思いの実業家になった。そして爆発に視力を奪われてから四三年後、それを取り戻せるかもしれない新たな手術方法が開発されたことを耳にする。目が見えなくても幸せな生活を送っていたが、彼は手術を受けることにした。

手術が終わり、目の包帯がはずされた。カメラマンに付き添われてマイクが椅子にすわっているところに、彼の二人の子どもが入ってきた。決定的な瞬間だ。新たに見えるようになった目で、初めて子どもたちの顔を見るのだ。そのとき撮影された写真を見ると、子どもたちに笑いかけられているマイクは、うれしそうだがぎごちない笑みを浮かべている。

感動的な場面になるはずだったが、そうはならなかった。問題があったのだ。マイクの目は完全に機能するようになったが、彼はひどく困惑して目の前の物体を見つめている。

彼の脳は入ってくる大量の情報をどうすればいいのかわからないのだ。彼が経験していたのは息子の顔ではなく、解釈できない輪郭と色と光の感覚だった。目は機能していても、彼には視覚がなかったのだ。[22]

こうなったのはなぜかというと、脳はどうやって見るかを学ぶ必要があるからだ。世界に存在する物体が五感とどう組み合わさるか、時間をかけて理解してようやく、真っ暗な頭蓋骨内部で起こる奇妙な電気の嵐が要約されて意識に上る。廊下を歩く経験について考えよう。マイクは生まれてからずっと廊下を移動してきた経験から、腕を伸ばした距離にある二面の壁がずっと平行であることを知っていた。だから視力が回復したとき、遠近感のせいで収束する線というものは彼の理解力を超えていた。彼の脳には納得がいかなかったのだ。

私は子どもだったころ、目の見えない女性に会い、彼女が自分の部屋と家具のレイアウトをとても詳しく知っていることにびっくりした。彼女はたいていの目の見える人よりも正確に見取り図を描けるのではないかと思って訊いてみた。すると意外な答えが返ってきた。目の見える人がどうやって三次元（部屋）を二次元（平らな紙）に換えるのか理解できないので、見取り図はまったく描けない、と彼女は言った。彼女にはその発想が理解できなかったのだ。[23]

人が見える目で世界と向き合えば、何もしないでも視覚はあるわけではない。視神経に沿って流れる電気的・化学的信号を解釈する力を育てなくてはならない。マイクの脳は、感覚がとらえるものが自分の動きによってどう変わるのか理解していなかった。たとえば、頭を左に動かすと、場面が右に動く。目の見える人の脳はそのような事態を予想するようになっていて、どうすれば無視できるかを知っている。しかしマイクの脳はそのような奇妙な関係にとまどった。そしてこのことが重要なポイントを明らかにしている。意識に上る視覚経験は、感覚がとらえるものを正確に予測している場合にのみ生じるのだ(24)。このことはすぐあとでもう一度触れる。そういうわけで、視覚は客観的にそこにあるものを表現するように思えても、ただで手に入るものではない。学びとる必要があるのだ。

数週のあいだ動き回り、ものを見つめ、椅子を蹴とばし、食器をじっくり眺め、妻の顔をなでたあと、マイクは私たちが経験しているような視界を経験するようになった。いまではあなたと同じように視覚を経験している。ただし、あなたよりもそのありがたさをわかっている。

マイクの例は、脳がいきなり入ってくる情報を取り込み、それを理解できるようになることを示している。しかしそれなら、一つの感覚を別の感覚で代行できるという突飛な予測が成り立つのだろうか？　つまり、ビデオカメラからのデータストリームを取り込んで、別の感覚――たとえば味覚や触覚――の入力に変換すれば、そうやって最終的に世界を見ることができるのだろうか？　信じられないことだが、その答えは「できる」であり、これから見ていくように、その影響は深いところまでおよぶ。

脳で見る

一九六〇年代、ウィスコンシン大学の神経科学者ポール・バキリタが、どうすれば目の見えない人に視覚を与えることができるかという問題を、じっくり考え始めた。[25]父親が脳卒中から奇跡的に回復したところだったので、脳をダイナミックに再構成する可能性に興味をそそられたのだ。

彼の胸にある疑問がわく。脳は一つの感覚を別の感覚で代行できるのだろうか？　バキリタは目の見えない人たちに触知できる「ディスプレー」を提供しようと心に決めた。[26]考え方はこうだ。人の額にビデオカメラを取りつけ、入ってくる映像情報を背中に取りつけたたくさんの小さな振動器に変換する。この装置を身につけ、目隠しをして部屋を歩き回るところを想像してほしい。最初、背中の狭い部分に奇妙な振動パターンを感じる。自分の動きと正確に連動して振動は変化するのだが、何が起こっているかを理解するのはとても難しいだろう。コーヒーテーブルに向こうずねをぶつけて、あなたは思う。「これは視覚とはまったくちがうぞ」。

そうだろうか？　目の見えない被験者がこの視覚触覚代行メガネを装着して一週間歩き

回ると、とても上手に知らない環境のなかを進むことができるようになる。背中の感触を正しい移動経路に変換することができるわけだ。しかし驚くのはそこではない。驚くべきは、彼らがその触覚入力を実際に知覚する、つまりそれで見るようになることだ。十分に練習を積むと、触覚入力は変換が必要な単なる認知パズルではなくなり、直接的な感覚になる。[27]

背中から送られる神経信号が視覚を表現できるというのが奇妙に思えるなら、あなた自身の視覚を運ぶのも、たまたま別のケーブルを伝わってくるたくさんの神経信号であることを思い出してほしい。あなたの脳は頭蓋のなかのまっ暗闇のなかに封じ込められている。脳には何も見えない。脳にわかるのはその小さな信号であり、ほかは何もわからない。それでもあなたは、さまざまな光と色の陰影をもつ世界を知覚する。脳は闇のなかだが、あなたの心が光を組み立てるのだ。

脳にとって、そのパルスがどこから来るかは問題ではない——目からでも、耳からでも、どこかまったく別のところからでも関係ない。あなたが物を押したり、たたいたり、蹴ったりする動きと一貫して連動しているかぎり、あなたの脳は私たちが視覚と呼ぶ直接的な知覚を組み立てることができる。[28]

ほかにも積極的に研究されている感覚代行がある。[29]過激なロッククライマーのエリック・ウィーンマイヤーを例に取ろう。彼は自分の体を押し上げ、不安定で浅い岩棚に足と手をかけてしがみつくことで、危険なほど切り立った岩壁をよじ登る。その離れ業につけ加える事実は、彼が失明していることだ。生まれつき網膜分離症という目の奇病をわずらっていて、一三歳で視力を失った。それでも彼は登山家になるという夢をあきらめず、二〇〇一年、視覚障害者として初めて（そして今のところただひとり）エベレスト山に登った。現在、彼はブレインポートと呼ばれる六〇〇個の小さな電極を格子状《グリッド》に配した装置を口の中に装着して登っている。(30)この装置のおかげで彼は登っているあいだ舌で見ることができる。舌はふつう味覚器官だが、その湿度と化学的条件のおかげで、表面にちくちくする電極グリッドを取りつけると、脳と機械を結ぶ有能なインターフェースになる。(31)電極グリッドが映像入力を電気パルスのパターンに翻訳するので、距離、形、動きの向き、大きさなど、通常は視覚に属するとされる特徴を舌で認識することができるのだ。この器具は、私たちが目ではなくむしろ脳で物を見ていることを再認識させる。もともとエリックのような目の見えない人を補助するために開発された技術だが、最近の応用例では、赤外線や音の情報を舌のグリッドに入力することで、ダイバーが濁った水のなかで物を見たり、兵士が暗闇で全方向を見たりすることができる。(32)

エリックの報告によると、最初は舌の刺激を正体不明の輪郭や形として知覚していたが、すぐにもっと深いレベルで刺激を認識できるようになったという。いまではコーヒーカップを手に取ったり、娘とサッカーボールの蹴り合いをしたりすることができる。(33)

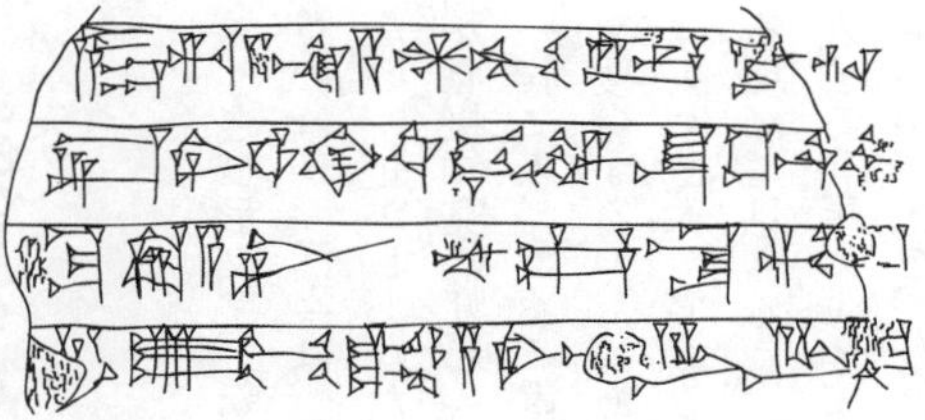

舌で見るというのが奇妙に思えるなら、目の見えない人が点字を読めるようになる経験について考えてほしい。最初は単なるでこぼこだが、やがてそのでこぼこが意味をもつようになる。また、認知パズルから直接知覚に変わるところを想像しにくいなら、このページの文字をどうやって読んでいるかについて考えてみよう。あなたの目は解釈しているという意識なしに、凝った形の上を楽々と走っていき、言葉の意味がすんなり思い浮かぶ。あなたが認識しているのは言語であって、低レベルの文字の細部ではない。要点を理解するために、このページの上側にあるものを読もうとしてみてほしい。あなたが古代シュメール人なら、意味はすぐにわかるだろう——媒介する形を意識せずに、書字板から直接読みとれる。そしてもしあなたが中国の景洪《ジンホン》の出身なら（中国のほかの地方ではだめだが）、次の文の意味はすぐにわかる。

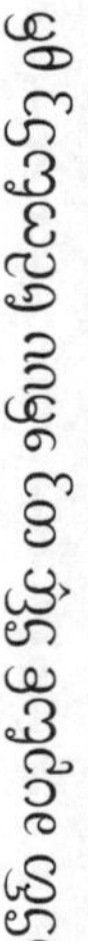

この次の文は、イラン北西部のバルーチー語を読める人にとって

は愉快でおもしろい。

تمامیں انسان بنی صورتءَ شرپداریں ءُ آجوئیں دروشمءَ ودی بنت ایر. اشانی تہا زانت، سرپدی
ءُ شعور است بیت .اے وت ما وتا براتی مئیل ءُ یکجاہیءِ بہ ودین انت.

くさび形文字、新タイ・ルー語、あるいはバルーチー語が読める人にとって、このページのほかの活字は、あなたにとっての彼らの文字と同じように、なじみがなくて解釈できない。しかしあなたはこのページの文字に苦労を感じない。それはすでに認知解釈の作業が直接知覚に変わっているからだ。

　脳に入ってくる電気信号にも同じことが言える。最初は意味がないが、時とともに意味を獲得するのだ。あなたに言葉の意味がすぐに「見える」のと同じように、あなたの脳には次々と入ってくる電気信号と化学信号が、たとえば、雪で覆われた松林のあいだを駆ける馬に「見える」。マイク・メイの脳にとって、入ってくる神経の文字はまだ解釈を必要とする。馬によって生成された視覚信号は解釈できない突発的な活動であり、そこにあるものが何かを、たとえ示していたとしてもほとんどわからない。彼の網膜上の信号は、一つひとつ苦労して翻訳しなくてはならないバルーチー語の文字のようなものなのだ。エリック・ウィーンマイヤーの脳にとって、舌はタイ・ルー語でメッセージを送ってくる——

が、十分に練習を積めば、彼の脳はその言語を理解できるようになる。そうなれば、彼にとって視覚世界は、母語の単語と同じようにじかにわかるものになる。

これは脳の可塑性がもたらす驚くべき結果だ。将来的には、赤外線や紫外線の映像、さらには天候データや株式市場データのような、新しい種類のデータストリームを直接脳に差し込めるかもしれない[34]。脳は初めデータを吸収するのに苦労するが、最終的にその言語を使いこなせるようになる。新たな機能を付加して、「ブレイン２・０」を本格展開できるかもしれない。

このアイデアはSFではなく、取り組みはすでに始まっている。最近、研究者のジェラルド・ジェイコブズとジェレミー・ネイサンズが、ヒトの光色素——特定の波長の光を吸収する網膜上のタンパク質——の遺伝子を取り出して、色覚のないマウスに組み込んだ[35]。何が出現したかって？　色覚だ。そのマウスは異なる色を見わけられるようになった。青いボタンを押すと報酬を獲得し、赤いボタンを押すと報酬を得られないという課題を与えたとしよう。検査のたびにボタンの位置をランダムに変える。遺伝子を組み込んだマウスは青いボタンを選ぶことを覚えるが、通常のマウスはボタンを見わけられないので、ランダムに選ぶ。新しいマウスの脳は、自分の目が話している新しい方言の聞きとり方を理解したのだ。

進化という自然の実験で、関連する現象がヒトに起こっている。少なくとも一五パーセントの女性に、特別な（第四の）タイプの色光受容体をもつことになる遺伝子変異が起こる——そうなると、三種類の色光受容体しかない大部分の人にとっては同じに見える色を見わけることができる。[36] 大半の人には同じに見える二つの色見本が、その女性たちにとってははっきり区別できるものなのだ（ファッション論争の何パーセントがこの変異によって引き起こされるのかは、まだ誰も究明していない）。

このように、新しいデータストリームを脳に差し込むというのは、理論的な観念ではなく、すでにさまざまなかたちで存在している。新しい入力データをいとも簡単に操作できるようになることは驚きに思えるかもしれない——が、ポール・バキリタは数十年にわたる研究をあっさりこう要約している。「情報を与えさえすれば、脳はそれを理解する」。

ここまでの話で、自分が現実をどう知覚しているかについてあなたの考え方が変わったのなら、心の準備をしてほしい。なぜなら、ここからさらに妙な話になるからだ。次に、見ることが目とはほとんど関係がない理由を見ていこう。

内からの活動

従来教えられている知覚の考え方によると、感覚中枢からのデータは脳に流れ込み、感覚の階層をはい上がっていって、自分を見させる、聞かせる、におわせる、味わわせる、感じさせる——つまり「知覚」させる。しかしデータをもっと詳しく検討すると、この考えは正しくないことがわかる。脳は大部分が閉鎖的なシステムであり、内部で生じた活動を勝手に実行すると考えるのが正しい。[37] この種の活動にはすでにたくさんの例がある。たとえば、呼吸、消化、歩行は、脳幹と脊髄にあって自律的に働く活動発生器官によって制御される。夢を見る睡眠のあいだ、脳は通常の入力データから切り離されるので、皮質を刺激するのは内部活性化だけである。目覚めた状態では、内部活動が想像と幻覚の基礎になる。

さらに意外なことに、この枠組みでとらえる内部データは、外部の感覚データによって生成されるのではなく、単に調整されるにすぎないことだ。一九一一年、スコットランドの登山家で神経生理学者のトマス・グラハム・ブラウンが、歩くために筋肉を動かすプログラムは脊髄のメカニズムに組み込まれていることを示した。[38] 彼はネコの脚の感覚神経を切断しても、そのネコがなんの問題もなくトレッドミルの上を歩けることを実証した。つまり、歩くためのプログラムは脊髄の内部で生成されていて、脚からの感覚フィードバックはそのプログラムを調整するのに——たとえば、ネコがすべりやすい面に足を踏み入れて、転ばないようにする必要がある場合に——使われるだけということなのだ。

脳の重大な秘密は、脊髄だけでなく中枢神経系全体がこのように働くことだ。つまり、内部で生成された活動が感覚入力によって調整されている。この観点からすると、目覚めている状態と眠っている状態のちがいは、目から入ってくるデータが知覚を固定していることだけである。眠っているときの視覚（夢）は現実世界の何ものとも結びついていない知覚であり、目覚めているときの知覚は自分の目の前にあるものともう少しかかわりのある夢のようなものだ。固定されていない知覚の例は、真っ暗な独房に入っている囚人や、感覚遮断室に入っている人にも見られる。どちらの状況でも、すぐに幻覚が起こる。

目をわずらっている人や失明した人の一〇パーセントが幻視を経験する。シャルル・ボネ症候群と呼ばれる奇妙な障害の場合、視力を失った人は、現実でないとわかるもの——花、鳥、他人、建物など——を見るようになる。一八世紀にスイスの哲学者ボネがこの現象を最初に記述したのは、白内障で視力を失っていた祖母が、物理的にそこにない物や動物に触れようとしているのに気づいたときのことだ。

この症候群は何世紀も前から文学には登場していたが、二つの理由から診断される患者数が実態より少ない。第一に、この症候群について知らないために症状を認知症のせいにする医者が多い。第二に、幻覚を経験している人たちは、自分が見ている場面の少なくとも一部は脳が捏造したものだと知ると困惑する。いくつかの調査によると、そういう人の大部分は精神病と診断されることを恐れて、医師に幻覚のことを言おうとしない。

臨床医にとっていちばん重要なのは、患者が現実を把握できて、自分が幻覚を起こしているとわかっているかどうかである。もしそうなら、幻覚は擬似幻覚と呼ばれる。もちろん、自分が幻覚を起こしていることがわかりにくい場合もある。あなたはいま机の上に銀色のペンの幻を見ているのに、それが現実でないとは思いもしないのかもしれない——それがそこにあっても不思議ではないからだ。幻覚を見わけやすいのは、それがとっぴな場合にかぎられる。ことによると、私たちはいつも幻覚を起こしているのかもしれない。

　これまで見てきたように、正常な知覚と言われるものも、実際には幻覚と変わらない。外部入力によって固定されているだけである。幻覚は縛られていない視覚にすぎない。

　これらの奇妙な事実を考えあわせると、私たちは脳に対して意外なとらえ方をすることができる。それをこれから見ていこう。


　以前、脳の機能はコンピューターになぞらえて考えられていた。脳は入力と出力をもつ装置であって、感覚情報をさまざまな処理段階に送り込み、最終的に終点まで伝えるというわけだ。

　しかし、この流れ作業モデルに疑いの目が向けられるようになった。というのも、脳の配線は単純にAからB、そしてCへとつながっているのではなく、CからB、CからA、そしてBからAというフィードバックのループがあることがわかったのだ。脳のあちこちで、正方向に送るフィードフォワードと同じくらいフィードバックも起こる——専門用語で再帰、俗にループしているといわれる、脳の配線の特徴だ。(39) システム全体は流れ作業というより市場に似ている。注意深い観察者が神経回路のこの特徴をひと目見れば、視知覚は目から始まって脳の後部のどこかわからない終点で終わる一連のデータ処理ではない可能性に気づく。

実際、入れ子式のフィードバック接続は非常に広範におよんでいるので、システムが逆行することもありうる。つまり、一次感覚野は入力を処理するだけで、続く最高次の脳領域が複雑な解釈を行なうという考えとは対照的に、高次の領域も低次の領域に直接反応を返しているのだ。たとえば、目を閉じて、一匹のアリが赤と白のテーブルクロスの上を紫色のゼリーが入った瓶に向かって這っているところを想像しよう。すると、あなたの視覚系の低次の部分が活性化する。たとえ実際にアリを見ていなくても、心の目でそれを見ている。高次の領域が低次の領域を動かしているのだ。このように、たとえ目が低次の脳領域にデータを送っていても、システムが相互に接続しているということは、その領域は暗闇のなかでも自力で機能するということなのだ。

もっとおかしなことも起こる。このような強力な市場力学のおかげで、さまざまな感覚が互いに影響しあい、そこにあると考えられているものの話を変えてしまう。目から入ってくるものは、視覚系にかかわるだけではない——脳のほかの部分にも使われる。腹話術では、音は一カ所（腹話術師の口）から出ているのに、あなたの目は別の場所で動いている口（腹話術師の人形の口）を見る。するとあなたの脳は、音が人形の口から直接出ていると判断する。腹話術師が人形の口から声を出しているのではない。あなたの脳が代わりにすべてやっているのだ。

もう一つの例として、マガーク効果を取り上げよう。一つの音節（「バ」）の音声を、別の音節（「ガ」）を発している唇の動きの映像と同期させると、どちらでもない第三の音節（「ダ」）が聞こえるという強力な幻覚が起こる。これは、相互接続が密でループしている脳内では、声と唇の動きの手がかりが初期の処理段階で結びつくために起こることだ。(40)

視覚はふつう聴覚より優位に立つが、逆の例がフラッシュ効果である。一回の点滅に二回のビープ音がともなうと、二回点滅するように見えるのだ。(41) これは「聴覚駆動」と呼ばれる別の現象に関係している。光の点滅と同時にビープ音が提示されるとき、音のスピードが変わると点滅のスピードも速くなったり遅くなったりするように見える現象だ。(42) このような単純な錯覚は神経回路の強力な手がかりであり、視覚系と聴覚系が密接に結びついていることを物語っている。入門書に出ている視覚の流れ作業モデルは誤解を招くおそれがあるだけでなく、完全なまちがいなのだ。

では、ループする脳の強みは何なのか？　第一に、そのおかげで生物は刺激反応行動を超越し、実際の感覚入力の先を行く予測を立てることができる。フライのボールを捕ろうとすることについて考えよう。もしあなたが単なる流れ作業装置だったら、ボールを捕ることはできないだろう。光が網膜に当たってから運動命令を実行できるまでに、数百分の一ミリ秒の遅れが生じる。あなたの手はつねに、ボールがあった場所に伸びることになる。私たちが野球ボールをキャッチできるのは、奥深くに組み込まれている物理過程の内部モデルがあるからだ[43]。この内部モデルが、重力による加速の効果を考えて、ボールがいつどこで着地するかについての予測を立てる[44]。予測する内部モデルのパラメーターは、生まれてからずっと通常の地上経験をしてきたことで身についている。このように、私たちの脳は最新のデータだけを用いて働くのではなく、ボールがどこに行こうとしているのか予測を組み立てるのだ。

　これは、外界についての内部モデルという一般的な概念の具体例である。あなたが特定の条件下で何らかの行動をすると、脳は何が起こるかを内部でシミュレーションする。内部モデルは運動行為（捕る、よけるなど）に一役買うだけでなく、意識的な知覚の基礎にもなる。一九四〇年代に早くも思想家たちは、知覚の機能はとらえられたデータの断片を組み立てることによってだけでなく、入ってくる感覚データに合わせて予想することによっても作用するのではないかと、漠然と考え始めていた[45]。

　妙な話に聞こえるかもしれないが、この考え方の発端は、私たちが何を見るかは予想に影響されるという観察結果である。信じられない？　では、左ページの図のなかに何があるか当ててみよう。もしあなたの脳がまだら模様の意味に関して事前に予想しなければ、ただまだら模様が見えるだけだ。何かを「見る」ためには、あなたの予想と入ってくるデ

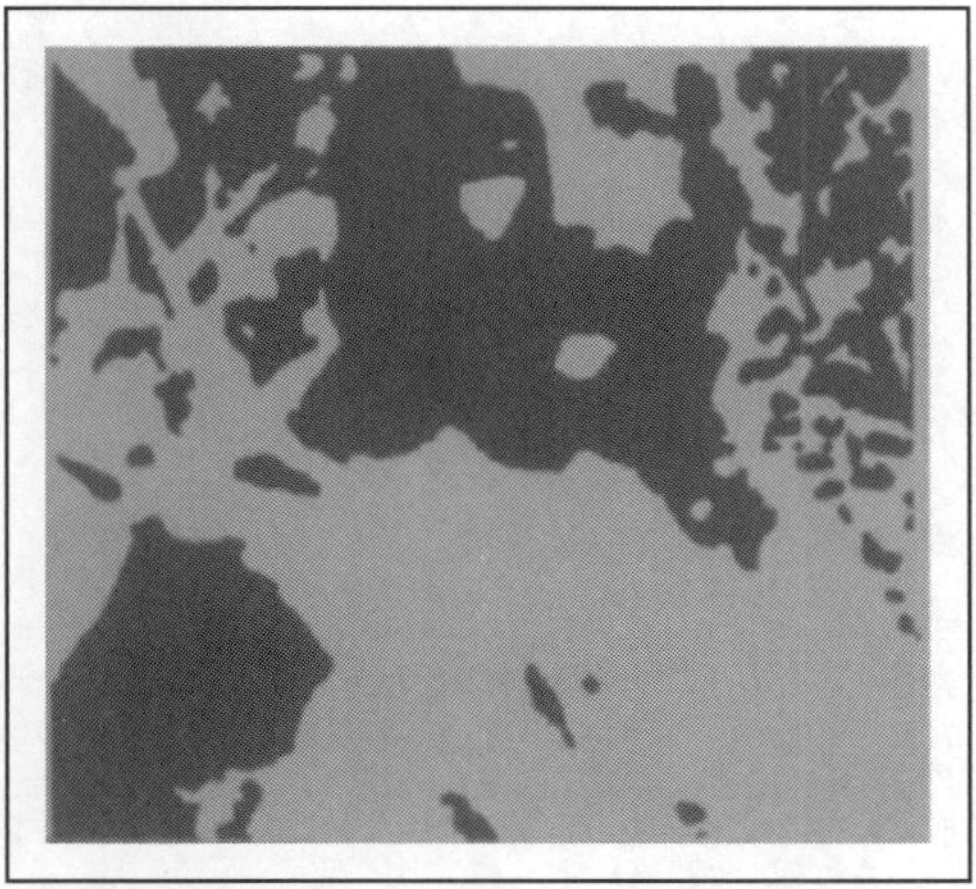

知覚における予想の役割を実証する図。このまだら模様はたいがい、最初は見る人にとって何の意味もなく、ヒントを与えられてはじめて画像が意味をなす（やはりまだら模様にしか見えなくても心配しないで。ヒントはあとで出てくる）。Ahissar and Hochstein, 2004 より。

ータがマッチする必要がある。

この枠組みの例をまっ先に示したのは、神経科学者のドナルド・マッケイである。彼は一九五六年、視覚野は基本的に世界のモデルを生成するためのマシンだという説を提案している[46]。彼の提案によると、一次視覚野は、網膜からどんなデータが入ってくるかを予測するための内部モデルを構築するのだという（解剖学の手引きは付録を参照）。一次視覚野は視床に予測を送り、視床は目から入ってくるものとすでに予想されているものの差異を報告する。視床は視覚野にその差異情報——つまり、予測されなかった部分——だけを送る。この予測されなかった情報が内部モデルを修正するので、将来的にはミスマッチが少なくなる。このように、脳は自分のまちがいに注意を払うことによって、世界のモデルを精緻なものにしていく。このモデル説は、一次視覚野から視床に戻る線維が逆向きの線維の一〇倍もあるという解剖学的な事実と整合することを、マッケイは指摘している――詳細な予想が視覚野から視床に送られ、正方向に向かう情報は差異を伝える小さな信号だけであれば、当然そうなると考えられる。

このことから、知覚には感覚入力と内部予測の能動的な比較が反映されていることがわかる。そしてそこから、もっと大きな発想を理解する道が開《ひら》ける。すなわち、周囲に対する意識は、感覚入力が予想に反する場合にのみ生じるのだ。世界についての予測がうまくいっているとき、脳はうまく仕事をこなしているので意識は必要とされない。たとえば、初めて自転車の乗り方を覚えるときはものすごく意識を集中する必要があるが、しばらくたって感覚運動予測が完成すると、無意識に乗るようになる。自分が自転車に乗っていることに気づいていないと言っているのではなく、どうやってハンドルを握り、ペダルに力をかけ、胴体のバランスをとっているのかを意識しないという意味である。あなたが動くとどうなると予想されるか、あなたの脳は豊富な経験から正確にわかっている。だからあなたは何か変化が起こらないかぎり、動きも感覚も意識しない。たとえば強い風やタイヤのパンクのような新しい状況がふだんの予想を覆《くつがえ》すと、意識がネットワークに接続されて、内部モデルが調整される。

このように、自分の行動から、それにともなう感覚を予測できるために、人は自分をくすぐることができない。他人があなたをくすぐれるのは、くすぐり作戦をあなたが予測できないからだ。もし本当にやりたいのなら、自分をくすぐることができるように、自分の行動からの予測を不可能にする方法はある。時間遅延が起こるジョイスティックで羽毛の位置をコントロールするところを想像しよう。スティックを動かすと、一秒以上たってから、操作に従って羽毛が動く。これで予測ができなくなり、あなたは自分をくすぐれるようになる。興味深いことに、統合失調症患者は自分をくすぐることができる。なぜなら、運動行為とそれによって起こる感覚がきちんと連続しないタイミングの問題を抱えているからだ。(47)

脳を独自の内部力学をもつループするシステムととらえると、そうでなければ奇妙に思える障害を理解することができる。アントン症候群を例に取ろう。これは脳卒中で失明する障害だが、患者本人は失明を否定する。(48) 医師団がベッドサイドを取り囲んで言う。「ジョンソンさん、ベッドの周りに何人いますか?」。すると彼女は自信満々で「四人」と答える。たとえ実際には七人いても。医師が「ジョンソンさん、私は指を何本立てていますか?」と訊くと、「三本」と答えるが、実際には一本も立てていない。医師が「私のシャツは何色ですか?」と訊くと、ブルーなのに白だと答える。アントン症候群の患者は失明していないふりをしているわけではなく、本当に失明していないと信じているのだ。言葉で報告することはまちがっているが、うそではない。ただし、本人が見ていると思っているものは、すべて内部で生成されている。アントン症候群の患者は目が見えないとは思っていないので、脳卒中のあとしばらく治療を求めないことが多い。家具や壁に何度もぶつかってはじめて、何かがおかしいと感じ始める。患者の答えは奇妙に思えるが、それは患者の内部モデルとして理解できる。脳卒中のせいで外部データがしかるべき場所に届かないので、患者の現実は現実世界とはほとんどつながりのない、脳によってつくられたものだけになる。そういう意味で、患者が経験していることは、夢や薬物による陶酔、あるいは幻覚と変わらない。

どれくらい遠い過去に生きているのか?

脳がつくるのは視覚と聴覚だけではない。時間の認識もつくりものだ。

あなたが指をパチンと鳴らすと、目と耳は指パッチンについての情報を登録し、その情報が脳のほかの部分で処理される。しかし信号が脳のなかを移動する速度はかなり遅く、銅線伝いに信号を運ぶ電子より何百万倍もゆっくりなので、神経が指パッチンを処理するには時間がかかる。あなたがそれを知覚した瞬間には、指パッチンはすでに終わっている。あなたの知覚する世界はつねに現実世界に後れをとっている。言い換えれば、あなたが知覚する世界は、「生放送」のテレビ番組のようなもので、実際には生放送ではないのだ。そういう番組は、誰かが不適切な言葉を使ったり、けがをしたり、服が脱げてしまったりした場合に備えて、数秒遅れで放送されている。あなたが意識している生活も同じで、たくさんの情報を集めてから、それを生で放送している。[49]

　さらに妙なことに、聴覚と視覚の情報は脳のなかで処理されるスピードがちがうのに、指の光景とパチンという音は同時に生じているように思える。さらに、いま指を鳴らすという決断と行動そのものは、指パッチンの瞬間に同時に起こるように思える。動物にとって正しいタイミングをつかむことは重要なので、脳は手の込んだかなりの編集作業を行ない、信号を使えるかたちにまとめているのだ。

　肝心なのは、時間は心による解釈であって、「外で」起きていることの正確なバロメーターではない、ということだ。ここで、時間についておかしなことが起こることを確認してみよう。鏡で自分の目を見て、まず右目、次に左目、そしてまた右目という具合に、焦点を移動させる。あなたの目が一つの位置から別の位置に動くのに十数ミリ秒かかるのに、不思議なことに、あなたには目が動いているところは決して見えない。あなたの目が動いているあいだの時間はどうなっているのだろう？　視覚入力の小さな欠落について、なぜあなたの脳は気にしないのか？

　さらに、ある事象の持続時間——それがどれだけ長く続くか——もまた、簡単にゆがむ可能性がある。このことに、壁の時計に目をやって気づいたことがあるかもしれない。秒針が止まっている時間が少し長すぎるように思えたあと、いつものペースでカチカチと動き始める。持続時間が影響されやすいことは、実験で簡単な操作をすれば明らかになる。たとえば、私があなたのコンピューター画面に四角形を二分の一秒だけパッと表示させたとしよう。次にもっと大きい四角形を表示させると、あなたは前の四角より長く出ていたと思うだろう。前より明るい四角形を表示させても、動く四角形でも同じだ。すべて最初の四角形よりも持続時間が長いと認識される(50)。

時間の不思議さを示すもう一つの例として、いつ自分がある行動をとり、いつその結果を感じたか、どうやって知るかを考えてみよう。もしあなたがエンジニアなら、当然、あなたが時点1に行なったことは、結果として時点2に感覚フィードバックをもたらすと考えるだろう。だから、実験で1の前に2が起こるかのように思わせることができると知ったら驚くだろう。あなたがボタンを押すと、パッと閃光が出るとしよう。次に、実験者はボタンを押してから閃光が出るまでにわずかな遅れ――たとえば一〇分の一秒――を差しはさむ。あなたが数回ボタンを押すと、あなたの脳はこの遅れに慣れるので、二つの事象の時間間隔が狭まったように思える。そしていったんあなたが遅れに慣れたところで、実験者はボタンを押したとたんに光を出して、あなたを驚かせる。この状況であなたは、自分が行動する前に閃光が出たと考えるだろう。つまり、行動と感覚の反転を錯覚するのだ。

運動行為のあとすぐに感覚が生じるはずだという事前予想から、運動と感覚のタイミングが調整し直されたせいで、この錯覚が引き起こされたと推定される。入ってくる信号のタイミング予想を調整する最善の方法は、世界と相互作用することだ。人が何かを蹴ったり、何かに突きあたったりするたびに、脳は音と光景と接触が同時に起こるはずだと憶測することができる。もし信号の一つが遅れて到着すれば、脳は予想を調整して、両方の出来事がもっと近い時間間隔で起きたかのように見せかける。

運動信号と感覚信号のタイミングの解釈は単なる脳の余興ではなく、因果関係の問題を解決するためにきわめて重要である。基本的に、因果関係には時間的順序の判断が求められる。運動行為は感覚入力の前に起こったのか、それとも後なのか？　この問題をさまざまな感覚のルートを擁する脳が正確に解くための唯一の方法は、信号の予想時間をきちんと調整しておいて、異なるスピードで異なる感覚経路を通る信号に対しても、「前」と「後」を正確に判断できるようにすることだ。

時間の知覚は私の実験室などで活発に研究されている分野だが、ここで私が指摘したい最重要ポイントは、私たちの時間の感覚——どれだけの時間が過ぎたか、何がいつ起こったか——は脳によってつくられたものだということだ。そしてこの感覚は、視覚と同じように、ごまかされやすい。

そういうわけで、自分の感覚の信頼性に関する最初の教訓は、信頼するな、である。何

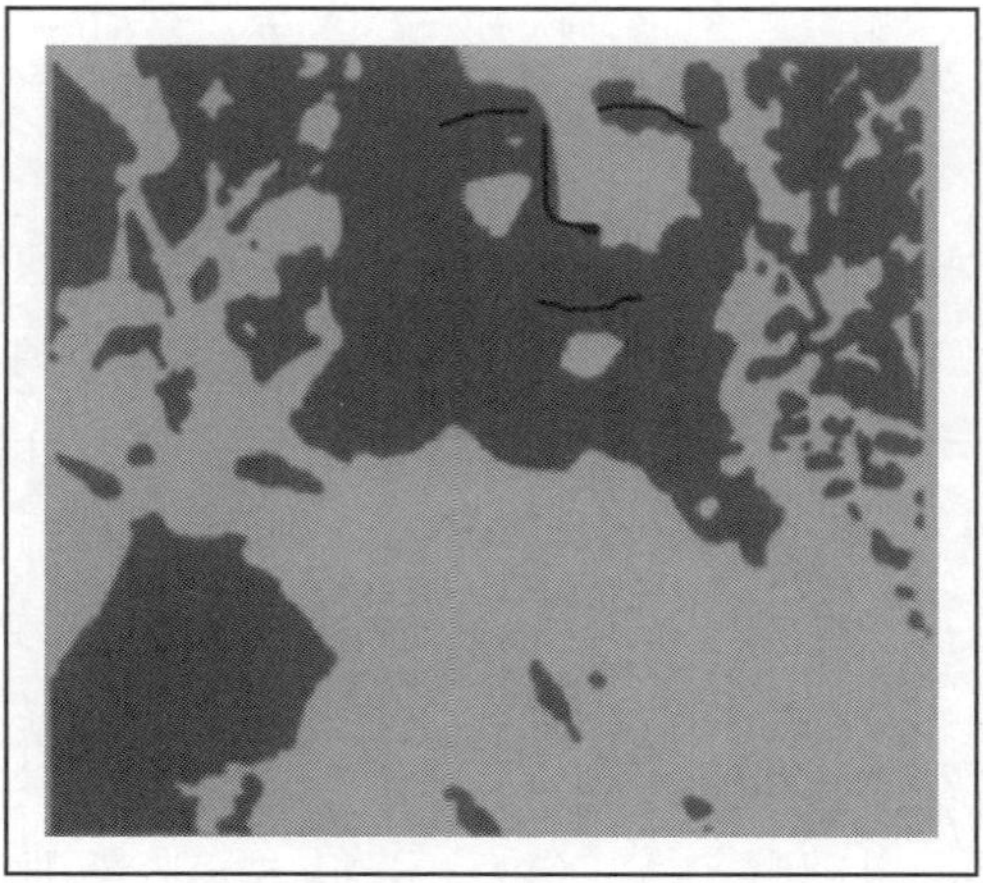

ヒントがあると、この画像はひげを生やした人の姿という意味をもつ。何かがあると予想しなければ、目に映る明るい模様だけでは何も見えないのが普通だ。

かが本物だとあなたが思うからといって、本物だとあなたが知っているからといって、それが本物であることにはならない。戦闘機のパイロットにとって最も重要な行動原則は「計器を信頼しろ」。なぜなら、感覚は恥ずかしげもなく大うそをつくので、もし感覚を――コックピットの目盛ではなく――信じたら墜落するからだ。だから今度誰かが「きみはどっちを信じるんだい、僕か、それともきみのうそつきの目か？」と言ったら、その問いをよく考えよう。

結局のところ、私たちは「外に」あるものをほとんど自覚していない。脳が時間と資源を節約する憶測を立てて、必要な場合にだけ世界を見るようにしている。自分はたいがいのことを疑問に思わないかぎりは意識していないと知った私たちは、自分発掘の旅の第一歩を踏み出したわけだ。自分が知覚する外界のものは、自分にはアクセス権のない脳の部分によってつくられていることがわかった。

アクセスできないメカニズムと豊かな錯覚の原理は、視覚や時間のような基本的知覚だけに当てはまるのではない。次章で見ていくように、もっと高いレベル――私たちが考えること、感じること、信じること――にも当てはまる。

第3章　脳と心の隙間に注意

「私は自分のすべてを理解することはできない」

――聖アウグスティヌス

車線変更

あなたの脳が知っていることと、あなたの心がアクセスできることのあいだには、底しれない溝がある。車を運転しているときに車線を変更するという単純な行動について考えてみたい。目を閉じて、頭のなかのハンドルを握り、車線変更の動きをやってみよう。左車線を走っていて、右車線に移ろうとしているところだ。読み進める前に、実際に本を置いてやってみてほしい。きちんとできたら一〇〇点をあげよう。

かなり簡単な課題でしょう？　私の予想では、あなたはハンドルをまっすぐにして握り、それから少しのあいだ右に切って、それからまたまっすぐに戻した。簡単だ。

ほとんどの人と同じように、あなたは完全にまちがえている。[1] ハンドルを少し右に回して、それを元のまっすぐな状態に戻す動きでは、車は道路をはずれてしまう。つまり左車線から歩道に突き進むだけだ［訳注：これは車が右側通行の場合の話であって、日本の道路では左右逆に考えたほうがわかりやすい］。車線変更の正しい動きは、ハンドルを右に切ったあと、中央に戻してさらに同じだけ左側に回してから、はじめてまっすぐにするのだ。信じられない？　今度車に乗るときに確かめてほしい。とても単純な動きなので、あなたは日常の運転で何の問題もなくこなしている。しかし無理に意識して事に臨むと混乱するのだ。

車線変更はごまんとある例の一つにすぎない。あなたは脳がやっている活動の大部分を意識していないし、意識する必要もない――意識したら脳の順調な作用を邪魔してしまう。ピアノ演奏を台無しにする最善の方法は指に集中することであり、息切れする最善の方法は呼吸について考えることであり、ゴルフボールを打ち損じる最善の方法はスイングを分析することだ。この知恵は子どもにもわかることで、「困ったムカデ」のような詩のかたちで永遠に伝えられている。

ムカデはとっても幸せだった
でもカエルがふざけてこう言った

「どうか教えて、どの足がどの足の次に来る？」
ムカデはすごく頭を使い
ドブのなかでうわのそら
走り方がわからない

車線変更のような運動行為を覚える能力は手続記憶と呼ばれ、潜在記憶の一種である——つまり、脳には心が直接アクセスできない知識があるということだ(2)。たとえば自転車に乗る、靴ひもを結ぶ、キーボードを打つ、携帯電話で話しながら駐車スペースに車を入れる。あなたはこのようなことをたやすく行なうが、どういうふうにやっているか細かいことはわかっていない。カフェテリアでトレーを持ちながら人のあいだをうまく縫っていくとき、自分の筋肉がどうタイミングよく収縮したり弛緩したりするかを完璧に説明することはできないが、それでも難なくそれをやってのける。これこそ、あなたの脳にできることと、あなたが意識的に引き出せるものとの隔たりだ。

潜在記憶の概念は、あまり知られていないにしてもかなり昔からあった。一七世紀初期にルネ・デカルトがすでに、世の中についての経験は記憶に蓄えられていても、すべての記憶にはアクセスできないのではないかと思い始めていた。この考えは一九世紀後半、心理学者のヘルマン・エビングハウスによって再燃した。彼は「これらの経験の大半は意識から隠されているが、そこから生じる影響は重大であり、先行する経験が本物であることを証明する」と書いている(3)。

意識がどれだけ役に立つかと言うと、ほんの少ししか役に立たないし、ごく限られた種類の課題にとってしか役に立たない。筋肉の複雑な動きを意識的に自覚する必要がない理由はわかりやすいが、やはり何十億という神経細胞の活動が最終的に生み出す知覚、思考、信念に当てはめると、それほど直感的に理解できない。これからそのことを見ていこう。

ヒヨコ雌雄鑑別師と対空監視員の謎

世界で最も優秀なヒヨコ雌雄鑑別師（chicken sexer）は日本で訓練を受けている。鶏のヒナが生まれると、大量生産の孵化場はたいていそのヒナをオスとメスに分ける。二つの性別に分ける仕事はヒヨコの雌雄鑑別と呼ばれる。なぜ雌雄鑑別が必要なのかというと、やがて卵を産むようになるメスと、鶏卵業では無用なので一般的に処分される運命にあるオスとでは、給餌プログラムがちがうからだ。一部のオスだけが食肉用に肥育される。ヒヨコ雌雄鑑別師の仕事は、ヒナを一羽ずつ取り上げ、性別をすばやく判別して、正しい箱を選んで入れることである。問題は、その仕事が非常に難しいことだ。ヒヨコのオスとメスはそっくりに見える。

いや、ほぼそっくりだ。日本人は肛門鑑別法と呼ばれる手法を開発した。この手法によって、熟練した鑑別師は生後一日のヒナの性別をすばやく特定することができる。一九三〇年代から、世界中の養鶏業者がはるばる日本の全日本初生雛鑑別師養成所まで行き、その技術を学んだ。

不思議なのは、どうやってやるかを正確に説明できる人がいないことだ(4)。非常に微妙な視覚的手がかりをもとにしているのだが、プロの雌雄鑑別師はその手がかりが何なのかを伝えられない。その代わり、ヒヨコのおしり(肛門があるところ)を見れば、とにかくどちらの箱に入れるべきかがわかるようなのだ。

そしてプロはそうやって生徒に教えた。指導者が実習生のそばに立って見ている。生徒はヒヨコを手に取り、おしりを検査して、どちらかの箱に入れる。指導者が「よし」か「だめ」かのフィードバックを返す。この実習を何週間もやると、生徒の脳は無意識だが熟練したレベルまで鍛え上げられる。

一方、同じような話が海の向こうでも展開されていた。第二次世界大戦中、たえまない爆撃の脅威にさらされていたイギリス人は、襲来する飛行機を迅速かつ正確に見わける必要に迫られていた。どれが帰還してくるイギリス機で、どれが爆撃しに来るドイツ機なのか？　数人の飛行機マニアが優れた「監視員」であることが判明したので、軍は躍起になって彼らの働きを利用した。このような監視員はとても貴重だったので、政府はすぐにもっと大勢の監視員を入隊させようとした――が、そういう人は希少で、なかなか見つからない。そこで政府は、監視員たちにほかの人を訓練する任務を与えた。これは厳しい試みだ。監視員たちは自分の戦略を説明しようとするのだがうまくいかない。誰にも、監視員本人たちにさえ、わからなかったのだ。ヒヨコ雌雄鑑別師と同じように、監視員たちも自分がどういうふうにやっているのかわかっていなかった――とにかく正しい答えが見えるのだ。

イギリス人はほんの少し工夫して、ようやく新しい監視員をうまく訓練する方法を見つけた――試行錯誤のフィードバックだ。新人が思いきって推測し、ベテランが「イエス」か「ノー」と言う。やがて新人も指導者と同じように、不可解な説明しようのない専門技術を身につけた。(5)

知識と意識のあいだには大きな隔たりがありえる。内観で操れないスキルについて調べて最初に驚くのは、潜在記憶が顕在記憶と完全に分けられることだ。一方が失われても他方はまったく無傷の場合がある。前向性健忘症の患者について考えよう。彼らは生活のなかでの新しい経験を意識的に思い出すことができない。あなたが半日かけてビデオゲームのテトリスを教えようとしたとしても、翌日にはその経験について覚えてないと言い、そのビデオゲームを見たことがないと言い、そもそもあなたが誰なのかもわからないと言う可能性が高い。しかし翌日に彼らがゲームをやるのを見ると、健忘症でない人とまったく同じように上達していることがわかる。(6) 潜在的に脳がゲームを覚えたのだ――その知識に意識がアクセスできないだけである（興味深いことに、テトリスをやったあとに健忘症患者を夜中に起こすと、彼らは色とりどりのブロックが落ちる夢を見ていたが、なぜなのかわからないと報告する）。

もちろん、無意識の学習をするのは雌雄鑑別師や対空監視員や健忘症患者だけではない。あなたと世界との相互作用は基本的にすべてこのプロセスを土台にしている。(7) 父親の歩き方、鼻の形、笑い方を言葉で表わすのは難しいかもしれない――が、彼に似た歩き方、外観、笑い方をする人を見れば、すぐにそれとわかる。

自分が差別主義者だと知る方法

私たちは自分の無意識の洞窟に何が隠されているのか知らないことが多い。それが最も醜いかたちで現われる例が差別主義だ。

こんな状況を考えよう。白人の会社オーナーが黒人の求職者の雇用を拒否して、裁判になる。雇用主が自分は差別主義を抱いていないと主張するのに対し、求職者は抱いていると主張する。判事はお手上げだ。誰かの無意識にどんな偏見がひそんでいて、たとえ本人が意識的に気づいていなくても意思決定を左右しているかどうか、どうやって知ることができるだろう？　人々がいつも本心を言うとはかぎらないのは、自分でも本心を知っているとはかぎらないからでもある。E・M・フォースターの名言どおり、「自分が言うことを聞くまで、自分が何を考えているかどうしてわかる?」

しかし人が何かを言う気がない場合、無意識の脳のなかに何があるか、探る方法はあるのだろうか? 誰かの行動を観察することで、隠れた信念を明らかにすることはできるのか?

あなたの目の前に二つのボタンがあって、画面にポジティブな言葉（「喜び」「愛」「幸福」など）が表示されたときは右のボタン、ネガティブな言葉（「恐ろしい」「意地悪」「失敗」など）が見えたら左のボタンを押すように言われたとしよう。とても簡単だ。次に課題が少し変わる。太りすぎの人の写真が見えたら右のボタン、やせた人の写真が見えたら左のボタンを押す。これもまた簡単だ。しかし次の課題では条件がペアになる。つまり、ポジティブな言葉または太った人が見えたら右のボタンを押し、ネガティブな言葉またはやせた人が見えたら左のボタンを押すように言われる。別の実験では、組み合わせを入れ替えて同じことを行なう——つまりネガティブな言葉または太った人が見えたら右のボタンを押す。

結果はやっかいかもしれない。被験者の反応時間は、ペアが無意識のうちに強く結びついている場合のほうが速い[8]。たとえば、被験者の無意識のなかで太りすぎの人がネガティブな連想と結びついている場合、太りすぎの人の写真がネガティブな言葉と同じボタンにつながっているときのほうが被験者の反応は速い。逆の概念（やせていると悪い）が結ばれている実験では、おそらくペアにするのが難しいせいで、被験者が反応にかける時間が長くなる。この実験を修正して、人種、宗教、同性愛、肌の色、年齢、障害、大統領候補に対する潜在的態度が測定されている。(9)

潜在的な偏見を探り出すもう一つの手法は、単純に、被験者がコンピューターのカーソルをどう動かすかを測定するものだ。(10)最初は画面の下のほうにカーソルがあり、上の隅に「好き」と「嫌い」と書かれたボタンがある。そして中央に言葉(たとえば宗教の名前)が出てきて、その宗教の信者を好きか嫌いか、できるだけすばやくマウスを動かして答えるように指示される。あなたは気づかないが、マウスの動きの軌跡——いつどこの位置にあったか——がそのまま記録されている。研究者はマウスの動いた跡を分析することによって、まずあなたの運動系が一つのボタンに向かって動き始めたあとで、ほかの認知系が本格的に始動してほかの反応に向かって導いているかどうかを見抜くことができる。たとえば、あなたがある宗教を「好き」と答えたとしても、ほんの少し「嫌い」のボタンに向かったあと、社会的に望ましいほうの答えに向かう進路に戻ったのかもしれない。

ちがう人種、性別、宗教に対する自分の態度について確信がある人でも、自分の脳内に隠れていることにびっくりする——そして愕然とする——場合もある。そしてほかのかたちの潜在的関連づけと同様、このような偏見も意識的な内観では計りしれない。*

どんなにあなたを愛しているか、Jを数えてみましょう

二人の人間が恋に落ちるときに起こることを考えてみよう。常識的には、生活環境、きずな意識、性的な魅力、互いへの称賛など、あらゆる種《たね》から情熱が生まれるとされている。あなたが誰を配偶者として選ぶかに、無意識の隠れたメカニズムはまさか関係していないだろう。それとも、しているのだろうか？

友だちのジョエルにばったり会って、彼が生涯の恋人としてジェニーという名の女性を見つけたと話してくれたとしよう。それはおかしい、とあなたは思う。友人のアレックスはエミーと結婚したばかりで、ドニーはデージーにぞっこんなのだ。この同じイニシャルのペアには何か意味があるのか？　そんなばかな、とあなたは断定する。生涯を誰と過ご

＊裁判所が――たとえば、雇用主（または攻撃者や殺人者）が差別主義の兆候を見せるかどうか探るために――このような検査を証拠として認めるかどうか、まだ決着がついていない。いまのところ、このような検査は法廷にもち込まないほうがよいだろう。なぜなら、複雑な人間の意思決定がアクセスできない関連づけのせいで偏っているとしても、その偏見が最終的な行動にどれだけ影響をおよぼすかを知るのは難しいからだ。たとえば、社会に適応した意思決定のメカニズムによって自分の差別主義的な偏見を克服する人もいるかもしれない。誰かが悪意に満ちた差別主義者であっても、それが具体的な犯罪の理由ではない場合もある。

すかというような人生の重要な決定が、名前の最初の文字のような気まぐれに影響されるはずがない。たぶん、このような頭韻を踏んだ縁組みはすべて偶然にすぎないのだろう。

しかし偶然ではない。二〇〇四年、心理学者のジョン・ジョーンズのチームが、ジョージア州ウォーカー郡とフロリダ州リバティー郡の婚姻の公記録一万五〇〇〇件を調べた。そして実際に、名前の最初の文字が自分と同じ人と結婚している人の数は、偶然の一致にしては多すぎることがわかった(11)。

でもなぜだろう？　重要なのは必ずしも文字ではない――むしろ、そのような配偶者はなんとなく自分自身を連想させるという事実だ。人は他人に映る自分を愛する傾向がある。心理学者はこれを無意識の自己愛、あるいはよく知っているものへの安心感だと解釈する――そしてそれを「潜在的自己中心性」と呼ぶ。

潜在的自己中心性は生涯の伴侶のことだけではない――あなたが選ぶ商品や買う商品にも影響する。ある研究では、被験者が二種類の（架空の）ブランドの紅茶を試飲するように提示された。ブランド名の一つは、被験者の名前と最初の三文字が同じになっている。つまり、トミーは「トメヴァ」と「ローラー」という紅茶を味見する。被験者は紅茶を味わい、舌鼓を打ち、両方についてじっくり検討し、そしてほぼ必ず、最初の三文字が自分と同じ名前の紅茶のほうが好みだと判断した。当然のことながら、ローラという名前の被験者はローラーという紅茶を選ぶ。彼らは文字との関係を明確に意識してはいない。単純にそちらの紅茶のほうがおいしいと信じている。実はどちらの紅茶も同じポットから注がれたものだった。

潜在的自己中心性の力は名前だけにとどまらず、誕生日のような偶然で決まる属性にもおよぶ。ある大学の研究では、学生がロシア人の祈禱僧ラスプーチンについての小論を読むように与えられた。学生の半分が読んだ小論のなかでは、出てくるラスプーチンの誕生日が「たまたま」読者自身の誕生日と同じであるように細工されている。残りの半分が読んだ小論では、本人のものとはちがう誕生日が使われている。論文のほかの部分はまったく同じだった。読み終わると、学生はラスプーチンを人としてどう考えるかに関するいくつかの質問に答えさせられる。誕生日がラスプーチンと同じだと信じた学生のほうが、彼に寛大な評価を与えている。(12) 彼らは理由について意識的にアクセスできなくても、とにかくラスプーチンを気に入ったのだ。

無意識の自己愛がもつ磁力のおよぶ範囲は、あなたが好む物や人にとどまらない。信じられないことに、住む場所や職業にも微妙な影響を与える可能性がある。心理学者のブレット・ペラムのチームは、公記録を徹底的に調べて、誕生日が二月二日の人は、ウィスコンシン州ツイン・レークのような数字の2に関係がある名前の都市に引っ越す可能性が異常に高いことを発見した。三月三日に生まれた人は、モンタナ州のスリー・フォークスのような場所にいる割合が統計的に多すぎるし、六月六日生まれの人はサウスカロライナ州シックス・マイルのような場所に多い、といった具合に、ペラムらが見つけた誕生日と都市はすべてつながりがあった。これがどんなに驚異的なことかを考えてほしい。偶然で決まる誕生日に含まれる数字との関連性が、たとえわずかでも、居住地の選択を左右するまでの影響力をもちうるのだ。この場合もまた意識には上らない。

潜在的自己中心性は、何を生業《なりわい》とするかの選択にも影響しうる。ペラムのチームは職業別人名簿を分析して、デニースやデニスという名前の人は歯医者《デンティスト》になる可能性がやけに高く、ローラやローレンスという名前の人は弁護士《ロイヤー》に、ジョージやジョージーナという名前の人は地理学者《ジェオロジスト》になる可能性が高いことを発見している。さらに、屋根ふき《ルーフィング》会社のオーナーは、最初のイニシャルがHではなくRである可能性が高く、金物《ハードウエア》店のオーナーはRではなくHで始まる名前である可能性が高いこともわかった[13]。別の研究では、ネットで自由に利用できる職業データベースを調べて、医師はdoc、dok、medを含む姓の割合がやたらと高く、弁護士はlaw、lau、attを含む姓である可能性が高いことがわかっている[14]。

とんでもない話に聞こえるかもしれないが、これらの発見はすべて、統計的な有意性の閾値を越えている。影響は大きくないが検証できる。私たちは自分ではアクセスできない動因、統計が暴かなければ信じないような動因に影響されているのだ。

意識の水面下にある脳をくすぐる

あなたの脳をさりげなく操って、あなたの将来の行動を変えることができる。私があなたにテキストの数ページを読むように言ったとしよう。そのあと言葉の空白を埋めるように言う。たとえば「chi＿＿ se＿＿」。するとあなたは、最近その言葉を見たという明確な記憶があってもなくても、最近見た言葉を選ぶ可能性が高い。たとえば、「china set」（陶器セット）ではなく「chicken sexer」（雌雄鑑別師）とするのだ。[15] 同様に、「s_bl m_na_」のような何かの言葉の空白を埋めるように言われると、見たことを覚えているかどうかにかかわらず、事前にリスト上でその言葉を見た場合のほうが上手に埋められる。[16] あなたの脳の一部がリスト上の言葉に影響されて変化する。この効果はプライミングと呼ばれる。あなたの脳はポンプのように呼び水《プライミング》を差されたわけだ。[17]

プライミングは、潜在記憶のシステムが基本的に顕在記憶のシステムと別々であることを裏づける。すなわち、顕在記憶がデータをなくしても、潜在記憶はしっかりしまい込んでいるのだ。二つのシステムが分かれていることは、脳の損傷による前向性健忘症の患者の例からもはっきりわかる。重い健忘症の患者は、最初に何らかのテキストを示されたことを意識的には覚えていなくても、プライミングによって不完全な単語の空白部を埋めることができる。[18]

何かを過去に見聞きした経験は脳を一時的にくすぐるだけでなく、影響が長く続く可能性もある。誰かの顔写真を前に見たことがある場合のほうが、あとで見たときに魅力的だと判断する。前に見たことを覚えていなくてもそうなのだ[19]。これは「単純接触効果」と呼ばれていて、潜在記憶があなたの世界観——何が好きで何が好きでないか、など——に影響を与えるという、やっかいな事実をはっきり示している。製品のブランド構築、名声の確立、政治キャンペーンなどの裏で使われる魔術の一部が、単純接触効果であることは驚くにあたらない。人は製品や顔に繰り返し接することによって、それをますます好むようになるのだ。世間の注目を浴びる人たちがネガティブな報道をされても、意外に困惑するとはかぎらないのはなぜか、その理由は単純接触効果にある。巷の著名人はよくこんなことを言う。「悪い評判とは評判がないことだけ」。あるいは「名前を正しく綴ってくれさえすれば、新聞にどう書かれてもかまわない[20]」。

潜在記憶が現実世界に現われるもう一つの現象は、「真実性錯覚効果」である。つまり、前に聞いたことがある文は真実であると信じる可能性が高いのだ——実際に真実かどうかは関係ない。ある研究で、被験者はもっともらしい文の妥当性を二週間ごとに評価した。実験者は実験期間中ひそかに、いくつかの文（真実のものとうそのもの両方）を繰り返し言いふらす。すると明白な結果が出た。被験者が前の週に文を耳にしていた場合、本人は絶対に聞いたことがないと言っていても、それが真実だと評価する可能性が高かったのだ[21]。実験者が被験者にいまから聞かせる文はうそだと教えても、同じ結果になる。そう教えられても、考えに単純接触するだけで、あとで接触したときの信憑性が高まるのだ[22]。真実性錯覚効果は、同じ宗教的布告や政治スローガンに繰り返し接触することが、人々にとって潜在的に危険であることを浮き彫りにする。

単純な概念の組み合わせでも無意識の連想を引き起こし、やがてその組み合わせには、よく知っている真実があるという感覚が生まれる。私たちが見たことのある、商品を魅力的で陽気で性的魅力のある人と組み合わせた広告は、すべてこれが基礎になっている。さらに、ジョージ・W・ブッシュの宣伝チームが二〇〇〇年の対アル・ゴア・キャンペーン中に講じた手だての基礎も同じだ。二五〇万ドルが投じられたブッシュのテレビコマーシャルでは、RATS（ドブネズミ）という文字が「ゴアの処方薬計画」と同時に画面上にぱっと表示される。次の瞬間、それはBUREAUCRATS（官僚）の最後の部分であることがわかるのだが、CM制作者がねらっている効果は明らかだ――彼らはそれが記憶に残ることを期待していた。

虫の知らせ

あなたは一〇本の指すべてを一〇個のボタンの上にかまえていて、ボタンそれぞれが色のついた光に対応しているとしよう。課題は単純だ。光がともるたびに、対応するボタンをできるだけ速く押すこと。光の順番がランダムなら、反応時間はそれほど速くないのがふつうだが、光に隠れたパターンがあれば反応時間はそのうち速くなることを、研究者は発見する。これはあなたが順番を理解して、次にどの光がつくかをある程度予測できていることを示している。そのあと予期しない光がつくと、反応時間は再び遅くなる。驚いたことに、あなたが順番にまったく気づいていないときでも、反応は速くなる。この種の学習が起こるために、意識の関与はまったく必要ないのだ。(23) あなたが次に起こることを当てる能力は微々たるものにすぎないか、あるいはそんな力はまったくない。それでも、あなたには「虫の知らせ」があるのかもしれない。

このようなことが意識に上る場合もあるが、いつもではない――そして意識に上るとき、そのスピードはゆっくりだ。一九九七年、神経科学者のアントワーヌ・ベシャラのチームが、被験者の前に四組のトランプを置いて、一度に一枚のカードを選ぶように言った。一枚引くごとにお金をもらうか払うことになる。しばらくすると、被験者たちはトランプの各組に特徴があることに気づき始める。二組は「良い」、つまり被験者が得をし、ほかの二組は「悪い」、つまり被験者が損をするのだ。

被験者はどのトランプから引くかを考えているとき、何度か実験者にさえぎられ、意見を求められる。どの組がいいですか？　どれが悪いですか？　このようにして、被験者がどの組が良くてどの組が悪いと思うかを言えるようになるまでに、一般的に二五枚ほど引く必要があることを実験者は発見した。それほどおもしろい話ではないって？　そう、いまのところは。

実験者は被験者の自律神経系の活動（いわゆる「闘争か逃走か」）を示す皮膚伝導性も測定した。そしてここで驚くべきことに気づいた。自律神経系はトランプの統計を被験者の意識よりもかなり早く理解していたのだ。つまり、被験者が悪いトランプに手を伸ばすと、先行して活動が急増する――実質的な警告サインだ(24)。このサインの急増は、だいたい一三枚めのカードが引かれるまでに検出された。したがって、トランプからの期待できる利益に被験者の意識がアクセスできるようになるだいぶ前に、被験者の脳のどこかが気づいているのだ。そしてその情報は「虫の知らせ」のかたちで伝えられている。被験者は意識的に理由を言えないうちから、良いトランプを選び始める。ということは、有利な決断をするために、状況に関する意識的な知識は必要ないということだ。

さらに、人は虫の知らせを必要とすることが判明している。それがないと、あまり良い決定ができないのだ。アントニオ・ダマシオのチームが、意思決定をつかさどる前頭前野腹内側部と呼ばれる脳の前頭部に損傷を受けた患者を対象に、カード選択の課題を行なった。そしてこの患者たちは、先行する警告シグナルとなる電気的な皮膚反応を起こせないことを発見している。患者の脳はまったく統計に気づかず、忠告を発していなかったのだ。驚いたことに、どのトランプが悪いかに意識的に気づいたあとも、患者は相変わらず悪い選択をし続けた。つまり、有利な決定をするには虫の知らせが不可欠なのだ。

このことからダマシオは、体の物理的状態によって生じる感覚が、行動と意思決定を導くようになると提唱した。(25) 体の状態が世の中で起こる出来事の結末と結びつくようになるのだ。何か悪いことが起こると、脳は全身（心拍、腸収縮、筋肉の弱さなど）を利用してその感覚を記録し、その感覚が出来事と結びつく。次にその出来事について考えるとき、脳は基本的にシミュレーションを行ない、その出来事にまつわる体感覚をよみがえらせる。するとその感覚が次の意思決定を導いたり、少なくとも先入観を抱かせたりする働きをする。ある出来事から引き起こされる感覚が悪い場合、その感覚が活動を制止しようとする。感覚が良い場合は活動を促進する。

この観点で考えると、体の物理的状態が行動を誘導できる虫の知らせをもたらす。その虫の知らせのほうが偶然の予想よりも正確である場合が多い理由はおもに、無意識の脳が先に物事を理解し、意識は遅れをとることにある。

実際、意識のシステムが完全に壊れても、無意識のシステムにまったく影響がおよばない場合もある。相貌失認症と呼ばれる異常を抱える人は、知っている顔と知らない顔の区別がつかない。知っている人を認識するのに、髪の生えぎわ、歩き方、声などの手がかりに全面的に頼っている。この症状についてあれこれ考えた研究者のダニエル・トラネルとアントニオ・ダマシオは、うまい実験を思いついた。相貌失認症患者は意識的に顔を見わけることができなくても、知っている顔に対して測定可能な皮膚伝導反応を起こすのではないか？　まさにそのとおりだった。顔を見わけられないという相貌失認症患者の主張に偽りはなくても、脳のどこかは知っている顔と知らない顔を区別できる（そして実際に区別する）。

無意識の脳からはっきりした答えを引き出せるとはかぎらないなら、どうすればその知識にアクセスできるだろう？　単に自分の直感が何を告げるか探ればいい場合もある。だから、今度友だちが二つの意見のどちらを取るか決められないと嘆いていたら、問題を解決するいちばん簡単な方法を教えてあげよう。コインを投げるのだ。まずどちらの意見が表でどちらが裏かを指定してから、コインを投げ上げる。重要なのは、コインが落ちたあとの直感を評価することだ。どうするべきかをコインに「教えられて」、なんとなく安心感を覚えたのなら、それが彼女にとって正しい選択だ。そうではなく、コイン投げで決断を下すのはばかばかしいと思ったのなら、それで彼女はもう一つの選択肢を選ぶことになる。

ここまで私たちは、意識の水面下に存在する広大かつ精緻な知識を見てきた。読字から車線変更まで、脳が事をどうやって行なうかについての細かいところに、あなたはアクセスできないことを見てきた。では、あらゆるノウハウにおいて、意識がなんらかの役割を果たしているとしたら、どんな役割なのか？　実はその役割は大きい――なぜなら、無意識の脳の奥深くに蓄えられている知識の多くは、意識的な計画というかたちで始まるからだ。これからそのことについて見ていこう。

ウィンブルドンで勝ったロボット

あなたはテニスの世界選手権で勝ち上がり、今、芝のコートで世界一有能なテニスロボットと対面しているとしよう。このロボットは信じられないくらい小型のコンポーネントと自己修復パーツでできているうえ、最適エネルギー原理で動いているので、三〇〇グラムの炭化水素を消費するだけで、シロイワヤギのようにコート中を跳ねまわることができる。手ごわい相手に思えるでしょう？　ウィンブルドンにようこそ――あなたは人間を相手にゲームをしているのだ。

ウィンブルドンの対戦相手は、テニスがおそろしく上手な迅速かつ効率的なマシンだ。時速一四五キロで動くボールを追いかけ、ものすごい速さでボールに向かって移動し、その軌道を横切るように小さな面を向ける。プロテニス選手はどれもほとんど無意識にやっている。ページの文字を読んだり、車線を変更したりするのとまったく同じように、無意識のメカニズムに全面的に頼っている。実質的にはロボットなのだ。実際、一九七六年のウィンブルドン決勝戦で負けたイリー・ナスターセは、対戦相手のビヨン・ボルグのことを「宇宙から来たロボットだ」と仏頂面で言っている。

しかしこのロボットは意識によって訓練されている。意欲的なテニス選手はロボットの製作法について何も知る必要はない（それは進化が担当した）。むしろ難しいのは、ロボットをプログラムすることだ。この場合、けば立った黄色いボールを低いネット越しに迅速かつ正確に打ち込むことに、柔軟な計算資源を割り振るようメカニズムをプログラムするのが難しい。

そしてそこにこそ意識が果たす役割がある。脳の意識的な部分は、神経メカニズムのほかの部分を訓練し、目標を確立して資源を割り当てる。「スイングするときラケットをもっと低く握って」とコーチに言われ、若い選手はそれを自分に言い聞かせる。何千回も繰り返しスイングを練習するが、毎回、ボールを相手コートの四分の一に直接たたき込むことを最終目標としている。何度もサーブをするうちに、ロボットシステムは無数のシナプスがつながったネットワーク全体を少しずつ調整する。コーチから与えられるフィードバックを、彼女は意識して聞いて理解する必要がある。指示（「ひじを伸ばして。足を踏み出して」）をたえずロボットの訓練に組み込み、最終的に動きが深くしみついてアクセスできなくなる。

意識は長期計画を立案する会社のＣＥＯであり、日常的な業務のほとんどは脳のアクセスできない部分がすべてこなしている。巨大な優良企業を引き継いだＣＥＯについて考えよう。彼には影響力があるが、自分が着任するずっと前からすでに展開し続けている状況に飛び込むわけだ。彼の仕事は、会社の技術が下支えできる範囲内の方針で、会社のビジョンを定め、長期計画を立てることである。これこそ意識がやることだ。意識は目標を設定し、それを達成する方法をシステムのほかの部分が学ぶ。

あなたはプロテニス選手ではないかもしれないが、自転車の乗り方を覚えたことがあるなら、このプロセスを経験している。初めて乗るときは、ふらつき、倒れ、必死で理解しようとする。そこには意識が深くかかわっている。やがて、大人がそばで自転車を誘導してくれたあと、自分だけで乗ることができるようになる。しばらくすると、その技術は反射運動のようになる。機械的なものになるのだ。母語を読んだり話したり、靴ひもを結んだり、父親の歩き方を見わけたりするのと同じようになる。細かいところは意識されなくなり、アクセス不可能になる。

とりわけ印象的な脳の——そしてとくにヒトの脳の——特徴は、遭遇する課題をほぼんなものでも学ぶ柔軟性だ。実習生がヒヨコ雌雄鑑別の課題で指導者に好印象を与えたいと思えば、彼の脳は大量の資源をオスとメスの区別に注ぎ込む。失業中の飛行機愛好家が国のヒーローになるチャンスを与えられると、彼の脳は敵機を味方の飛行機と区別することを覚える。この学習する柔軟性が、人間の知性と考えられているものの大部分を占めている。知性があると言える動物はたくさんいるが、人間とそのような動物とのちがいは、柔軟な知性をもっていて、目の前の課題に合うように神経回路を適応させるところである。だからこそ私たちは地球上のあらゆる地域で集落をつくり、生まれた場所の言語を学び、バイオリンを弾いたり、高跳びをしたり、スペースシャトルのコックピットで操縦したり、さまざまなスキルを身につけることができるのだ。

迅速かつ効率的な脳のマントラ――課題を回路に焼きつけろ

脳は解決すべき課題を見つけると、その課題をいちばん効率的になし遂げられるまで、自身の回路の配線をやり直す。[26] 課題がメカニズムに焼きつけられるのだ。この巧妙な戦略によって、生き残るために最も重要な二つのことを実現できる。

第一はスピードだ。自動化によって迅速な意思決定ができる。動きの遅い意識のシステムを列の後ろに押しやらないと、迅速なプログラムは仕事ができない。テニスボールに近づきながら、ラケットを前に出すべきか、それとも後ろに振るべきか？　時速一四五キロで飛ぶ物体を前にして、さまざまな選択肢を認識しながらゆっくり考えたくはない。プロのアスリートは迅速かつスムーズに判断を下しているので、彼らにはコートが「スローモーション」で見えると考えるのは、よくある誤解だ。ほかならぬ自動化のおかげで、アスリートは関連する出来事を予想し、何をするべきかうまく判断することができるのだ。新しいスポーツに初めてチャレンジするときのことを考えてほしい。経験豊富な選手が初歩的な動きしかできないあなたを負かすのは、あなたが大量の新しい情報――脚と腕とジャンプする体――に四苦八苦しているからだ。経験を積むうちに、どういうひねりやフェイントが重要かを学ぶ。時間がたって自動化されると、判断と行動の両方をスピーディにできるようになる。

課題を回路に焼きつける第二の理由は、エネルギー効率である。メカニズムを最適化することによって、脳は問題解決に必要とされるエネルギーを最小限に抑える。[27]私たちはバッテリーで動く移動性の生きものなので、エネルギーの節約は非常に重要なのだ。神経科学者のリード・モンタギューは著書『あなたの脳は〔ほぼ〕完璧』*Your Brain Is (Almost) Perfect* のなかで、チェスのチャンピオン、ガルリ・カスパロフのエネルギー消費量が約二〇ワットなのに対して、対戦相手のコンピューター、ディープ・ブルーの消費量は何千ワットであることに言及し、驚異的な脳のエネルギー効率を強調している。モンタギューの指摘によると、カスパロフは正常な体温でゲームをしたが、ディープ・ブルーはさわれないほど熱くなり、放熱させるために大量の扇風機が必要だったという。人間の脳の運転効率は最高なのだ。

カスパロフの脳がそれほど小さい動力しか必要としないのは、カスパロフが生涯をかけてチェスの戦略を効率的な機械的アルゴリズムに焼きつけてきたからだ。少年時代にチェスを始めたときには、次に何をするべきかについて認識による戦略をゆっくり考えなくてはならなかった——が、考えすぎて後悔するテニス選手のように、とても非効率的だった。上達するにつれ、カスパロフはゲーム展開の道筋をゆっくり意識して考える必要がなくなった。意識の干渉があまりなくても、チェス盤をすばやく効率的に読みとれる。

人がテトリスのやり方を学んでいるときの脳画像を使った、効率についての研究がある。被験者の脳は非常に活発で、神経ネットワークがゲームの基本構造と戦略を模索しているあいだは大量のエネルギーを燃焼していた。一週間ほどたって被験者がゲームに熟達すると、ゲームをしているときに脳はほとんどエネルギーを使っていなかった。脳は前より静かなのにプレーヤーが上手になったのではなく、脳が前より静かだからプレーヤーは上手になったのだ。プレーヤーのなかでテトリスの技術がシステム回路に焼きつけられたおかげで、ゲームに対応する専門の効率的なプログラムが走るようになったわけである。

こんなたとえを考えてみよう。戦争をしていた社会が突然、するべき戦いがもうないことに気づいた。兵士たちは農業に転向することにした。最初、彼らは戦闘用の剣で種を植える小さな穴を掘る——できないことはないが、非常に効率の悪いやり方だ。しばらくすると、剣を捨てて鋤《すき》を取る。課題の要求に合うように道具を最適化するわけだ。目の前の課題に取り組むために装備を変更するのは、まさに脳と同じである。

回路に課題を焼きつけるこのやり方は、脳の働き方の基本である。脳は自分のマシンの回路基板を変更して、与えられた任務に合うように自らを修正する。そのおかげで、ぎごちなくしか遂行できなかった難しい課題も、迅速かつ効率的になし遂げられる。脳の論理では、「仕事に合う道具がないのならつくれ」が正しい。

これまでに私たちは、意識はたいてい課題遂行の邪魔をする傾向があるが（ドブのなかのかわいそうなムカデを思い出してほしい）、目標を設定してロボットを訓練するときに役立つこともあることを学んだ。おそらく進化的淘汰が意識のアクセス権をちょうどよく調整したのだろう。少なすぎると会社は方向性を失うし、多すぎるとシステムによる問題解決が緩慢で鈍重でエネルギー効率の悪いやり方になり、行き詰まってしまう。

アスリートがミスをすると、コーチはたいてい叫ぶ。「よく考えろ！」。皮肉なことに、プロのアスリートの目標は考えないことだ。目指すべきは、熱戦中に適切な作戦行動を意識の干渉なしに自動的に繰り出せるよう、何千時間という訓練を行なうことだ。スキルを選手の回路のなかに押し込む必要がある。アスリートが「自分の世界に入る」とき、十分に訓練された無意識のメカニズムが迅速かつ効率的に事を取りしきる。フリースローラインに立っているバスケットボール選手のことを想像してほしい。観衆が彼の気持ちを乱そうと大声で叫び、足を踏みならす。もし彼が意識的なメカニズムで動いていたら、きっとミスをする。過剰なほど訓練を積んだロボットのメカニズムに頼らなければ、ボールをゴールに入れることは期待できない[28]。

本章で得た知識を活用すれば、あなたはつねにテニスで勝つことができる。負けているときは、対戦相手になぜそんなに上手にサーブを打てるのか訊けばいい。自分のサーブの仕組みについてじっくり考え、説明しようとすると、彼女は完全に沈んでしまうだろう。

自動化されることが多ければ多いほど、意識のアクセス権が少なくなることはわかった。しかしこれはほんの序の口だ。次の章で、情報がもっと深く埋もれる場合があることについて見ていこう。

第4章　考えられる考えの種類

「バラの木がバラを咲かせ、リンゴの木がリンゴを実らせるように、人は考えを生む植物である」

——アントワーヌ・ファーブル・ドリヴェ『哲学的人類史』

ちょっと時間を割いて、あなたが知っているいちばん美しい人のことを考えてほしい。その人をじっと見つめて、その魅力に夢中にならないのは不可能に思える。しかしすべては、目に接続されている進化プログラム次第だ。もしカエルの目なら、その人が一日中——裸で——前に立っていても、まったく惹きつけられることはなく、ちょっとうさんくさく思うのが関の山だろう。そして興味がないのはお互いさまというもの。人間は人間に惹かれ、カエルはカエルに惹かれる。

欲望ほど自然に思えるものはないが、まず知っておくべきなのは、私たちには人類固有の欲望だけが配線されていることだ。このことから、単純だがきわめて重要なポイントが浮き彫りになる。すなわち、脳の回路は自分が生き残るために適した行動を起こすように設計されている。私たちにとってリンゴと卵とジャガイモがおいしいのは、その分子の形が本質的に素晴らしいからではなく、そこに糖とタンパク質が理想的に凝縮しているからにほかならない。つまり、あなたが自分のなかに蓄えられるエネルギーのお金なのだ。これらの食物が有益だからこそ、私たちはそれをおいしいと感じるようにできている。糞便物質には有害な病原菌が含まれているから、私たちにはそれを食べることへの嫌悪感が生まれつき備わっている。コアラの赤ちゃんは自分の消化系に適したバクテリアを摂取するために母親の糞便を食べる。そのバクテリアは、赤ちゃんコアラが本来有毒なユーカリの葉を食べて生きるために必要なのだ。想像するに、赤ちゃんコアラにとっての母親の糞便は、あなたにとってのリンゴと同じくらいおいしいのだろう。本質的においしいものや不快なものはない――ニーズによって決まる。おいしさは有用かどうかの指標にすぎない。

魅力やおいしさに関するこの発想をすでによく知っている人は多いが、この進化による形成がどれだけ深く浸透しているかを正しく理解するのは難しい。あなたはカエルより人間に惹かれ、糞便よりリンゴを好むだけではない――生まれつき備わっている思考による誘導という同じ原則が、論理、経済、倫理、感情、美、社会的交流、愛情、その他さまざまな心の状態について、あなたが奥深くに抱いている信念すべてに当てはまるのだ。進化の目指すものが私たちの思考を導き、組み立てている。しばらくこのことを掘り下げてみよう。つまり、私たちが考えられる種類の考えと、まったく考えられない部類の考えがあるということだ。あなたが自分に欠けていることを知りもしなかった考えから始めよう。

環世界――薄片上の生活

「素晴らしい宿だが
客は限られている」

――エミリー・ディキンソン

一六七〇年、ブレーズ・パスカルは「人間は自分が立ち現われた無も、自分がのみ込まれる無限も、等しく見ることができない」と、畏怖の念を抱きつつ述べている。[1] 私たちが、自らを構成している原子の想像もつかないほど小さいスケールと、銀河の無限に大きいスケールのあいだの薄い切片の上で生きていることを、パスカルは認識していた。

しかしパスカルは肝心なことをわかっていなかった。原子と銀河は忘れよう――私たちは自分の空間スケールで起こる活動さえもほとんど見ることができないのだから。いわゆる可視光を考えてみよう。私たちの目の後ろには、物体に反射する電磁放射をとらえるのに最適な特化した受容体がある。この受容体が放射をつかまえると、いっせいに脳に信号を送る。しかし私たちが知覚するのは電磁スペクトル全体ではなく、その一部にすぎない。私たちに見える光スペクトルは全体の一〇〇〇〇億分の一にも満たない。スペクトルの残り――テレビ放送、無線信号、マイクロ波、X線、ガンマ線、携帯電話の会話などを伝送している部分――は、気づかないうちに私たちを通り抜けていく(2)。CNNのニュースがいま現在あなたの体内を通過しているのに、あなたにはそれがまったく見えない。なぜなら、あなたにはスペクトルのその部分に特化した受容体がないからだ。一方、ミツバチの現実には紫外線波長で伝わる情報が含まれているし、ガラガラヘビの世界観には赤外線が含まれている。病院の機械にはX線帯域が見えるし、車のダッシュボードに組み込まれている機械には無線周波数帯域が見える。しかしあなたにはどれも感じとれない。同じ「もの」――電磁放射――なのに、あなたは適切なセンサーを備えていない。あなたがどんなに一生懸命努力しても、ほかの帯域の信号を拾うことはないのだ。

あなたが経験できることは、あなたの生体内プロセスによってきっぱり区切られている。これは常識的見解、つまり私たちの目や耳や指は外に実在する物理的世界をそのまま受けとめているのだという考えとは異なる。私たちに見えないものが見える機械が出現して科学が進歩するにつれ、私たちの脳は周囲の物理的世界のほんの一部をサンプリングしているにすぎないことが明らかになった。一九〇九年、バルト・ドイツ人の生物学者ヤーコプ・フォン・ユクスキュルが、同じ生態系に住んでいても、環境から拾う信号は動物によってちがうことに気づき始めた。(3) 何も見えず、何も聞こえないダニの世界では、重要な信号は温度と酪酸臭だ。ブラック・ゴースト・ナイフフィッシュにとっては電場であり、反響定位を行なうコウモリにとっては空気圧縮波である。そこでフォン・ユクスキュルは新しい概念を導入した。あなたが見ることのできる部分は「ウムヴェルト」(環境、または「環世界」)、もっと大きい現実は(もしそのようなものがあるのなら)「ウムゲーブング」と呼ばれる。

生物はそれぞれ独自の環世界をもっていて、おそらくそれが「外に」実在する現実のすべてだと思い込んでいる。自分が感知できるもののほかにもっと何かあると、どうしてわざわざ考える必要があるだろう? 映画『トゥルーマン・ショー』では、タイトルにもなっているトゥルーマンが、大胆不敵なテレビ番組のプロデューサーによって何もかもが(たいていこっそり)つくられた世界のなかで暮らしている。途中、インタビュアーがプロデューサーに尋ねる。「なぜ、トゥルーマンが自分の世界の本質に気づきそうになったことはないと思うのですか?」。プロデューサーは答える。「私たちは示された世界の現実を受け入れるんですよ」。まさにそのとおりだ。私たちは環世界を受け入れ、そこで止まる。

自問してみよう。生まれたときから目が見えなかったらどうだろう？　ちょっとそのことを真剣に考えて。もしも、「暗闇のようなものだろう」とか「視界があるべき場所に暗い穴があいている感じ」と推測するなら、あなたはまちがっている。なぜかを理解するために、自分がブラッドハウンドのような嗅覚の鋭いイヌだと想像してほしい。あなたの長い鼻には二億個のにおい受容体がある。外では湿った鼻孔が、におい分子を引き寄せてとらえる。あなたがくんくん嗅ぐと、各鼻孔の隅にあるスリットが広がって、もっとたくさん空気が流れるようになる。さらにはだらりと垂れた耳が地面を引きずって、におい分子を舞い上がらせる。あなたの世界はすべて嗅覚で決まる。ある日の午後、主人のあとをついていたあなたは、天の啓示を受けてその場で立ち止まってしまう。人間のような哀れで貧弱な鼻をもつのはどんなふうなのだろう？　空気をほんの少し鼻に入れて、ヒトはいったい何を感知できるのだろう？　暗闇なのだろうか？　においがあるべき場所ににおいの穴があいているのか？

あなたは人間なので、答えが「いいえ」であることを知っている。においがないところに、穴や暗闇や欠落感はない。あなたは示されているとおりの現実を受け入れる。あなたにはブラッドハウンドの嗅覚力はないので、物事にちがいがありうるとは思いもしない。色覚異常の人についても同じことが言える。自分には見えない色合いがほかの人には見えることを知るまで、そんな考えは浮かびもしないのだ。

色覚異常でない人にとって、自分が色覚異常であるところを想像するのは難しいかもしれない。しかし前の章で学んだことを思い出してほしい。あなたよりたくさんの色が見える人もいるのだ。ごく一部の女性は三種類だけでなく四種類の色光受容体をもっている――そしてその結果、人類の大半が区別していない色を見わけることができる(4)。あなたがその少数の女性グループに入っていないなら、自分で気づいていなかった自分の弱さについて知ったわけだ。自分を色覚異常だとは思っていなかったかもしれないが、色合いに非常に敏感な女性たちに言わせれば、あなたも色覚異常だということになる。しかしそれであなたの生活が破綻するわけではなく、世界がそんな妙な具合に見える人がいるのはどうしてだろうと疑問に思うだけである。

生まれつき目が見えない人にも同じことが言える。彼らは何も失っていない。視界がなくなっている場所に暗闇を見ているのではない。視界はそもそも彼らの現実のパーツにはないのだ。ブラッドハウンド犬が感じる余分なにおいや、四種類の色受容体をもつ女性が感じる余分な色を、あなたが感じないのと同じにすぎない。

人間の環世界とダニやブラッドハウンドのそれとは大きく異なるが、人間どうしでもかなりのばらつきがありえる。深夜に日常的な思考から逸脱しているとき、たいていの人は友だちにこんなことを訊く。僕が赤だと思っているものと、きみが赤だと思っているものが同じだと、どうしてわかるんだい？　これはいい質問だ。なぜなら、外界のある特性を「赤」と呼ぶことで私たちが合意しているかぎり、あなたの経験する色見本が私の主観では明るい黄色と知覚されるものでも問題ない。私がそれを赤と呼び、あなたがそれを赤と呼んでいれば、私たちはポーカーの持ち札をきちんと交換することができる。

しかし問題は実はもっと深いところにある。私が視界と呼ぶものと、あなたが視界と呼ぶものはちがうかもしれない――私の視界はあなたの視界と比べると逆さまかもしれないが、私たちにはわからないのだ。何を物と呼ぶか、どうやってそれを指さすか、外界のどこに進むか、私たちが合意しているかぎり問題はない。

この種の疑問はかつて哲学的思索の領域だったが、今では科学実験の領域に入ってきている。結局、脳の機能には人によって微妙な差があり、それが世界の感じ方のちがいに直結する場合もある。そして各個人は自分の感じ方こそが現実だと信じている。これがどういうことかつかむために、火曜日が深紅で、味に形があり、交響曲がちらつく緑色をしている世界を想像してほしい。ほかの点では正常な人の一〇〇人に一人が、共感覚と呼ばれる知覚現象のせいで、このように世界を経験しているのだ[5]。共感覚者の場合、一つの感覚刺激が変則的な感覚経験を引き起こす。色が聞こえたり、形に味があったり、感覚の融合を系統的に経験する。たとえば、声や音楽が聞こえるだけでなく、見えたり、味がしたり、感触があったりする。共感覚は異なる知覚の融合である。紙やすりの感触がFの形を呼び起こしたり、チキンの味で指先に針の先端を感じたり、交響曲によって青と金色を経験する場合もある。共感覚者はその効果に慣れっこになっているので、ほかの人にはそのような経験がないと知って驚く。この共感覚経験は病理学的な意味ではまったく異常ではなく、統計学的な意味で珍しいだけである。

共感覚にはさまざまな種類があり、一つのタイプの共感覚がある人には、第二、第三のタイプもある可能性が高い。曜日に色を感じるのが最も一般的な共感覚の兆候で、次が色のついた文字と数字だ。ほかによくある共感覚としては、言葉に味がする、色が聞こえる、数直線が三次元の形として知覚される、文字や数字に性別や性格が感じられる、などが挙げられる。(6)

共感覚の知覚は不随意で、反射的で、時間がたっても変わらない。一般的に知覚は基本的なもの、つまり感じられのは単純な色、形、触感などで、絵のようなものや具体的なものではない（たとえば、共感覚者は「この音楽はレストランのテーブルの上の花びんに感じられる」とは言わない）。

なぜ、世界がこのように見える人がいるのだろう？　共感覚は脳内のさまざまな感覚野どうしの混信が増えた結果である。脳の地図上の隣国どうしが侵入しやすい国境で接しているようなものだと考えられる。そしてこの混信は、先祖代々受け継がれてきたちょっとした遺伝子の変化から生まれている。そう考えると、脳の配線のごく小さな変化がちがう現実をもたらす可能性があるわけだ。(7) 共感覚の存在自体が、脳の種類――そして心の種類――は一つではないことを立証している。

例として、特定のタイプの共感覚を取り上げたい。たいていの人にとって、二月や水曜日はとくに空間のどこかにあるというものではない。しかし共感覚者のなかには、数や時間単位など配列や順序と関係する概念について、自分の体に対する正確な位置を経験する人がいる。数字の三二がある場所、一二月が浮かんでいる場所、一九六六年が横たわっている場所を指し示すことができるのだ。(8) そのような具体的な三次元配置は俗にナンバーフォームと呼ばれるが、厳密にはその現象は空間数列共感覚と呼ばれる。(9) 最も一般的なタイプの空間数列共感覚は、曜日、月、整数、あるいは一〇年単位の年代などに起こる。このような一般的なタイプに加えて、靴や服のサイズ、野球の統計データ、歴史的時代、給料、テレビのチャンネル、温度などが空間に配置されるケースにも、研究者は遭遇している。一つの数列にだけフォームを感じる人もいれば、一ダース以上の数列にフォームを感じる人もいる。すべての共感覚者と同様に彼らも、みんなが自分と同じように数列を視覚化するわけではないことに驚きを表わす。共感覚者でない人にとっては意外なことだが、共感覚者には、人が時間を視覚化せずにどうやって対処するのか理解できない。彼らの現実があなたにとって妙なのと同じくらい、あなたの現実は彼らにとって妙なのだ。あなたと同じように、彼らも自分に示されている現実を受け入れている。(10)

共感覚者でない人たちはたいてい、余分な色や感触や空間配置を感じるのは、なんとなく知覚的に重荷ではないかと想像する。「余計なものすべてに対応しなくてはならないので、気が狂いそうにならないのだろうか?」と訊く人もいる。しかしその状況は、色覚異常の人が正常な視覚をもつ人に言うことと変わらない。「かわいそうに。どこを見てもつねに色が見えるんですね。何もかもが色つきで見えていたら、気が狂いそうになりませんか?」。答え――色で私たちは気が狂いそうにはならない。なぜなら、色つきで見えることは大部分の人にとって自然であり、私たちが現実として受け入れているものを構成しているからだ。それと同じで、共感覚者は余分な次元で気が狂いそうにはならない。ほかの現実を知らないのだ。たいていの共感覚者は、他人が見ている世界は自分が見ている世界とちがうとは知らずに、ずっと生きている。

このように実にさまざまな共感覚があることを知ると、個人個人が主観的にどう世界を見ているかに驚くほどちがいがあることが浮き彫りになり、何を知覚するか、何を知覚できるかを、それぞれの脳が独自に決定していることを再認識させられる。この事実から、私たちはここで最も重要なポイントをあらためて思い知らされる――すなわち、現実とは一般に考えられているより、はるかに主観的なものなのだ。(11) 現実は脳によって受動的に記録されるのではなく、脳によって能動的に構築される。

世界に対する知覚から類推するに、あなたの知的生活は一定の領域内に築かれていて、ほかの領域には立ち入ることができない。あなたに考えられない考えがあるのだ。あなたは宇宙にある一〇の二一乗個の星を把握できないし、五次元の立方体を描けないし、カエルに魅力を感じられない。これらの例が当たり前に思える（「当然そんなことはできない！」）なら、私たちは赤外線を見ることも、電波をとらえることも、あるいはダニのように酪酸を感知することもできないという、知覚の話と同じように考えてほしい。あなたの「思考のウムヴェルト」は「思考のウムゲーブング」のほんの一部なのだ。この領域を探ってみよう。

脳という湿った《ウエット》コンピューターの機能は、周囲の状況に適した行動を生み出すことだ。進化は入念にあなたの目、内臓、生殖器などを形づくってきた――そしてあなたの思考や信念の特性も。私たちは細菌に対抗する特異的な免疫防御を進化させただけではない。人類の進化史の九九パーセントにわたって、狩猟採集民だった祖先が直面した特殊な問題を解決するための神経機構も発達させてきた。「進化心理学」の分野は、なぜ私たちはこういう考え方をして、ああいう考え方をしないのか、その理由を探る。神経科学者は脳をつくり上げている要素や部分を研究するが、進化心理学者は社会的問題を解決するソフトウエアを研究する。この観点からすると、脳の物理的構造は一連のプログラムを統合しているのであり、プログラムは過去に特定の問題を解決したからそこにあるのだ。その結果にもとづいて、種は新たに設計特性を加えたり捨て去ったりする。

チャールズ・ダーウィンはこの分野について、『種の起源』の結びで予言している。「遠い将来、もっとはるかに重要な研究を行なう進歩的な分野が生まれるだろう。心理学の基礎は、必要な精神力と知能を徐々に獲得する新しい基盤になる」。言い換えれば、私たちの心理は目や親指や腕と同じように進化するのだ。

赤ん坊について考えよう。生まれたばかりの赤ん坊は白紙の状態ではない。むしろ、問題解決のための道具をたくさん受け継いでいて、さまざまな問題に遭遇するときは解決策がすでに手元にある。[12] この考えはまずダーウィンによって（やはり『種の起源』のなかで）まとめられ、のちにウィリアム・ジェームズによって『心理学の根本問題』で推し進められた。そのあと二〇世紀にはほぼ無視されていた。しかしこの概念は正しいことが判明している。赤ん坊は無力だが、ひょいと世の中に放り込まれるときには、物体、物理的因果、数、生物界、人の考えや動機、そして社会的交流について、推理することに特化した神経プログラムを備えている。たとえば、新生児の脳は顔を期待する。生後一〇分もたたないうちに、赤ん坊は顔に似たパターンのほうを向くが、同じパターンがごちゃまぜになっているバージョンのほうは向かない。[13] 生後二ヵ月半までに、赤ん坊は固体が別の物体を通り抜けたように見えた場合や、衝立の後ろから手品のように物体が消えたように見えた場合、驚きを表現する。赤ん坊は、動く物と動かない物でちがう扱い方を示し、動くおもちゃには自分には見えない内部の状態（意図）があると推測している。赤ん坊は大人の意図についても推測する。大人が何かのやり方を実演しようとすると、赤ん坊はそのまねをする。ところが大人が実演でへまをしたように見えたら（「うわっ」と言って中断するとかして）、赤ん坊は見たことをまねしようとせず、大人がやるつもりだったと思うことをまねする。[14] つまり、検査を受けられるくらい大きくなった赤ん坊は、すでに世界の仕組みについて憶測を立てているのだ。

このように、子どもは周囲にあるものにならう——親、ペット、テレビをまねる——ことで学習するが、白紙の状態ではない。赤ん坊のまだ言葉にならない発声を例にとろう。耳の聞こえない子どもは聞こえる子どもと同じように声を発するし、子どもたちは国によってまったく異なる言語に接触しているにもかかわらず、同じような音を発する。したがって、最初の発声は人間にあらかじめプログラムされている形質として受け継がれているのだ。

あらかじめプログラムされるもののもう一つの例として、いわゆる読心術が挙げられる——他人の視線の方向と動きを利用して、その人が望んでいること、知っていること、信じていることを推測する一連のメカニズムである。たとえば、もし誰かが急にあなたの左肩の向こうを見たら、あなたはすぐに自分の背後で何か興味深いことが起こっていると思うだろう。視線を読むシステムは幼少期の早い段階で完全に整う。自閉症のような疾患があると、このシステムが十分に機能しないおそれがある。その一方で、ほかのシステムが損傷を受けていても、このシステムは免れる場合もある。ウィリアムズ症候群と呼ばれる障害がその一例で、視線の読み取りはできるのに、ほかの意味での社会的認知が概して不十分である。

脳が白紙状態なら、いきなりさまざまな可能性の直撃を受けるが、あらかじめソフトウェアが組み込まれているおかげで、それをうまくくぐり抜ける。白紙の状態で始まるシステムは、赤ん坊が受け取る乏しいインプットだけでは、世の中の複雑なルールすべてを学ぶことができない(15)。すべてを試す必要があるので、失敗するだろう。私たちにはそれがわかっている。なぜなら、長年にわたって、人工神経回路網に知識なしの状態から世の中のルールを覚えさせようとして失敗してきたからだ。

あらかじめ組み込まれているプログラムは、社会的交換――人間どうしの交流方法――に深くかかわっている。社会的交流は大昔から人類にとってきわめて重要なことなので、結果として、社会的プログラムが神経回路の奥深くに入り込んでいる。心理学者のレダ・コスミデスとジョン・トゥービーが言うように、「心拍が万国共通なのは、それを生み出す器官がどこでも同じだからである。社会的交換の普遍性も、ごく簡潔に説明するとそうなる」。つまり、心臓と同じように、脳も社会的行動を示すために特定の文化を必要としない――そのプログラムはハードウェアと一緒にあらかじめバンドルされているのだ。

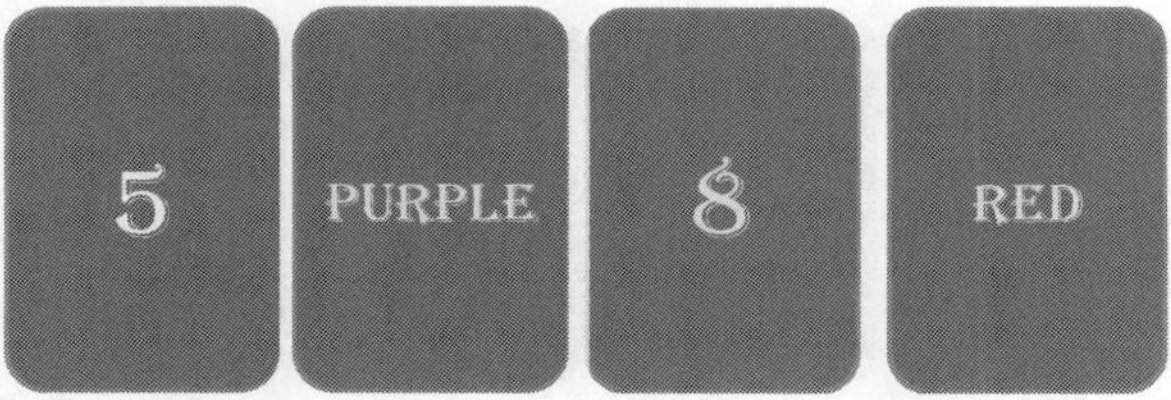

具体的な例を見てみよう。進化の目的に合っていない計算問題はあなたの脳にはなかなか解けないが、社会的な問題にかかわる計算は楽にできる。たとえば、私があなたに上の四枚のカードを見せて、こう言うとしよう。カードの表に偶数が書かれていたら、裏には原色の名前が書かれている。私が本当のことを言っているかどうかを確かめるために、あなたはどの二枚のカードをひっくり返す必要があるだろう？

この問題に悩んだとしても心配しないで。難しい問題だ。答えは、8のカードと紫のカードをひっくり返せばいい。5のカードをひっくり返して裏が赤だとわかっても、私は偶数カードのことしか言っていないので、ルールの真実については何もわからない。同様に、赤のカードをひっくり返して裏側が奇数だったとしても、私は奇数カードの裏に何が書かれているかを特定していないので、私があなたに教えた論理ルールに関しては何の意味もない。

もしあなたの脳が条件つき論理のルール向けに配線されていれば、この課題を難なくこなすだろう。しかし正しくできる人は四分の一未満で、論理について正式な教育を受けていても同じである。[16] この

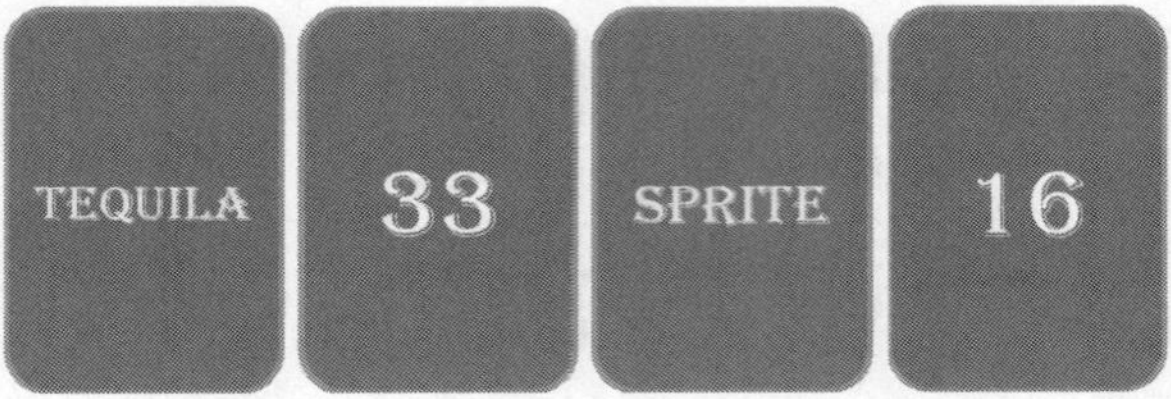

問題が難しいという事実は、私たちの脳がこの種の一般的な論理問題向けに配線されていないことを示している。なぜかと言うと、おそらく私たち人類はこの種の論理パズルを見破れなくても、かなりうまくやってこられたからだろう。

　しかしこの話には意外な展開がある。まったく同じ論理問題が、私たちの配線で理解できるように示されると――つまり、社会的な人間の脳が関心をもつ語彙で表現されれば――楽に解決されるのだ。[17] 新しいルールはこうだとしよう。一八歳未満の人はアルコールを飲めない。上に示されているカードそれぞれには、片面に年齢、反対の面にその人が手にしている飲み物が書いてある。

　ルールが破られているかどうかを確かめるために、どのカードをひっくり返す必要があるだろう？　この場合、たいていの人は正しく答える（16とテキーラのカードだ）。二つのパズルは形式的には同じであることに注目してほしい。では、なぜあなたは最初のパズルは難しいと思い、二番めのパズルのほうが簡単だと思ったのだろう？　コスミデスとトゥービーの主張によると、二番めのパズルで成績が上昇するのは、神経が特化されていることを示している。脳は社会的交流に関心があるので、それに専念する特別なプログラムを構築しているのだ――すなわち、資格と義務の問題に対処する基本機能を。言い換えると、あなたの心理はうそつき探しのような社会的問題を解決するように進化しているのであって、一般的に賢く論理的になるように進化してはいない。

進化する脳のマントラ――本当に優れたプログラムはDNAにまで焼きつけろ

「一般的に、私たちは心がいちばん得意なことをいちばん認識していない」
――マーヴィン・ミンスキー『心の社会』

本能とは複雑な先天的行動であり、学ぶ必要がないものだ。程度の差はあれ、経験とは関係なく現われる。馬の誕生について考えよう。馬は母親の子宮から産み落とされ、細いおぼつかない脚で立ち、しばらくあたりをよろよろと歩き、そしてついには歩いたり走ったりし始めて、数分から数時間のうちに群れのあとを追うようになる。子馬は人間の赤ん坊のように何年も試行錯誤を重ねて脚の使い方を学ぶのではない。その代わり、複雑な運動行為が生まれながらに備わっている。

脳に標準装備されている特化した神経回路のおかげで、カエルはほかのカエルへの欲望に狂い、人間にとって性的魅力を駆使するのがどういうことか想像できない——逆もまたしかりだ。進化圧によって形成された本能のプログラムが、私たちの行動をスムーズに推進し、私たちの認知をしっかり舵取りしている。

本能は昔から論理的思考や学習の対極と考えられている。あなたが大部分の人と同類であるなら、イヌはおもに本能で動いているが、人間は本能とはちがうもの、理性のようなもので動いているようだと考えているだろう。一九世紀の偉大な心理学者ウィリアム・ジェームズは、この説に初めて疑いを抱いた人物である。しかも単に疑っただけではない。まったくのまちがいと考えたのだ。人間の行動がほかの動物よりも柔軟に合理的なのは、人間のほうが動物よりももっている本能が多いからであって、少ないからではない。本能は道具箱のなかの道具であり、多ければ多いほどあなたは柔軟になれる。

私たちがえてしてこのような本能の存在に気づかないのは、それが非常にうまく機能していて、苦もなく自動的に情報を処理しているからだ。ヒヨコ雌雄鑑別師や対空監視員の無意識のソフトウェアと同じように、プログラムは回路の奥深くに焼きつけられているので、私たちにはアクセスできなくなっている。これらの本能がまとまって、人間性と考えられているものを形成している。[18]

本能が自動化された行動(タイプを打つ、自転車に乗る、テニスボールをサーブする)とちがうところは、生まれてから学ぶ必要がなかったことだ。私たちはそれを受け継いでいる。生得的行動に表われる知識は非常に有用なので、DNAの小さな暗号言語にコード化されている。これは何百万年にもわたる自然淘汰によってなし遂げられたことである。つまり、生き残りと生殖に有利な本能をもつ者たちが増える傾向にあった。

ここで重要なのは、特化して最適化された本能の回路は、スピードとエネルギー効率のメリットすべてをもたらすが、その代償として意識のアクセス範囲からはさらに遠ざかることだ。その結果、私たちはテニスのサーブにアクセスできないのと同じくらい、生来の認知プログラムにアクセスできない。この状況はコスミデスとトゥービーが「本能失認」と呼ぶものにつながる。すなわち、私たちは自分の行動のまさに原動力である本能を見ることができない[19]。これらのプログラムにアクセスできないのは、それが重要でないからではなく、きわめて重要だからである。意識が干渉しても何も良くならない。

ウィリアム・ジェームズは本能の隠れた本質に気づき、簡単な頭の体操で本能が明らかになると述べている。「人間の本能的行動の理由」を問うことによって「自然なことを妙なことに見せて」みようというのだ。

私たちはうれしいとき、なぜ、しかめっ面ではなく笑顔になるのだろう？　なぜ、一人の友だちに話しかけるように大勢の人に話しかけることができないのか？　なぜ、一特定の女性に心を乱されるのだろう？　平凡な人間に言えることは――当然のなりゆきで笑顔になる、当然のなりゆきで大勢の前に立つと心臓がどきどきする、当然のなりゆきでその女性を愛する。誰の目にも明らかに永遠に愛されるためにある理想的な姿かたちをしたその美しい人を、当然のなりゆきで愛する。

そしておそらくどんな動物も、特定のものの前でやる特定のことについて、同じように感じているのだろう。……オスライオンにとって愛されるためにあるのはメスライオンであり、オスのクマにとってはメスのクマである。卵を抱きたいメンドリにとって、巣にいっぱいの卵はとても魅力的で大事で、どんなに温めても温めたりないものであり、そう感じない生きものがこの世にいるはずだという考えは、とんでもないことに思えるのかもしれない。

したがって、何かの動物の本能がどんなに私たちにとって不可解に思えても、私たちの本能は彼らにとって同じように不可解に思えることはまちがいないだろう。[20]

明らかに生まれつき備わっている本能は、たいてい研究の脚光を浴びない。なぜなら、心理学者は人間に特有の行為（たとえば高次の認知）や、どうして物事がうまくいかないのか（たとえば精神障害）を理解しようとするからだ。しかし、最も無意識で努力のいらない行為――最も特化した複雑な神経回路を必要とする行為――は、つねに私たちの前で起こっている。性的に魅惑し、暗闇を恐れ、共感し、言い争い、嫉妬し、公平さを求め、解決策を探し、近親相姦を避け、顔の表情を認識する。これらの行為を支えている広大な神経回路網はとてもうまく調整されているので、私たちはその正常な働きを自覚しない。ヒヨコ雌雄鑑別師の場合と同じように、回路に焼きつけられたプログラムにアクセスするのに内観は役に立たない。ある活動を簡単だとか自然だと意識的に評価することで、それを可能にしている回路の複雑さを大幅に過小評価してしまうおそれがある。簡単なことは難しい。私たちが当然と思っていることのほとんどは、神経にとって複雑なのだ。

その具体例として、人工知能の分野で起きたことについて考えよう。一九六〇年代、「馬は哺乳類の一種である」というような事実によって決まる知識を処理するプログラムが急速に進歩した。しかしそのあと、この分野は速度を落としてほとんど停止してしまう。歩道を縁石から落ちずに歩いたり、カフェテリアがどこにあるか思い出したり、小さな二つの足で丈《たけ》のある体のバランスをとったり、友だちを見わけたり、ジョークを理解したりといった、「単純な」問題を解明することのほうがはるかに難しいことがわかったのだ。私たちが迅速に、効率的に、無意識にやることはモデル化するのが難しいので、解決されない問題のまま残っている。

なんでもなくて楽に見えることほど、その背後に大規模な回路があるからそう見えるのだと疑う必要がある。第2章で見たように、見るという行為が容易で迅速なのは、複雑な専用のメカニズムによって支えられているからにほかならない。自然で楽に思えるものほど、実際にはそうではないのだ。[21] 私たちの性欲回路が裸のカエルで作動しないのは、私たちはカエルと性関係をもつことはできないので、私たちの遺伝子の将来と関係がないからだ。その一方、第1章で見たように、私たちは女性の目の拡張をおおいに気にする。なぜなら、それは性的関心についての重要な情報を伝えるからだ。私たちは本能の環世界のなかで生きていて、魚が水を知覚しないのと同じくらい、ふつうはその環世界を知覚していない。

美しさ——誰の目にも明らかに永遠に愛されるためにある

なぜ人は若い相手に心惹かれ、年配者には惹かれないのか？　金髪のほうが本当にもてるのか？　ちらりと見かけた人のほうが、じっくり見た人よりも魅力的に思えるのはなぜだろう？　いまではあなたも、私たちの美意識は脳に深く（アクセスできないように）焼きつけられていると知っても驚かないだろう——すべては生物学的に有益なことをなし遂げるためだ。

もう一度、あなたが知っているいちばん美しい人のことを考えよう。スタイルが良く、とても好感がもてて、魅力的だ。私たちの脳はこのような容姿に気づくよう見事に鍛えられている。細部の対称性やつくりという単純な理由で、その人は人気者になり、早く出世し、仕事で成功を収める運命にあるのだ。

人が魅了される気持ちは人知では計り知れないもの――詩人が作品のなかで語るしかないもの――ではなく、鍵穴に鍵が差し込まれるように、専用の神経ソフトウェアに特殊な信号が差し込まれて生じるものだと知っても、いまのあなたなら驚かないだろう。

人が美しさとして選ぶものは、ホルモンの変化によって生じる妊娠能力のしるしをおもに反映している。思春期が来るまで、男子と女子の顔と体型は似ている。思春期の女子はエストロゲンが増えるので唇がふっくらとしてくるのに対し、テストステロンのおかげで男子は下あごが突き出て、鼻が大きくなり、顎骨ががっしりしてくる。エストロゲンは胸と尻の成長を促し、テストステロンは筋肉と広い肩の成長を促す。そのため女性の場合はふっくらした唇、丸い尻、くびれたウエストが明確なメッセージを伝えている――「私はエストロゲンがいっぱいで子どもを産める」。男性の場合はがっしりした顎骨、無精ひげ、そして広い胸だ。それを美しいと思うように私たちはプログラムされている。形が機能を示しているのだ。

そのプログラムはとても深くしみ込んでいるので、人によるばらつきがほとんどない。研究者たちには（ポルノ業者にも）、男性がとくに魅力的だと思う女性のプロポーションが驚くほど狭い範囲に収まることがわかっている。ウエストとヒップの理想的な比率は〇・六七から〇・八のあいだにある。《プレイボーイ》のグラビアページの女性は、時代とともに平均体重は減っているが、ウエスト対ヒップの比率はいつの時代もほぼ〇・七だ。[22]

この範囲に入る比率の女性は男性に魅力的だと判定されるだけでなく、健康で、ユーモラスで、知的だとも思われる。[23] 女性は年を取るにつれ、外観がこの比率から遠ざかるように変化する。胴体が太くなる、唇が薄くなる、胸がたるむなど、どれも妊娠能力のピークを過ぎたという信号を送る変化だ。生物学の教育を受けていないティーンエージャーの男子でも、年配の女性には若い女性ほど惹かれない。彼の回路には明確な使命（生殖）があり、彼の意識が受け取るのは知る必要のある見出し（「彼女は魅力的だから追いかけろ！」）だけで、ほかは何も受信しない。

しかし隠れた神経プログラムは妊娠能力以外のものも検知する。妊娠能力のある女性全員が同じように健康なわけではないので、全員が同じように魅力的には見えない。神経科学者のヴィラヤヌル・ラマチャンドランの考えでは、「紳士は金髪がお好き」という軽口には一粒の生物学的真実が含まれているかもしれない。つまり、色の薄い女性は病気の兆候を示しやすいが、顔の色が浅黒い女性は欠陥をうまくごまかせる。健康についての情報が多いほうが良い選択ができるので好ましい、というわけだ。[24]

男性のほうが女性より見た目で決めることが多いが、女性も同じ内部の力の影響下にあるので、男性の成熟度を示す魅力的な外観に惹きつけられる。興味深い意外な展開は、女性の好みは一ヵ月のうちに変化する可能性があることだ。女性は排卵しているときは男っぽい外観の男性を好むが、排卵していないときはもっと柔らかい容貌を好む——社会的で思いやりのある態度を思わせるからだろう。[25]

誘惑と追求のプログラムはおもに意識に上らないメカニズムで動くが、ゲームの終盤は誰の目にも明らかになる。だからこそ、裕福な国では大勢の市民が顔のしわ取り、腹部の美容整形、インプラント、脂肪吸引、ボトックスに大金を支払う。他人の脳内プログラムをロック解除するキーを維持しようと努力しているのだ。

当然のことながら、私たちは魅力のメカニズムに直接アクセスすることはほとんどできない。視覚情報は私たちの行動を制御している太古からの神経モジュールに差し込まれる。第1章の実験を思い出してほしい。男性が女性の顔の美しさをランクづけするとき、見開いた目は性的関心のしるしなので、目を見開いている女性のほうが魅力的だと感じる。しかし男性は意思決定プロセスに意識的にアクセスすることはできなかった。

私の研究室で、被験者が男性と女性の写真をぱっと見て、その魅力を評価する研究を行なった。[26] 被験者は、あとでまた前に見たものと同じ写真を評価するように言われるのだが、今回は好きなだけ写真を吟味する時間を与えられる。結果は？　ちらりと見かけた人のほうが美しい。言い換えると、誰かが角を曲がったところ、あるいは車でさっと通りすぎたところをちらりと見かけたとき、あなたの知覚システムはその人が本来のあなたの評価よりも美しいと告げるのだ。この見誤り効果は女性より男性のほうに強く表われる。おそらく、男性のほうが魅力を評価するときに視覚に頼るからだろう。この「ちらり見効果」は日常的な経験と一致する。男性は女性をちらりと見かけると、稀代の美人を見逃したと思い込み、大急ぎで角を曲がって、自分がまちがっていたことに気づく。効果は明らかだが、その背後にある理由はそうでもない。いったいなぜ、ほんの一瞬の情報を与えられた視覚系は、女性がもっと美しいと信じるほうにばかり誤るのか？　確かなデータがないのなら、なぜ、知覚系は単純にあいだを取って、女性は平均的か平均以下だと判断しないのか？

答えのかなめは生殖の必要性にある。あなたがちらりと見た魅力的でない人を美しいと信じた場合、二度見をすればまちがいを正すことができる――それほど高い代償ではない。一方、あなたが魅力的な相手を魅力的でないとまちがえた場合、バラ色かもしれない遺伝子の将来に「さよなら」を言うおそれがある。したがって、知覚系にしてみれば、ちらりと見た人が魅力的だという作り話を提供するのは当然のことだ。ほかの例と同じように、あなたの意識する脳には、あなたが運転中に道で信じられないほどの美人とすれちがったことしかわからない。神経のメカニズムにも、自分にそう思い込ませた進化圧にも、アクセスすることはできない。

経験のなかで学びとられた概念もまた、魅力に関するこの生来のメカニズムに入り込むことがある。最近のある研究では、アルコールにかんすることがらを無意識のうちに示されることが、セックスや性欲のような、これもアルコールから連想されがちな概念を（やはり無意識のうちに）呼び起こすかどうかを調べた。[27] 男性が「ビール」や「ビーン」などの言葉を示される――が、意識的に知覚できないくらい瞬間的に消えてしまう。男性はそのあと女性の写真の魅力を評価する。被験者は、アルコールに関係する言葉（「ビール」など）を無意識に示されたあとのほうが、写真を魅力的だと評価した。さらに、アルコールが性欲を高めると強く信じている男性のほうに、より強い効果が表われている。

魅力は固定的な概念ではなく、状況のニーズに応じて多少変化する。たとえば、発情期のことを考えてみよう。ほぼすべての哺乳類のメスは、発情期にはっきりした兆候を見せる。メスのヒヒの尻は明るいピンク色になるが、それは幸運なオスのヒヒにとって、明らかな抗いがたい誘いである。一方、人間の女性は一年中セックスをするところがほかの種と異なる。妊娠能力があるとき、そのことを宣伝する特別な信号を発しない。[28]

それとも、発しているのだろうか？　女性は月経周期のうち妊娠能力が最も高いとき――月経の約一〇日前――に最も美しいと見られることが判明している。[29] 男性による評価でも女性による評価でも同じで、彼女がどんな行動をするかは関係ない。写真を見る人もそう知覚する。したがって、彼女の見た目の良さが妊娠能力のレベルを伝えているのだ。その信号はヒヒの尻よりも微妙だが、同じ部屋にいる男性の意識下の専用メカニズムをくすぐるくらい明確なら十分である。信号がその回路に届けば任務完了。信号はほかの女性の回路にも届く。女性はほかの女性のサイクルによる影響にとても敏感だ。おそらく、配偶者をめぐって争う相手を評価できるからだろう。妊娠能力の手がかりが何なのか、まだ明らかになっていない——肌の質（たとえば排卵中は顔色が明るくなる）や、排卵前の数日は女性の耳や胸が対称になることなどが挙げられるかもしれない。[30]手がかりが何であれ、意識にはアクセスできなくても、私たちの脳はその手がかりをとらえるように設計されている。心は非常に強い不可解な欲望を感じるだけだ。

排卵の影響と美しさが評価されるのは研究室のなかだけではない——実生活でも測定できる。ニューメキシコ州の科学者が行なった最近の研究は、地元のストリップクラブのラップダンサーが稼いだチップを計算して、ダンサーたちの月経周期との相関を調べた。[31]妊娠能力がピークのとき、ダンサーは平均で一時間に六八ドルを集めている。生理中はたった三五ドル程度だ。そのあいだは平均で五二ドル。この女性たちはおそらく一カ月をとおしてとてもうまく男性の気を引く演技をしているのに、体臭、肌、ウエストとヒップの比率、そしてたぶん彼女たち自身の自信から、妊娠能力の変化が有望な顧客に伝わるのだ。興味深いことに、避妊薬を飲んでいるストリッパーには成績の明確なピークが見られず、稼いだ額の月平均は一時間三七ドルにすぎない（それに対して避妊薬を飲んでいないストリッパーは平均で一時間五三ドル）。おそらく、避妊薬が早期妊娠を思わせるホルモンの変化（と手がかり）をもたらし、そういうダンサーはストリップバーにいる漁色家たちの関心を惹かないので、稼ぎが少なかったのだろう。

この研究から何がわかるのか？　お金に困っているストリッパーは避妊薬を服用せず、

排卵の直前には勤務時間を倍にするべきであることがわかる。そして何より、女性（または男性）の美しさは神経系にとって前もって定められていることを痛感する。私たちはそのプログラムに意識的にアクセスすることはできず、入念な研究によって知ることしかできない。ここで注意してほしいのは、脳は関係する微妙な手がかりを見つけるのがとてもうまいことだ。あなたの知っているいちばん美しい人のことに戻って、その人の目と目の距離、鼻の長さ、唇の厚さ、あごの形などを測ったとしよう。その測定値をそれほど魅力的でない人のものと比べると、差は微妙だとわかるだろう。たぶん異星人やシェパード犬には、その二人は区別がつかない。魅力的な異星人やシェパード犬と魅力的でない異星人やシェパード犬をあなたが区別するのは難しいのと同じだ。しかし同じ種のなかであれば、小さなちがいが脳に多大な影響をおよぼす。たとえば、ショートパンツ姿の女性を見るとうきうきし、ショートパンツ姿の男性を見るとひどく不快になる人もいるが、幾何学的に見れば、二つの光景はほとんど変わらない。微妙なちがいを見わける能力はとてもきめ細やかで、私たちの脳は配偶者の選択と追求という明快な課題をなし遂げるようにつくられている。そしてすべてが意識の水面下で進んでいる――私たちは浮かんでくる素敵な気持ちを楽しむだけだ。

美しさの判定は視覚系だけで決まるのではなく、においにも影響される。臭気はたくさんの情報を伝える。たとえば配偶者になりそうな人の年齢、性別、妊娠能力、身元、感情、健康状態。情報は漂う分子群によって伝えられる。この化合物によって行動がほぼ完全に決まる動物種が多い。人間の場合、この情報は意識的な知覚の網にはかからないことが多いが、それでも私たちの行動に影響する。

メスのマウスにつがいになるオスを何匹か与えたとしよう。メスの選択は決してでたらめではなく、自分の遺伝的特徴と相手の遺伝的特徴との相互作用にもとづいている。しかしメスはそのような隠れた情報にどうやってアクセスするのか？　すべての哺乳類は、主要組織適合性遺伝子複合体（ＭＨＣ）と呼ばれる一組の遺伝子をもっていて、この遺伝子群が免疫系に重要な役割を果たす。選択肢を与えられたマウスは、異なるＭＨＣ遺伝子をもつ相手を選ぶ。遺伝子プールの混合は、ほぼどんな場合も生物学的に得策である。遺伝的欠陥を最小限に抑え、雑種強勢と呼ばれる遺伝子の健全な相互作用につながる。そういうわけで、遺伝的に離れているパートナーを見つけることは有益である。しかしほとんど目が見えないマウスがどうやってそれをやってのけるのだろう？　鼻を使うのだ。鼻の内側の組織が漂っているフェロモンをとらえる。この化学物質は信号――警告、食べ物の痕跡、生殖の準備、この場合は遺伝子の類似性や差異についての信号――を空気伝導させる。

人間もマウスと同じようにフェロモンを感知して反応するのだろうか？　確かなことはわからないが、最近の研究で、マウスでフェロモンの信号伝達に使われるのと同じような受容体が、人間の鼻の内側に発見されている。[32] 私たちの受容体が機能するかどうかは明らかでないが、行動研究は示唆に富む。[33] ベルン大学の研究では、研究者が男性と女性の学生グループのMHCを測定して定量化した。[34] 男性は日常的に出る汗を布に吸収するように、綿のTシャツを渡されて着用した。そのあと再び実験室で、女性はそのTシャツのわきの下に鼻をうずめ、好みの体臭を選ぶ。結果は？　マウスとまったく同じように、女性たちは自分と似ていないMHCの男性を好んだ。どうやら私たちの鼻も、やはり意識の感知しないところで生殖の任務に就いていて、選択に影響しているようだ。

ヒトのフェロモンは、生殖だけでなくほかの状況でも、目に見えない信号を運ぶ場合がある。たとえば、新生児はきれいなクッションよりも、母親の乳房にこすりつけたクッションのほうに好んで移動する。おそらくフェロモンを手がかりにしているのだろう。[35] 女性の月経周期は、別の女性のわきがをかいだあとに変化することもある。[36]

フェロモンが信号を伝えていることは明らかだが、それが人間の行動にどの程度影響するかはわかっていない。私たちの認知は多層構造なので、このような手がかりは端役になってしまう。フェロモンにほかのどんな役割があるにしても、脳が絶えず進化していることを私たちに再認識させる働きをする。この分子は時代遅れの使われていないソフトウェアの存在を暴露するのだ。

不倫の遺伝子？

母親に対するあなたの愛情、そして幸運にもあなたに返ってくる彼女の愛情について考えよう――とくに、あなたが無力な赤ん坊で彼女を必要としているときのことを。その種のきずなは自然発生するものと想像されやすい。しかし、ちょっと調べればわかるように、この社会的つながりは化学的信号伝達の精緻なシステムに依存している。生じるべく初期設定されているのではなく、仕向けられて生じるものなのだ。特定のタイプのオピオイド受容体（痛みの抑制と報酬に関与する）をもたないように遺伝子操作されたマウスの子は、母親から引き離されることを気にしなくなる。[37] あまり鳴き声を上げない。だからといって、物事全般に関心をもてなくなるわけではない――それどころか、威嚇的なオスのマウスや低温に対しては正常なマウスよりも敏感である。ただ、母親とのきずなは形成しないようだ。母親のにおいと知らないマウスのにおいで選択させると、どちらを選ぶ可能性も同じである。母親の巣と知らないマウスの巣を提示されたときも同じことが起こる。つまり、子どものマウスが正しく母親を気にかけるためには、適切な遺伝プログラムを実行する必要があるのだ。自閉症のような愛着に難のある障害の根底には、この種の問題があるのかもしれない。

親子のきずなに関連する問題として、パートナーに対する誠実さが挙げられる。常識的な話をすれば、一夫一婦制は道徳的な人格にもとづいた決定である。そうでしょう？　しかしそこから、そもそも「人格」の構成要素は何かという疑問が起こる。これもまた意識のおよばないメカニズムに導かれているのだろうか？

プレーリーハタネズミのことを考えよう。この小さな生きものは、地下の浅いところに通路を掘って、一年中活動している。しかしほかのハタネズミや、もっと言えばほかの哺乳類とちがって、プレーリーハタネズミは一夫一婦制を保っている。生涯にわたるつがいのきずなを結んで、一緒に巣をつくり、身を寄せ合い、毛づくろいをし、チームで子を育てる。近い親類はもっとふしだらなのに、なぜ、プレーリーハタネズミはこれほど信頼しあって協力する行動を示すのだろうか？　答えのかなめはホルモンだ。一匹のオスのハタネズミが繰り返し一匹のメスと交尾すると、バソプレシンというホルモンが脳内で放出される。バソプレシンは脳の側坐核と呼ばれる部分の受容体と結びつき、その結合がもたらす快感はそのメスを連想させるようになる。これが一夫一婦制――または一雌一雄関係――を固定する。このホルモンを遮断すると、一雌一雄関係は消滅する。驚いたことに、研究者が遺伝子技術でバソプレシンのレベルを上げると、一夫多妻の種が一夫一婦の行動を取るようになる傾向がある。[38]

バソプレシンは人間の関係にとっても重要なのだろうか？　二〇〇八年、スウェーデンのカロリンスカ研究所の研究チームが、長期にわたって異性愛の関係にある男性五五二人のバソプレシン受容体の遺伝子を検査した。[39]　そして遺伝子のRS3 334と呼ばれる部分は、数が一定でないことを発見した。つまり、この部分のコピーがない人、一つある人、二つある人がいるのだ。コピーが多ければ多いほど、血流中のバソプレシンが脳内でおよぼす影響が弱くなる。その結果は驚くほど単純だった。コピーの数はその男性の一雌一雄関係形成の行動と相関していたのだ。RS3 334 のコピー数が多い男性ほど、一雌一雄関係形成の測定値――恋愛関係の強さ、自覚している結婚問題、配偶者が認識している結婚の質などの測定値――が悪い。コピーが二つある人は未婚の可能性が高く、結婚している場合も結婚生活に問題を抱えやすい傾向があった。

だからといって、選択肢や環境が関係ないというわけではない――関係はある。しかし私たちはさまざまな素質をもって生まれてくると言えることは確かだ。遺伝的に一人のパートナーと結ばれ続ける男性もいるかもしれないが、そうでない人もいるかもしれない。近い将来、科学文献に精通している若い女性は、ボーイフレンドが誠実な夫になる可能性がどのくらいあるかを評価するために、遺伝子検査を求めるようになるかもしれない。

最近、進化心理学者は愛情と離婚に目を向けるようになった。そしてすぐに、人が恋に落ちるとき、情熱と心酔がピークに達するまでの期間は最大三年であることに気づいた。体と脳の内部信号は文字どおり催淫剤である。そしてそのあとは下り坂に入る。この観点から考えると、子どもを育てるのに必要な時間――平均で約四年――が過ぎると、私たちはセックスのパートナーに対する関心を失うよう、あらかじめプログラムされているのだ。(40)

心理学者のヘレン・フィッシャーは、私たちはキツネと同じようにプログラムされていると主張している。繁殖期につがいのきずなを結び、子どもを育てるのに十分な期間だけ一緒にいて、そのあと別れる。フィッシャーはおよそ六〇カ国の離婚を調査して、離婚がいちばん多いのは結婚の約四年後であるという、彼女の仮説と一致する事実を発見した。[41] 彼女の考えでは、体内で生成される催淫剤は、自分たちの子どもの生存可能性を高めるのに十分な期間、男性と女性を離れさせないための効率的なメカニズムにすぎない。両親そろっているほうが片親よりも生き延びるためには有利であり、その安全を提供するために、二人をおだてて一緒にいるようにしむけるのだ。

同様に、赤ん坊の大きな目と丸い顔が私たちにかわいく見えるのは、赤ん坊が自然な「かわいらしさ」をもっているからではなく、大人が赤ん坊の世話をすることの進化的な重要性によるものだ。自分たちの赤ん坊をかわいいと思わなかった遺伝系列はもはや存在しない。なぜなら、子どもたちがきちんと世話をされなかったからだ。しかし私たちのように生き残った者たちの精神的環世界では、赤ん坊をかわいいと思わずにはいられないので、赤ん坊は次世代を構成するべくきちんと育てられている。

本章で、私たちが抱く考えだけでなく抱ける考えも、いちばん深いところにある本能も、非常に低いレベルのメカニズムに焼きつけられていることを見てきた。「これはすごいニュースだ」とあなたは思うかもしれない。「私の脳は生き延びるために適切なことをすべてやっていて、私はそれについて考える必要さえないんだ！」。確かに、それはすごいニュースだ。このニュースの意外な部分は、意識のあるあなたは脳内でいちばん小さな端役であることだ。王位を継承して、国の繁栄を自分の手柄にする若い国王のようである――国の営みを維持している何百万人という労働者のことを自覚していない。

自分の心に描かれている風景の限界について考えるにはいくらか勇気がいる。映画『トゥルーマン・ショー』の話に戻るが、あるとき、電話をかけてきた匿名の女性がプロデューサーに、大勢の視聴者が見ているテレビに知らずに出ているかわいそうなトゥルーマンは、出演者というより囚人だとほのめかす。プロデューサーは落ち着いてこう答える。

あなたは自分が人生という舞台に出ている役者ではないと言えますか？　割り当てられた役割を演じているのではないと？　彼はいつでも降りられます。もし彼の熱意があやふやでないなら、もし彼が真実を見つけるのだと断固決意するなら、私たちには彼を止めるすべはありません。思うに、あなたを本当に悩ませているのは、結局トゥルーマンがあなたの言う「独房」の快適さを選んでいることなのでしょう。

自分が出ている舞台を探り始めると、自分の環世界の向こうに広大な世界があることがわかる。探索はゆっくり徐々にしか進まないが、制作スタジオの広さに対する深い畏怖の念を生む。

ここで私たちは脳のもう一段階深いところに進んでいいだろう。そして、まるで単一体であるかのように何気なく「あなた」と呼んでいるものにまつわる秘密を、もう一皮むこう。

第5章　脳はライバルからなるチーム

「ぼくは矛盾している？
いいさ、ぼくは矛盾している、
(ぼくは大きくて、ぼくのなかには大勢がいる)」
——ウォルト・ホイットマン『ぼく自身の歌』

本物のメル・ギブソンさん、起立してください

二〇〇六年七月二八日、俳優のメル・ギブソンがカリフォルニア州マリブのパシフィック・コースト・ハイウェイで、制限速度の二倍近くを出していたために停止を命じられた。警官のジェームズ・ミーが酒気検査を行なったところ、ギブソンの血中アルコール濃度は法定限度をはるかに超える〇・一二パーセント。ギブソンの車の助手席には、開封したテ

キーラのボトルが置いてあった。警官はギブソンに逮捕すると告げ、パトカーに乗るように言った。この逮捕劇がハリウッドによくある酩酊事件とちがったのは仰天するような、場ちがいでケンカ腰なギブソンの言葉だ。ギブソンはどなった。「くそったれのユダヤ人野郎。……世界中の戦争はすべてユダヤ人のせいだ」。そして警官に「おまえはユダヤ人か？」と訊いた。ミーは確かにユダヤ人だった。ギブソンはパトカーに乗ることを拒否したため、手錠をかけられることになった。

それから一九時間とたたないうちに、有名人情報ウェブサイトのTMZ.comが、リークされた手書きの逮捕報告を入手し、すぐさま投稿した。七月二九日、メディアからの激しい反応を受けたあと、ギブソンは謝罪のコメントを発表している。

木曜の夜に酒を飲んだあと、私は多くのひどい過ちを犯し、そのことを恥じています。……逮捕されたとき、私は完全に自制心をなくした人間のように振る舞い、本心ではない卑劣なことを言いました。自分が言ったことすべてを深く恥じており、私が傷つけてしまった方々に謝罪します。……私は自分の行動によって恥をさらし、家族の顔にも泥を塗りました。そのことを心から反省しています。私は成人してからずっとアルコール依存症と闘ってきましたが、今回の恐ろしい再発を深く後悔しています。酩酊状態での不適切な行動を陳謝するとともに、健康を取り戻すために必要な措置をすでに講じたことをご報告します。

名誉毀損防止同盟の代表エイブラハム・フォックスマンは、反ユダヤ的な中傷への謝罪がいっさいないことに怒りをあらわにした。それに対してギブソンは、とくにユダヤ人社会に向けたさらに長い悔恨のコメントを発表する。

いかなるかたちであれユダヤ人差別の発言を考えたり述べたりする人間に、弁解の余地はいっさいなく、容赦はいっさい必要ありません。私が飲酒運転で逮捕された夜、警察官に吐いたひどい暴言について、ユダヤ人社会の方々全員にとくに謝罪したいと思います。……私が信仰する教義は、生き方として慈悲と寛容を実践するよう求めています。人間はみな神の子であり、もし神を賛美したいのなら、私は神の子を賛美しなくてはなりません。しかし私が反ユダヤ主義でないことを、どうかわかってください。私に偏見はありません。どんな憎しみも私の信仰に反するのです。

ギブソンは「しかるべき回復への道を見つける」ために、ユダヤ人社会の指導者たちと一対一で会いたいと申し出た。彼が心から悔いているようだったので、エイブラハム・フォックスマンは名誉毀損防止同盟の代表として、彼の謝罪を受け入れた。

ギブソンの本性は反ユダヤ主義なのだろうか？　それとも、あとになって一見心のこもった雄弁な謝罪で見せたのが、彼の本性なのだろうか？

《ワシントン・ポスト》紙の「メル・ギブソン――たんなる酒の勢いではなかった」と題する記事に、ユージーン・ロビンソンはこう書いている。「依存症の再発は気の毒だが、ちょっとテキーラを飲んだくらいで、あるいはたくさんテキーラを飲んだとしても、偏見をもたない人がどういうわけか怒れる反ユダヤ主義者――ついでに言えば、人種差別主義者、同性愛嫌悪者などの偏見者――になってしまうという考えを、私は信用しない。アルコールは抑制を取り除くので、ありとあらゆる意見がありのままに出てくる。しかし、そもそもその意見が芽生え育ったことを、アルコールのせいにはできない」。

テレビ番組《スカボロ・カントリー》のプロデューサーを務めるマイク・ヤーヴィッツはこの見解を支持し、番組のなかで血中アルコール濃度が当夜のギブソンと同じ〇・一二パーセントになるまで酒を飲んだ。そして飲んだあと、「反ユダヤ主義の気持ちにはならない」と報告している。

ロビンソンとヤーヴィッツは多くの人々と同様、アルコールがギブソンの抑制を解き、彼の本来の自己を暴露したのではないかと考えていた。そのような疑念の根は、はるか昔にさかのぼる。古代ギリシャの詩人ミュティレーネーのアルカイオスがつくり出した有名な「ワインのなかに真実がある」という表現を、古代ローマの大プリニウスも引用していた。バビロニアのタルムードにも思いを同じくするくだりがある——「酒が入ると秘密が出ていく」。さらに「人を露呈するものは三つある。すなわち酒盃、財布、そして激怒だ」と助言している。ローマの歴史家タキトゥスは、ゲルマン民族は会議を開くとき、誰にもうそをつかせないために必ず酒を飲むと述べている。

しかし、アルコールが本物のメル・ギブソンを暴露したという説に、誰もが賛成したわけではない。《ナショナル・レビュー》誌の記者ジョン・ダービシャーは、「彼はひどく酔っ払っていた。私たちはみな酔っ払っているとき、馬鹿なことを言ったりやったりするものだ。もし私が酔った勢いの悪ふざけや愚行で評価されたら、まちがいなく上流社会から追放されるはずだ。聖人でもないかぎり、あなたもそうだろう」。ユダヤ人で保守派活動家のディヴィッド・ホロヴィッツはFOXニュースでこうコメントしている。「この種の苦境に陥った人には同情してあげるべきです。彼に対してそうしないのは、とても失礼だと思います」。依存症心理学者のG・アラン・マーラットは《USAトゥデイ》紙に「アルコールは自白薬ではない。……彼の本当の気持ちを示しているかどうかはわからない」と述べている。

実はギブソンは逮捕される前の午後、友人でユダヤ人の映画プロデューサー、ディーン・デヴリンの家で過ごしていた。デヴリンによると、「メルがつい酒に手を出したときに一緒にいたことがありますが、彼はまったく別人になってしまいます。とても恐ろしいです」。彼はこうも言っている。「メルが反ユダヤ主義なら、何時間も私たち［デヴリンとやはりユダヤ人の妻］と過ごすとは考えにくいですよね」。

では、ギブソンの「本当の」性格はどちらなのか？ ユダヤ人を差別する意見をどなったときの彼なのか？ それとも、自責と恥辱の念に駆られ、「私はユダヤ人社会の助けを求めている」と発表したときの彼なのか？

人間には本当の顔とうその顔があるものだという考えを好む人が多い――つまり、人には一つの純粋な目的があって、残りは飾りか口実かごまかしだというのだ。直感的にはそうだが、この考えには欠けているものがある。脳を研究すると、人間性に対するもっと繊細な見方が必要になる。本章で見ていくように、私たちはたくさんの神経細胞の小集団でできている。ホイットマンが言うように「なかには大勢がいる」のだ。ギブソンを中傷する人たちは彼が本当は反ユダヤ主義だと主張し続け、彼の擁護者はそうでないと主張するが、どちらも自分自身の偏見を維持するために半端なことを主張しているのかもしれない。脳には差別主義の部分と非差別主義の部分の両方はありえないと考える理由があるのだろうか？

ぼくは大きくて、ぼくのなかには大勢がいる

一九六〇年代、人工知能の先駆者たちは毎晩遅くまで研究し、小さい積み木を操作する

——積み木を見つけて、つかんで、パターンどおりに積み上げる——単純なロボットプログラムを開発しようとした。これもまた、一見単純そうなのに実は非常に難しい問題だった。なにしろ積み木を見つけるには、カメラの画素のうちどれが積み木に相当し、どれが相当しないかを理解しなくてはならない。積み木をつかむには、積み木に対する角度や距離に関係なく、積み木の形を認識する必要がある。積み木をつかむには、捕捉装置の視線を誘導して、正しいタイミングで正しい方向から正しい強さでしっかりつかませなくてはならない。積み上げるには、ほかのブロックを分析してその細部に合わせる必要がある。そしてこれらのプログラムはすべて、正しい順に正しいタイミングで起こるように連携させなくてはならない。前章までに見てきたように、単純に見える課題には非常に複雑な計算が必要とされる傾向があるのだ。

数十年前にこの難しいロボット問題に直面したコンピューター科学者のマーヴィン・ミンスキーのチームは、進歩的な考えを導入した。その考えとは、専門化したサブエージェント——それぞれが問題のごく一部に対処する小さなコンピュータープログラム——に仕事を割り振ることで、ロボットが問題を解決できるかもしれない、というものだ。あるコンピュータープログラムは「見つける」仕事を担当する。別のプログラムが「つかむ」問題を解決し、さらに別のプログラムが「積み木を積む」を解決する。これらの単純なサブエージェントが接続されて会社のようなピラミッド型組織になると、サブエージェントどピラミッド組織なので、「積み木を積む」と「見つける」は「つかむ」が仕事を終えるまでは仕事を始めようとしない。

このサブエージェントのアイデアが問題のすべてを解決したわけではない――が、かなり役に立った。さらに重要なことに、生物の脳の働きに関する新しい考えを明確に打ち出した。人間の知性は、単純な機械のようなサブエージェントが大量に結びついている集団なのかもしれないと、ミンスキーは唱えている(1)。重要なのは、小さな特化した労働者が大勢集まると、どのサブエージェントも個別にはもっていない豊かな性質をもつ社会のようなものを生み出しうる、という考えである。ミンスキーはこう書いている。「心のエージェントそれぞれが自分だけでできることは、知性も思考も必要としない単純なことだけだ。しかしそのエージェントを統合して――非常に特殊な方法で――社会をつくり出すと、それが知能をもたらす」。この枠組みで考えると、何千という小さな知性のほうが一つの大きな知性よりも優れていることになる。

このアプローチを正しく理解するために、工場の仕組みについて考えてみよう。組み立てラインの労働者それぞれが生産の一部分を専門にしている。すべてのやり方を知っている人は一人もいないし、知っていたとしても効率的な生産にはならない。役所の働き方も同じだ。役人一人ひとりがはっきり限定された仕事を一個または数個受けもっていて、役所は仕事を適切に割り振る能力のおかげでうまく回る。もっと大規模には文明も同じように機能する。一部のエキスパートを農業に、一部を芸術に、一部を戦争に、といった具合に割り当てて分業するようになると、文明は次のレベルに高度化する。(2) 分業によって専門化と深いレベルの経験が可能になる。

問題をサブルーチンに分けるという考えは、生まれたばかりの人工知能分野に火をつけた。コンピューター科学者は目標を転換し、一つの汎用コンピュータープログラムやロボットを開発しようとする代わりに、一つのことをどうやるか、どうすればうまくできるかを知っている「ローカルなエキスパート」の小規模ネットワークをシステムに装備することを目指した。(3) そのような体制なら、大規模なシステムはどの時点でどのエキスパートが制御するかを切り替えるだけでいい。こうなると学習の課題は、小さい仕事それぞれをどうやってやるかよりも、誰が何をいつやるかをどうやって割り振るかにかかわってくる。(4)

ミンスキーが著書『心の社会』で述べているように、人間の脳もそれさえやればいいのかもしれない。ミンスキーはウィリアム・ジェームズの本能の概念に同調して、もし脳が本当にこのように――サブエージェントの集まりとして――機能しているのなら、私たちには特化したプロセスを認識する理由がない、と述べている。

私たちが期待する、想像する、計画する、予測する、そして阻止する仕組みには、何万、あるいは何百万という小さなプロセスが関与しているにちがいない――しかしすべてがあまりにも自然に進展するので、私たちはそれを「当たり前の常識」と思っている。……最初、私たちの心がそんなに複雑なメカニズムを使っているのに、それを自覚していないのは信じられないことに思えるかもしれない。(5)

科学者たちが動物の脳を詳しく調べるようになると、この「心の社会」という発想が物事の新しい見方を切り開いた。一九七〇年代初めの研究者たちは、たとえばカエルには運動を感知するメカニズムが少なくとも二つあることに気づいた。一つはハエのような小さくて素早く動く物体にカエルが舌をさっと伸ばすためのシステム、もう一つはぬっと現われる大きい物体に反応して脚をジャンプさせるためのシステムだ。(6) おそらく、どちらのシステムも意識には上らない。回路に焼きつけられた単純な自動化されたプログラムである。

心の社会という枠組みは、前進するための重要な一歩だった。しかし当初は興奮が起こったが、仕事を分業したエキスパートの集まりだけでは、人間の脳がもつさまざまな特性を生み出すには足りないことが判明した。私たちのいちばん賢いロボットが、三歳の子どもに知能で負ける場合もあるのだ。

では、何がいけなかったのか？　分業モデルにはきわめて重要な要素が欠けていると思うので、これからそのことを調べていこう。

心の民主制

ミンスキーの理論に欠けている要素は、全員が自分は正しい問題解決方法を知っていると信じるエキスパートどうしの「競争」である。人気ドラマと同じように、人間の脳では葛藤が続いているのだ。

組み立てラインや役所では、働く人それぞれが小さい仕事のエキスパートだ。それにひきかえ、民主主義では各政党が同じ問題について異なる意見をもっている——そして一連の過程で重要なのは、国家の舵取りをめぐる争いである。脳は議会制民主主義に似ている。(7) 大勢の重複するエキスパートがいて、さまざまな選択に介入し、競いあっている。ウォルト・ホイットマンがいみじくも要約したように、私たちは大きくて、私たちのなかには大勢がいるのだ。そしてその大勢はつねに争っている。

あなたの脳のなかではさまざまな党派どうしの対話が進行していて、あなたの行動という一つしかない出力チャネルを支配しようと争っている。その結果、あなたは自分と言い争い、自分をののしり、自分をおだてて何かをさせるという、奇妙な芸当をなし遂げることができる——最新のコンピューターでもやらない芸当だ。パーティーでチョコレートケーキを勧められたとき、あなたはジレンマに陥る。あなたの脳には、糖分の多いエネルギー源を切望するように進化してきた部分もあれば、心臓の健康状態やおなかのぜい肉などのマイナスの影響について気にする部分もある。あなたの一部はケーキをほしがり、一部は控える勇気をかき集めようとする。議会の決選投票でどちらの党があなたの行動を支配するか——つまり手を伸ばすか、引っ込めるか——が決まる。最終的に、あなたはチョコレートケーキを食べるか食べないかのどちらかで、両方をやることはできない。

このように内部に大勢がいるせいで、生きものは葛藤する傾向がある。「葛藤する」という言葉は、一つしかプログラムがない存在にはうまく当てはまらない。あなたの車がどちらに曲がるか葛藤することはありえない。ハンドルは一つだけ、それを操作する運転手が一人だけで、車は不平を言わずに指示に従う。それにひきかえ、脳には二つの心があり えるし、たいていはもっと多い。私たちの行動を操るハンドルには、いくつかの手がかかっているので、ケーキのほうに向かうのか、それともケーキから遠ざかるのか、私たちにはわからない。

実験用ラットを使ったこんな単純な実験を考えてみよう。通路の端に食べ物と電気ショックの両方を置くと、ラットは端から一定の距離で立ち往生する。近づき始めては引き下がり、引き下がり始めてはまた勇気を出して近づく。ラットは迷い、葛藤する。(8)ラットが食べ物に向かうときの力と、電気ショックから引き下がるときの力を別々に測定する小さな道具をラットに装備すれば、ラットは二つの力が等しくて相殺される地点で立ち往生することがわかる。押しと引きが一致するのだ。困惑するラットのハンドルには二組の手がかかっていて、それぞれが反対方向に回そうとしている——その結果、ラットはどちらにも行けない。

脳は――ラットのものも人間のものも――葛藤するパーツでつくられたマシンだ。内部分裂しているマシンをつくるという話が奇妙に聞こえるなら、ちょっと考えてほしい。私たちはすでにこの種の社会的機構《マシン》をつくっている。裁判の陪審員団はどうだろう。さまざまな意見をもつ一二人の見知らぬ者どうしが、合意に達するという一つの使命を課される。陪審員たちは議論し、説得し、影響し、折れる――そして最終的に陪審員団はまとまって一つの結論に達する。異なる意見があることは、陪審員制度にとっての障害ではなく基本的特性である。

この合意形成術をヒントに、エイブラハム・リンカーンは敵対するウィリアム・スワードとサーモン・チェイスを大統領顧問団に入れることにした。歴史家のドリス・カーンズ・グッドウィンの記憶に残る表現によれば、彼は「ライバルからなるチーム」を選んでいたのだ。競争心のあるチームは現代の政治戦略でも重要である。二〇〇九年二月、ジンバブエの経済が急激に悪化したため、ロバート・ムガベ大統領は、以前自分が暗殺しようとしたライバルのモーガン・ツァンギライと権力を分かちあうことに同意した。二〇〇九年三月、中国の胡錦濤《フーチンタオ》国家主席は二人の激しく対立する派閥指導者、習近平《シーチンピン》と李克強《リーコーチアン》を、中国の政治経済の未来を構築するため協力するように指名した。

脳はライバルからなるチームとして理解するのがいちばんなので、本章ではこのあと、その枠組みを探っていこうと思う。どんな党があり、どういうふうに競い、どういうふうに連合がまとまり、事態が崩壊すると何が起こるのか。競いあう党派はだいたい同じ目標——国の繁栄——をもっているが、たいてい取り組み方がちがうのだということを念頭に置いて、読み進めてほしい。リンカーンの言葉を借りれば、ライバルどうしは「大義のために」同盟を結ぶべきであり、神経細胞の小集団にとって共通の利益は、生命体の繁栄と生存である。進歩派と保守派がどちらも国を愛しているのに、それを目指すための戦略がまったくちがう傾向にあるのと同じように、脳には競いあう党派があり、みんな自分の考える問題解決方法が正しいと信じている。

二大政党制——理性と感情

人間の行動の不可思議な細部を理解しようとするとき、心理学者と経済学者は「二重プロセス」説に訴えることがある。[9] この考え方では、脳には二つの別々のシステムがある。一つは迅速で自動的で、意識に上らないもの、もう一つはゆっくりで認知的で、意識される。第一のシステムは自動的、潜在的、発見的、直感的、全体論的、反作用的、衝動的と呼べるのに対し、第二のシステムは認知的、体系的、明示的、分析的、そして規則にもとづく内省的なものである。[10] この二つのプロセスはつねに徹底的に争う。「二重プロセス」と呼ばれてはいるが、システムは二つだけだとする現実的な理由はない

――実際、三つ以上のシステムがあるかもしれない。たとえば、一九二〇年にジークムント・フロイトは、イド（本能的）、自我（現実的で系統的）、超自我（批判的で道徳的）という三つのせめぎあう部分からなる心理モデルを提案している。(11)一九五〇年代にはアメリカの神経科学者ポール・マクリーンが、脳は進化的発達の連続段階を表わす三層からなるという説を提言している。具体的には爬虫類脳（生き残るための行動に関係する）、辺縁系（感情に関連する）、新皮質（高次の思考に使われる）の三層である。どちらの理論も細部はほとんど神経解剖学者に認められなかったが、発想の核は生き延びている。すなわち、脳は競いあうサブシステムで成り立っているということだ。一般化された二重プロセスモデルは論点を的確に伝えているので、それを出発点として話を進めよう。

心理学者と経済学者はこの別々のシステムを抽象的な言葉でとらえるが、現代の神経科学者は解剖学的な根拠を追求している。そして、一般的に二重プロセスモデルで描かれる区分に、たまたま脳の配線図が役立つ。(12)あなたの脳には、外界の出来事にまつわる高次の作用に関与する領域（たとえば、前頭前野背外側部《ぜんとうぜんやはいがいそくぶ》と呼ばれるこめかみすぐの脳表面など）がある。一方、空腹の度合い、やる気、あなたにとってやりがいがあることかどうかなど、あなたの内部状態を監視することに関与する領域（たとえば、前頭前野腹内側部《ふくないそくぶ》と呼ばれる額のすぐ後ろの部位や、皮質表面下の深いところにあるいくつかの部位など）もある。状況はこのおおざっぱな区分が示すよりずっと複雑だ。なぜなら脳は将来の状態をシミュレーションしたり、過去について回想したり、いま現在ないものが見つかる場所を解明したりすることができるからだ。しかしさしあたって、外と内を監視するシステムという区分をおおざっぱな指針として利用し、もう少しあとでイメージを練り上げることにしよう。

ブラックボックスにも神経解剖学にも縛られないラベルを使うために、私は誰にとってもなじみのある二つを選んだ。それは「理性」と「感情」のシステムだ。この言葉はあいまいで不完全だが、それでも、脳内の競争状態について大事なポイントを伝えてくれる。(13)理性のシステムは外界の物事を分析することに関心をもち、感情のシステムは内部状態を監視し、物事が良くなるか悪くなるかを心配する。つまりおおざっぱな指針として、理性的認知は外界の出来事に関与し、感情は内部の状態に関与する。内部の状態に相談しなくても数学の問題は解けるが、メニューにないデザートを注文したり、次にしたいことの優先順位を決めたりすることはできない。(14)感情ネットワークは、あなたが次に起こす可能性のある行動をランクづけするのに絶対必要だ。もしあなたが感情のないロボットだとしたら、部屋に入ったとき、周囲にある物について分析することはできるかもしれないが、次に何をすべきか決められずに立ちすくむだろう。行動の優先順位の選択は、内部状態によって決まる。帰宅して直行する先が冷蔵庫か、トイレか、それとも寝室かを決めるのは、家のなかの（変化していない）外部刺激ではなく、あなたの体の内部状態である。

命の損得勘定

理性システムと感情システムのせめぎ合いは、哲学者がトロッコのジレンマと呼ぶものによって浮き彫りになる。こんなシナリオを考えよう。トロッコが制御不能になって線路を突っ走っている。線路の先では五人の作業員が作業をしていて、このままでは全員がトロッコにひき殺されてしまうことに、近くで見ているあなたはいちはやく気づく。しかしあなたは、自分のそばに操作できるスイッチがあることにも気づく。そのスイッチを入れればトロッコは別の線路に方向転換し、その場合はひき殺される作業員は一人だけだ。あなたはどうする（ごまかしの解決策や隠されている情報はないと仮定しよう）？

たいていの人がそうするように、あなたもためらうことなくスイッチを切り替えるだろう。五人が死ぬより一人が死ぬほうがずっとまし、でしょう？　良い選択だ。

さて、ここでジレンマに興味深いひねりを加えよう。同じトロッコが線路を突っ走っていて、同じ五人の作業員が危険にさらされている――が、今回あなたは線路の上にかかっている歩道橋の上で見ている。そして、歩道橋の上に立っている肥満体の男性を見つけ、彼を橋から突き落とせば、その巨体で電車を止め、五人の作業員を救うことができることに気づく。あなたは彼を突き落とすだろうか？

たいていの人がそう反応するのだが、あなたもなんの罪もない人を殺すということの提案に憤《いきどお》るだろう。でもちょっと待って。この選択と先ほどの選択は何がちがうのか？　一人の命と引き換えに五人の命を救うのではないのか？　計算結果は同じではないか？

この二つのケースでいったい何がちがうのだろう？　イマヌエル・カントの流れをくむ哲学者によると、ちがいは人の使われ方にある。最初のシナリオでは、あなたは悪い状況（五人の死）をそれほど悪くない状況（一人の死）にするだけである。歩道橋上の男性の場合、彼は目的のための手段として利用されている。これが哲学の文献で一般的な説明である。しかし興味深いのは、人々が選択を覆す理由を理解するのに、もっと脳に根拠をおくアプローチが考えられることだ。

神経科学者のジョシュア・グリーンとジョナサン・コーエンが提案した別の解釈によると、二つのシナリオのちがいは、実際に誰かに触れる――つまり、彼と近い距離で相互作用をする――ことがはらむ感情的要素にある。[15] もし問題の構成が、歩道橋の上の男性はスイッチを入れれば落とし戸から落ちるということになっていれば、彼を落とすことを選ぶ人も大勢いるだろう。人と間近で相互作用することに伴う何かによって、たいていの人は男性を突き落として死なせることを思いとどまる。なぜだろう？　その理由は、その種の個人的な相互作用が感情ネットワークを活性化することにある。問題が個人とは関係のない抽象的な計算問題から、感情を伴う個人的な決定に変わるのだ。

人がトロッコ問題を考えるときの脳画像で、次のようなことが明らかになっている。歩道橋シナリオでは、運動の計画と感情に関与する領域が活性化する。一方の線路スイッチシナリオでは、理性的思考に関与する側部の領域だけが活性化する。人は誰かを突かなくてはならない場合は感情が表に出るが、レバーを倒せばいいだけなら、脳は《スター・トレック》のミスター・スポックのように振る舞う。

脳内の感情ネットワークと理性ネットワークのせめぎ合いは、昔のテレビドラマ《トワイライト・ゾーン》のエピソードにうまく描かれている。憶えているままに引用するが、あらすじはこんなふうだ。オーバーコートを着た見知らぬ人がある男の家の玄関に現われて、取引を提案する。「ここにボタンが一つついた箱があります。あなたがボタンを押しさえすれば、私はあなたに一〇〇〇ドル払いましょう」

「ボタンを押すと何が起こるのですか?」と男は尋ねる。

見知らぬ人は言う。「あなたがボタンを押すと、遠くにいる人、あなたが知りもしない人が死にます」

男は夜どおし、道徳的ジレンマに悩む。ボタンの箱はキッチンのテーブルに置かれている。彼はそれを見つめる。その周りをうろうろする。額に汗がにじむ。

自分の絶望的な財政状況を考えたすえ、ついに彼は箱に突進し、ボタンを押す。何も起こらない。拍子抜けするほど静かだ。

そしてドアがノックされる。コートを着た見知らぬ人が現われ、男にお金を渡し、箱を受け取る。「待ってくれ」と男は彼に向かって叫ぶ。「これからどうなるんです？」見知らぬ人は言う。「箱をもっていって、次の人に渡すんですよ。遠くにいる人、あなたが知りもしない人に」

この物語では、匿名でボタンを押すことの容易さが強調されている。誰かをその手で攻撃しろと言われていたら、男はおそらく取引を拒否しただろう。

私たちの進化の初期には、手や足、または棒で届く距離より遠くにいる他人と相互作用する現実的な方法はなかった。その相互作用の距離は明確かつ必然だったので、私たちの感情的反応にそれが表われる。しかし現代では状況が変わった。将軍ばかりか兵士でさえも、自分が殺す人々から遠く離れたところにいるのがふつうだ。シェイクスピアの『ヘンリー六世』第二部で、反逆者のジャック・ケイドがセイ卿に食ってかかり、彼が戦場でじかに危険を経験していないとあざける。「あんたはいつ戦場で一撃を加えた？」セイ卿は答える。「偉大な男は伸びる手をもっているのだ。私は見たこともないやつらを何度も攻撃し、攻撃して死なせている」。いまやボタンに触るだけで、ペルシャ湾や紅海にいる軍艦の甲板から、四〇基のトマホーク地対地ミサイルを発射できる。数分後にバグダッドのビル群が噴煙のなかに消えるとき、ミサイルのオペレーターはボタンを押した結果をCNNの生放送で見ているかもしれない。相手に接近することがなくなり、感情の影響もなくなった。戦争行為のこの匿名性が、戦争を不安なほど容易にする。一九六〇年代にある政治思想家が、核戦争を開始するためのボタンは大統領のいちばんの親友の胸に埋め込むべきだと提言した。そうすれば、大統領は地球の反対側にいる大勢の人々を死滅させる決定を下したいとき、ボタンを手に入れるためにまず友人の体を傷つけ、その胸を引き裂かなくてはならない。そうすることによって彼の感情システムを意思決定に関与させることになり、少なくとも選択が人間的な感情に欠けたものになるのを防げる。

両方の神経系が行動という一つの出力チャネルを支配しようと争うがために、感情が意思決定の情勢を変えることもある。この長年の争いはいまや、多くの人々にとって判断のよりどころともなっている。「嫌な感じがするのなら、たぶんまちがっているのだ」(16)。これには反例もたくさんある(たとえば、人の性的嗜好にげんなりしても、その好みが道徳的にまちがっているとは思わない場合もある)が、それでも感情は意思決定におおむね役立つ舵取り装置の機能を果たす。

感情システムは進化史上古くからあり、したがってほかの多くの種と共通であるのに対し、理性システムの発達はもっと最近のことである。しかしこれまで見てきたように、理性システムが新しいからといって、必ずしもそれ自体が優れているというわけではない。誰もがミスター・スポックのように理性ばかりで感情がなかったら、社会は良い状態にならない。むしろバランスの取れた状態——内部のライバルがチームを組むこと——が脳にとっては最適である。なぜなら、歩道橋から人を突き落とすことに感じる嫌悪は、社会的相互作用にとってきわめて重要だからだ。トマホーク・ミサイルを放つボタンを押すことに対する無感覚は、文明にとって有害である。感情システムと理性システムのバランスが必要であり、人間の脳内ではそのバランスが自然淘汰によってすでに最適化されているのかもしれない。別の言い方をすると、党派が分かれている民主制こそが、あなたに必要なものかもしれない――どちらかが支配権を奪取すれば、最適でなくなることはほぼ確実だ。古代ギリシャ人はこの知恵をとらえて、こんなふうに人生にたとえている。あなたは馬車の御者であり、あなたの馬車は二頭の大きな馬に引かれている。理性という白い馬と、感情という黒い馬だ。白い馬はつねにあなたを道の片側に強く引っ張ろうとしていて、黒い馬は反対側に引っ張ろうとしている。あなたの仕事は二頭の手綱をしっかりつかみ、道の真ん中を進み続けられるように馬を御することである。

感情と理性のネットワークが争うのは、差し迫った道徳的判断をめぐってだけではない。別のよくある状況判断、すなわち将来的にどう行動するかをめぐっても意見を闘わせる。

なぜ悪魔はいまの名声とひきかえに、あとで魂を手に入れられるのか？

数年前、心理学者のダニエル・カーネマンとエイモス・トベルスキーが、一見単純そうな質問を行なった。もし私がいますぐ一〇〇ドルか一週間後に一一〇ドルあげると言ったら、あなたはどちらを選びますか？　ほとんどの被験者はすぐに一〇〇ドルもらうほうを選んだ。もう一〇ドルもらうために、まる一週間待つだけの価値はないように思えたのだ。次に二人は質問を少し変えた。もし私が五二週間後に一〇〇ドルか五三週間後に一一〇ドルあげると言ったら、あなたはどちらを選びますか？　この場合、人々は選好を変えて、五三週間待つほうを選ぶ傾向があった。一週間余計に待つことで一〇ドル余計に手に入るという点で、二つのシナリオはまったく同じであることに注意してほしい。ではなぜ、この二つで選好が逆転するのだろう？

なぜなら、人は将来を「割り引く」からだ。これは経済用語で、現在に近い報酬のほうが遠い将来の報酬よりも高く評価されることを意味する。喜びを先延ばしにするのは難しい。そしていますぐには格別なものがある――つねに最高の価値がつくのだ。カーネマンとトベルスキーの選好逆転現象が生じるのは、その割引が特殊なかたちだからである。具体的には、近い将来では急速に下落し、そのあとしばらく横ばいになる。遠い先ではいつでもたいして変わらないと言わんばかりだ。このかたちは、二つの単純なプロセスをつなげた場合に現われるかたちに似ている。一つは短期的な報酬について気にするプロセス、もう一つはもっと遠い将来を心配するプロセスである。

このことから、神経科学者のサム・マクルーアとジョナサン・コーエンらのチームは、ある考えを思いついた。脳内では多数のシステムが競いあうという枠組みに照らして、選好逆転の問題を考え直したのだ。ボランティアを脳スキャナーにかけながら、先ほどと同じ、いまもらうか、それともあとでもっともらうかという、経済的な意思決定をさせた。そして、当面の満足に関心を抱くシステムと、長期的な合理性に関与するシステムを探した。二つが独立して働き、せめぎあうのであれば、それでデータの説明がつく。そして実際、即時または目先の報酬を選ぶことによって、感情に関与する脳構造の一部が非常に活発になることを発見した。この領域は薬物依存症のような衝動的行動と関連がある。それにひきかえ、被験者が見返りの多いはるか先の報酬を選んだときは、より高次の認知と熟慮に関与する皮質の側部領域のほうが活性化した。[18]そして側部領域の活動が活発であればあるほど、被験者は喜びを先延ばしにすることに前向きだった。

二〇〇五年から二〇〇六年のあいだに、アメリカの住宅バブルがはじけた。問題は、そのころ貸し付けられた住宅ローンの八〇パーセントが、変動金利だったことである。ローンを申し込んだサブプライムの借り手にしてみれば、いきなり支払い額が上がり、借り換えの道もなく、八方ふさがりだ。すると滞納が急増する。二〇〇七年末から二〇〇八年にかけて、一〇〇万軒近いアメリカの住宅が差し押さえられている。不動産担保証券の価値はあっという間にほぼゼロになり、金融引き締めが世界中に広がる。そして経済が沈んだ。

これが脳内の競合するシステムとどう関係するのか？　サブプライムローンの提案は、「いますぐほしい」システムをうまく利用するのにぴったりだった。この美しい家をわずかな支払いでいますぐ買って、友だちや両親をあっと言わせ、自分にできるとは思っていなかったような快適な生活をしよう。変動金利型ローンの金利はいつか上がるけれど、それはずっと先のことで、もやもやとした未来のなかに隠れている。このような刹那的満足の回路に直接接続することによって、貸し手はアメリカ経済をほぼ壊滅させることができたのだ。経済学者のロバート・シラーがサブプライムローン危機を受けて指摘したように、投機バブルを生むのは「事実に鈍感そうな伝染性の楽観主義であり、たいてい物価が上昇しているときに根を下ろす。バブルはもともと社会現象であり、それをあおる心理を私たちが理解して対処するまでは生まれ続けるだろう」(19)。

「いますぐほしい」契約の例を探し始めると、いたるところに見つかる。私が最近会った男性は大学生だったとき、自分の死後に体を大学の医学部に譲り渡すのとひきかえに、五〇〇ドルを受け取っていた。その取引を受け入れた学生はみな、何十年も先に体が届けられるべき病院がわかるように、足首に入れ墨をしている。大学にとっては楽な商売だ。いますぐの五〇〇ドルはうれしいし、死は想像もつかないほどのかなたにある。献体という行為そのものにまずいところはないが、これは原型的な二重プロセスの葛藤、世に言う悪魔との取引を説明するための恰好の例と言える。いま自分の望みがかなう代わりに、遠い将来に魂を取られる取引だ。

不倫の背後にはこのような神経系の争いがあることが多い。夫婦は心から愛しているときに契りを結ぶが、その後、目の前の誘惑が意思決定を反対に傾ける状況になりえる。一九九五年一一月、ビル・クリントンの脳は、自由主義世界のリーダーとしての将来を危険にさらしても、いまこの瞬間に魅力的なモニカと過ごす機会をもつことの喜びが、その埋め合わせになると決断した。

したがって、私たちが有徳な人について話すとき、必ずしも惑わされない人のことを言っているのではなく、むしろその誘惑に抵抗できる人を指している。争いを利那的満足の側に傾かせない人のことなのだ。私たちがそういう人を高く評価するのは、衝動に屈服するのは楽で、衝動を無視するのはことのほか難しいからである。知性や倫理観から生まれた主張は人間の情熱や欲望に対して弱いことを、ジークムント・フロイトが指摘している。[20] だからこそ、麻薬撲滅を目指す「ジャスト・セイ・ノー」キャンペーンや禁酒キャンペーンがうまくいかないのだ。さまざまな社会で宗教が不屈なのは、理性と感情のこのアンバランスが原因かもしれないという説もある。つまり、世界の宗教は感情ネットワークに取り入るように最適化されていて、優れた理性の主張も結局はそのような人を魅了する引力にほとんど対抗できない。実際、宗教を抑え込もうとしたソビエトの努力は部分的にしか成功せず、政府が崩壊したとたん、宗教的儀式が盛んに息を吹き返した。

人は短期的な欲求と長期的な願望の葛藤を抱えているという見解は、決して新しくはない。ユダヤ教の古い書物に、体は相互作用する二つの部分で構成されているとある。つねにいますぐほしがる体（グフ）と、長期的な目的を維持する魂（ネフェシュ）である。同様に、喜びを先延ばしにしようとする人について、ドイツ人の用いる奇抜な表現がある――彼は「内なるブタイヌ」を克服しなくてはならない、と言うのだ。

あなたの行動、つまりあなたが実際にやることは、争いの最終結果にすぎない。しかし話はもっとおもしろくなる。というのも、脳内の各党は相互作用について学ぶことができる。その結果、状況はすぐに短期的欲求と長期的願望の単純な腕相撲の域を出て、驚くほど高度な交渉プロセスの世界に入る。

現在と未来のオデュッセウス

一九〇九年、ペンシルヴェニア州にあるカーライル信託銀行の財務部長、メルケル・ランディスは、長い散歩に出かけて新しい資金調達のアイデアを思いついた。クリスマス・クラブというものを始めよう。顧客は一年間お金を銀行に預けるのだが、満期前に引き出す場合には手数料がかかる。そして年末、クリスマス・ショッピングにちょうど間に合う時期に自分のお金を使うことができる。このアイデアがうまくいけば、銀行は再投資して利益を得るための資金を一年中ふんだんに手にすることになる。しかしうまくいくだろうか？　利子がほとんどつかないのに、人は元手を一年も差し出すだろうか？

ランディスが試してみると、このアイデアにはあっというまに火がついた。その年、四

○○人近い銀行の顧客が一人平均二八ドル――二〇世紀初頭としてはかなりの金額だ――を預金した。ランディスをはじめとする銀行員は自分たちの幸運が信じられなかった。顧客は自分のお金を銀行に預かってもらいたいのだ。

クリスマス銀行クラブの人気はうなぎ上りで、気がつけば銀行どうしがクリスマス貯金ビジネスをかけて争っていた。新聞は親たちに「自立心と貯蓄習慣を育てるために」子どもをクリスマス・クラブに入会させるよう熱心に勧めた。(21) 一九二〇年代には、オハイオ州トレドのダイム貯蓄銀行、ニュージャージー州アトランティック・シティのアトランティック・カントリー信託銀行などいくつかの銀行が、新規顧客を勧誘するために素敵な真鍮のクリスマス・クラブ硬貨をつくり始めた(22)(アトランティック・シティの硬貨には「クリスマス・クラブに入って、いちばん必要なときにお金を手にしよう」と刻まれている)。

しかし、なぜクリスマス・クラブはヒットしたのだろう？ 預金者は一年を通じて自分のお金を管理すれば、もっと高い利子を稼いだり、新たな機会に投資したりすることができる。どんなエコノミストも自己資本は手放さないようにアドバイスする。では、人々が自ら進んで銀行に自分のお金を取り上げるように頼むのはなぜだろう？ ましてや制約が加えられて期日前解約には手数料も取られるのに？ 答えははっきりしている。人は自分がお金を使うのを誰かに止めてもらいたい。自分で自分のお金をもっていると、無駄使いしてしまいそうなことをわかっているのだ。(23)

これと同じ理由で、人々はよく国税庁をクリスマス・クラブの代わりに利用する。給料からの控除額を少なく申告し、一年間、国税庁に自分のお金を多めに徴収させるのだ。そして翌年の四月が来ると、郵便受けに小切手が届いて喜ぶ。何もしないで儲かったような気がする——が、もちろんそれは自分のお金が戻ってきただけである。それでも人は余分なお金があったらすぐに出ていってしまうと直感する場合、この道を選ぶ。そうして衝動買いをしないようにする責任を、ほかの誰かに押しつけるわけだ。

なぜ、人は自分の行動を自分で管理し、自己資本を意のままに使うチャンスを楽しまないのか？　クリスマス・クラブ人気と国税庁現象を理解するためには、三〇〇〇年前にさかのぼり、イタケー王でトロイア戦争の英雄であるオデュッセウスについて知る必要がある。

トロイア戦争のあと、故郷のイタケー島までの長い船旅中、オデュッセウスは目の前にまたとないチャンスがあることに気づいた。彼の船は、美しい海の精セイレーンたちが人間の心をとりこにするほど魅惑的なメロディーを歌っているセイレーン島のそばを通るのだ。問題は、その歌声を聞いた水夫は策に長《た》けたセイレーンたちのほうへと舵を取り、船が険しい岩に突っ込んで、船の乗員全員がおぼれてしまうことだった。

そこでオデュッセウスは計画を立てた。音楽を聞くと、自分もほかの人間と同じように抵抗できなくなることがわかっていたので、未来の自分に対処することを考えたのだ。つまり、現在の理性的なオデュッセウスではなく、未来の気が触れたオデュッセウスに対して備えたのである。彼は部下に命じて自分を船の帆柱にきつく縛りつけさせた。こうすれば、歌声が船のへさきに流れてきても、彼は動くことができない。次にオデュッセウスは、部下たちがセイレーンの声に誘惑されないように、そして自分の狂気の命令が聞こえないように、彼らに蠟で耳栓をさせた。さらに、自分が懇願しても応じてはいけない、そして船がセイレーンの島を十分に過ぎるまで自分の縛《いまし》めを解いてはいけないと、彼らに念を押した。オデュッセウスは自分が金切り声をあげ、大声で叫び、ののしり、美しい女性たちのほうに船を進めるよう部下に強制しようとすることを推測した――この未来のオデュッセウスが良い意思決定をする立場にないことを知っていたのだ。こうして、まともな精神状態のオデュッセウスは、近づいている島を通りすぎるとき自分自身が愚かなことをしないように事を仕組んだ。それは現在のオデュッセウスと未来のオデュッセウスのあいだに結ばれた取引と言える。

この神話は、短期党と長期党がどう相互作用するかについてのメタ知識を、心が学べることを浮き彫りにしている。その結果、驚いたことに心は別の時点の自分と交渉できる。(24)

では、パーティーの招待主があなたにチョコレートケーキを勧めているとしよう。あなたの脳にはグルコースをほしがる部分もあれば、あなたの食生活を心配する部分もある。あるいは、つまり、短期的な利益を考える部分もあれば、長期的な戦略を考える部分もある。戦いは感情のほうが優勢になり、あなたは食べることにする。しかし無条件ではない。明日ジムに行くことを約束する場合にかぎって、ケーキを食べよう。誰が誰と交渉しているのか？交渉の当事者は両方ともあなたではないのか？

　未来の自分を束縛するように自らが下した決定を、哲学者は「ユリシーズ（オデュッセウス）の契約」と呼ぶ[25]。具体的な例として、アルコール依存症を克服するためにまず何より、酔っていないときに家のなかから確実にアルコールを一掃することが挙げられる。ストレスの多い平日の夜、楽しい土曜日、あるいはさびしい日曜日には、とにかく魔が差しやすい。

　人はよくユリシーズの契約をする。だからこそ、メルケル・ランディスのクリスマス・クラブがいきなりうまくいき、成功し続けているのだ。人は四月に自分の資金を預けるとき、一〇月の自分は気前よく贈り物をしたい一二月の自分の意見など一顧だにせず、自分勝手なことにお金を注ぎ込んでしまいがちだとわかっていて、用心して行動している。

　未来の自分の選択を事前に束縛できるような取り決めがいろいろ考案されている。たとえば、未来のあなたと取引の交渉をすることによってあなたのダイエットを助けるウェブサイトがある。仕組みはこうだ。あなたは五キロやせるという約束で一〇〇ドルの前金を払う。約束の期限までに成功すれば、お金は全額戻ってくる。その期限までに体重が減らない場合、お金は会社のものになる。この取り決めは客の自主管理で成り立っているので、いんちきをするのも簡単そうなのだが、それでも客が集まって会社は利益を上げている。なぜだろう? その理由は、お金を取り戻せる日が近づくにつれ、自分の感情システムがそのことをどんどん気にするようになることを、みんなが理解していることにある。短期的なシステムと長期的なシステムを戦わせているのだ。*

ユリシーズの契約は、医療についての意思決定をする状況でもよく発生する。昏睡状態になった場合には生命維持装置をはずすという事前の医療指示に、健康な人がサインするとき、その人は予想される未来の自分と契約を結んでいる——二人の自分(健康な自分と病気の自分)がまったくちがうかどうかは議論の余地があるが。

ユリシーズの契約に興味深い展開が起こるのは、あなたのために誰かほかの人が意思決

---

*このシステムはうまくいっているが、このビジネスモデルをもっとうまく神経生物学に合わせる方法があると、私は思っている。問題は、減量には継続的な努力が必要なのに、お金を失う期限は近づいていてもつねに遠い未来にあって、気がつくといきなり審判の日になっていることだ。神経学的に最適なのは、五キロ落とすまで毎日少しずつお金を失うことになるモデルだ。しかも失う金額は毎日一五パーセントずつ増えていく。そうすればお金を失う心の痛みを毎日じかに感じられ、その痛みが着実に強くなっていく。五キロ減量した時点で損失が止まる。これなら全期間を通じてこつこつと正直にダイエットをするようになる。

定に介入する——そして、未来のあなた自身に配慮して現在のあなた自身を束縛する——ときだ。そのような状況はよく病院で生じる。手足や配偶者を失うなど、人生の衝撃的な変化を経験したばかりの患者が、死にたいと言い張るようなときだ。たとえば、その患者は医師に透析をやめろと言ったり、過量のモルヒネをくれと言ったりする。そのようなケースは一般に倫理委員会にかけられ、委員会が決定することはだいたい同じだ。つまり、未来の患者はいずれ感情的なよりどころを取り戻し、また幸せになる道を見つけるのだから、死なせてはいけない。この場合の倫理委員会は、現状で知性が感情に反論することはほぼ無理であるとわかっていて、長期的な理性システムの代弁者として働いているにすぎない。(26) いまは神経の議会が不当に偏っているので、一党独裁を阻止するために介入が必要だと、委員会が実質的に判断するのだ。ありがたいことに、私たちはときとして他人の冷静さに頼ることができる。オデュッセウスが、部下の船乗りたちは自分の懇願を無視してくれると信じたのと同じだ。経験則はこうなる——自分自身の理性システムを信頼できないときは、ほかの人のものを借りろ。(27) この場合、患者は倫理委員会の理性システムを借りる。委員会のほうが容易に未来の患者を守る責任を負える。なぜなら、患者を誘惑する感傷的なセイレーンの歌は、委員には聞こえないからだ。

たくさんの心

ライバルからなるチームの枠組みをわかりやすく説明するために、私はこれまで話を過度に単純化して、神経組織を理性システムと感情システムに区分してきた。しかし争っている党派がこれだけだという印象を与えたくはない。むしろ、ライバルからなるチームの話は始まったばかりだ。どこに目を向けても、重複するシステムがせめぎあっている。とくに興味深いシステム競合の例が、脳の左半球と右半球に見られる。脳半球はほぼそっくりで、緻密な線維でできた脳梁《のうりょう》と呼ばれる主要路で結ばれている。二つの脳半球と右脳半球がライバルからなるチームを構成しているとは誰も想像していなかったが、一九五〇年代に異例の手術が行なわれて事態が変わった。神経生物学者のロジャー・スペリーとロナルド・マイヤーズが、実験的な手術としてネコとサルの脳梁を切断したのだ。何が起こったか？　たいしたことはない。二つの半球をつなぐ太い線維の束など必要ないかのように、ネコとサルは正常に行動した。

この成功を受けて、分離脳手術が一九六一年に初めてヒトのてんかん患者に行なわれた。片方の半球から反対の半球に発作が広がるのを阻止する手術が、患者にとって最後の望みだった。そして手術はみごとに成功した。衰弱性の発作にひどく苦しんでいた人が、これでふつうの生活を送ることができるのだ。二つの脳半球が別々になっても、患者の行動は変わらないように見えた。出来事をふつうに記憶できるし、問題なく新しい事実を覚えられる。愛し、笑い、踊り、楽しむことができる。

しかし奇妙なことが起こっていた。巧妙なやり方で片方の半球だけに情報を伝え、もう片方には伝えないと、片方の半球は何かを学ぶことができるが、もう片方は学ばない。その人が二つの独立した脳をもっているかのようだ。(28)そして患者は同時に異なる課題をこなせる。正常な脳にはできないことである。分離脳の患者は、たとえば両手に鉛筆を持って、円と三角のような異なる図形を同時に描くことができるのだ。

それだけではない。運動をつかさどる脳の主要配線は、右脳半球が左手を制御して左脳半球が右手を制御するように交差している。そのおかげで驚くような実験ができる。左脳半球に「リンゴ」という単語をちらっと見せ、同時に右脳半球に「鉛筆」という言葉をちらっと見せるとしよう。いま見た品物を手に取るように言われると、分離脳の患者の右手はリンゴを取り、同時に左手は鉛筆を取る。二つの脳半球が別々に独自の生活を送っているのだ。

やがて研究者たちは、二つの脳半球がもつ性格とスキル――抽象的に考える力、物語を創作する力、推断する力、記憶の源《みなもと》を究明する力、ギャンブルで良い選択をする力など――は多少ちがうことを認識するようになった。分離脳研究を開拓した（その功績でノーベル賞を受賞した）神経学者の一人、ロジャー・スペリーは、脳は「二つの別々の意識領域であり、感知し、知覚し、思考し、記憶する二つのシステムである」と理解している。二つの脳半球はライバルからなるチームを構成する。目標は同じだが、取り組み方が少し異なるエージェントなのだ。

一九七六年にアメリカの心理学者ジュリアン・ジェインズが示した説によると、紀元前二〇〇〇年紀末まで人間は内観する意識をもたず、その心は基本的に二つに分かれていて、左脳半球は右脳半球からの指令に従っていたという(29)。その指令は幻聴というかたちをとり、神々の声として解釈された。ジェインズによると、およそ三〇〇〇年前にこの左脳半球と右脳半球間の分業が崩壊し始めたという。脳半球どうしがよりスムーズにやりとりするようになると、内観のような認知プロセスの発達が可能になった。意識の起源は、二つの脳半球が一緒にテーブルについて折り合いをつけることができるようになったことにある、とジェインズは主張している。ジェインズの説がこの後残っていくものかどうかはまだわからないが、この提案は無視するにはあまりに興味深いものだ。

二つの脳半球は解剖学的にはほぼ同一に見える。頭蓋骨内の左右に同じ基本モデルの脳半球が装備されていて、両方が世界からのデータをほんの少し異なる方法で吸収しているかのようだ。基本的に一枚の青写真が二回使われている。そしてこれほどライバルからなるチームに適したものはない。二つの脳半球が同じ基本プランの写しであることは、大脳半球切除術と呼ばれる片方の脳半球をすべて切除する(ラスムッセン脳炎で引き起こされる難治性てんかんの治療のために行なわれる)手術で実証されている。驚くべきことに、子どもが八歳くらいになる前にこの手術を行なえば、その子は元気だ。もう一度言おう。

脳の半分しか残っていなくても、その子は元気だ。食べる、読む、話す、計算する、友だちをつくる、チェスをする、両親を愛する、そのほか二つの脳半球をもつ子どもができることはすべてできる。気をつけてほしいのだが、脳のどこの半球でも取り除けるわけではない。前半分や後ろ半分を切除して生存を期待することはできない。しかし右半分と左半分は、お互いのコピーのようなものであることははっきりしている。片方を取り除いても、機能がほぼ重複するもう片方が残る。二大政党と同じようなものだ。もし共和党か民主党が消えても、残った党が国を運営できる。アプローチは少しちがうが、それでも物事はうまく回る。

たゆまぬ再考案

ここまで手始めに理性システム対感情システムと、分離脳手術によって明らかになった「一つの脳内の二つの党派」現象の例を取り上げた。しかし脳内の競争は、私がこれまでに概略を紹介してきたもの以外にたくさんあるし、もっと微妙でわかりにくい。脳には専門分野が重複していて同じ仕事をする小さいサブシステムがあふれている。

記憶について考えてみよう。自然は記憶を一度ならず蓄えるメカニズムを考え出したようだ。たとえば、普通の状況であれば、日常的な出来事の記憶は海馬と呼ばれる脳領域に統合されている（つまり「固められている」）。しかし恐ろしい状況――たとえば自動車事故や強盗事件——に遭遇しているときは、扁桃体と呼ばれる別の領域も、独立した第二の記憶手順に沿って記憶を蓄える。[30] 扁桃体記憶は異なる性質を帯びている。消去されにくく、「フラッシュ」のように突然よみがえることがあるのだ——レイプ被害者や退役軍人の話によくある。つまり、記憶を蓄える方法は一つではないということだ。ここで話題にしているのは、さまざまな出来事についての記憶ではなく、同じ出来事についての複数の記憶である。言うなれば、展開中の一つのニュースについて、性格のちがう二人のジャーナリストがメモしているような感じだ。

このように、脳内の異なる党派が同じ仕事にかかわる可能性があることがわかる。最終的に、かかわる党派は二つどころかもっとたくさんあって、みんなが情報を書き留めていて、あとで話すのは自分だと競いあうのだ。[31] 記憶は一つという信念は幻である。

専門が重複する例にはこんなものもある。脳が動きを感知する方法について、科学者たちは長いあいだ議論してきた。ニューロンによって動作感知器を構築する理論上の方法はたくさんあり、ニューロン間の接続、ニューロンから伸びた突起（樹枝状突起）、大規模なニューロン集団などを取り入れた、実にさまざまなモデルが科学文献に提示されている。[32] ここで重要なのはその詳細ではなく、これらのさまざまな理論が学者たちのあいだで何十年にもわたる議論をあおっていることだ。提案されているモデルは直接測定するには小さすぎるので、研究者はさまざまな理論を裏づけたり否定したりするために、巧妙な実験を考え出している。おもしろいことに、ほとんどの実験が決定的ではなく、実験条件によって一つのモデルを立証するときもあれば、しないときもある。このことから、視覚系が動きを感知する方法はたくさんあるという認識が(人によっては不本意ながら)強まってきている。脳の部位によって実践される戦略が異なるのだ。ここでも、記憶の場合と同じように、脳は問題解決の方法をいくつか重複して進化させてきたことを教えられる。[33] 神経の各党派は、世界に何があるかについて意見が一致することも多いが、つねに一致するわけではない。このことは神経民主制の理想的な基盤になる。

私が強調したいのは、生体内プロセスは一つの解決策で落ち着くことはまれであるという点だ。むしろ、解決策をたゆまず再考案する傾向がある。それにしても、なぜいつまでも改革するのか――なぜ、良い解決策を見つけて次に進まないのか? 人工知能の研究室とちがって、自然という研究室には、サブルーチンが開発されたらチェックマークをつけるチーフプログラマーはいない。人間のプログラマーは、いったん「積み木を積む」プログラムをコード化して完成させると、次の重要なステップに移っていく。私の考えでは、この移行こそ人工知能が行き詰まったおもな理由である。人工知能とはちがって、生体内プロセスは別のアプローチをとる。たとえば、動きを感知する生物回路でつまずいたとき、それを報告するべきチーフプログラマーがいないので、ランダムな突然変異が回路の新たな変化形を際限なく開発し続け、思いがけない独創的な新しい方法で動きの感知を解決する。

この観点は、脳について考えるときの新しいアプローチを提案する。ほとんどの神経科学の文献は、脳のどんな機能を研究しているにせよ、唯一の解答を求めている。しかしそのアプローチは見当ちがいかもしれない。もし宇宙人が地球に着陸し、木に登れる動物(たとえばサル)を発見したとして、そのスキルをもつ動物はサルだけだと結論づけるのは、宇宙人の早計だろう。もっと調べればすぐに、アリもリスもジャガーも木に登ることを発見する。そしてこれこそ、生体内プロセスが巧妙なメカニズムに取り組むやり方である。つまり、調べ続ければ発見が増えるのだ。生体は問題に解決済みのチェックマークをつけて終わりにすることはない。継続的に解決策を考え直す。このアプローチの最終成果が重複の多い解決システムであり、それはライバルからなるチームの構成にとって必要条件である。(34)

多党制の強靭性《ロバスト》

チームのメンバーは意見が合わないことも多いが、合ってはいけないわけではない。実際、たいていの場合ライバルは自然に合意する。この単純な事実のおかげで、ライバルからなるチームはシステムの一部を失っても強い。政党が消える思考実験に戻ろう。ある党の主要な意思決定者が全員飛行機事故で死亡したとして、それを脳の損傷になぞらえて考えよう。多くの場合、一つの党が凋落すると、対立するライバル集団の反対意見が目立つようになる――前頭葉が損傷を受けると、万引きや立ち小便のような不品行が出るようになるのと同じだ。しかし、政党の消滅が気づかれない場合もあるどころか、そちらのほうがはるかに一般的かもしれない。なぜなら、ほかの政党もすべてほぼ同じ意見をもっている問題もあるからだ（たとえば、住宅のごみ収集への予算配分の重要性）。これはロバストな生物系の特徴である。政党が悲惨な事故で消滅しても、社会の営みは相変わらず続き、体制にとってはしゃっくりと大差ない場合もある。脳の損傷が行動や知覚に奇妙な変化をもたらす変わった臨床例一例につき、脳の一部が損傷を受けても臨床的兆候が認められない症例は何百とあるのだ。

専門分野が重複するメリットは、「認知予備力」という新たに発見された現象に見られる。検視解剖でアルツハイマー病による神経の壊滅的損傷が見つかったのに、生きているあいだはまったく症状を示していなかった人が大勢いる。どうしてこんなことがありうるのだろう？　この人たちは、高齢になっても現役で仕事をしたり、クロスワードパズルをやったりするなど、神経細胞集団をしっかり使う活動を行なうことによって、脳を刺激し続けていたことが判明している。頭脳を働かせ続けた結果、彼らは神経心理学者が認知予備力と呼ぶものを構築したのである。認知機能が健康な人はアルツハイマー病にかからないわけではなく、彼らの脳には症状を予防する力があるということ。脳の一部が悪化しても、ほかの問題解決方法がある。解決策が一つだけというワンパターンに陥ることなく、重複する戦略をずっと探求し構築してきたおかげで、代替の解決策をもっているのだ。神経細胞集団の一部が退化してしまっても、それがなくて不自由することもない。

認知予備力――そして一般的なロバスト性――は、重複する解決策で包括的に問題に対処することによって実現する。比喩として、便利屋について考えてほしい。便利屋は道具箱にいくつかの道具をそろえているので、ハンマーをなくしても便利屋生命は終わらない。バールやパイプレンチの平らな面を使うことができる。道具が二つしかない便利屋はもっと困ることになる。

この、神経系がもつ冗長性という秘密がわかると、以前は奇妙な臨床上のミステリーだったものを理解できる。一次視覚野の広い範囲に損傷を受けている患者がいて、視野の半分が見えないとしよう。実験者であるあなたは、厚紙でできた図形を手に取り、患者の見えない側に掲げ、彼女に尋ねる。「ここに何が見えますか？」

「わかりません――視野のそちら半分は見えませんから」と彼女は言う。

「わかっています。でも推測してください。円、四角、それとも三角が見えますか？」

「本当にわからないんです。何も見えません。そこは視覚がないんです」

「わかっています、わかっていますよ。でも、とにかく当ててみてください」

彼女は憤慨しながらも、ついに形が三角だと推測する。そして彼女の答えは偶然よりかなり高い確率で正しい。[35] たとえ失明していても、勘を働かせることができる――彼女の脳内の何かが見ているということだ。それは視覚野の健全性に依存している意識的な部分ではない。この現象は盲視と呼ばれ、意識的な視覚がなくなっても、陰で通常のプログラムを動かしている皮質下の工場労働者がいることを、私たちに教えている。このように、脳の一部（この場合は皮質）がなくなると、同じようにうまくとはいかないが、それでも同じことをやる下層構造が明らかになる。神経解剖学的な観点からすると、これは驚くにあたらない。なにしろ、爬虫類は大脳皮質がなくても見ることができるのだ。私たちほどうまくは見えていないが、それでも見えている。[36]

ここで少し寄り道して、ライバルからなるチームの枠組みが、脳について従来教えられていたものとは異なる考え方を提案することについて考えてみよう。脳のここは顔をコード化する、ここは家をコード化する、ここは色、ここは体、ここは道具の用途、ここは宗教的熱情、といった具合に、脳はきっちりラベルづけされた部位に分けられることを前提にしがちな人が多い。これは一九世紀初めの骨相学が期待したことだ。骨相学では、頭蓋骨の突起は下にある領域の実態について何かを示していると想定されていた。脳の各地点には地図上のラベルを貼ることができるという考えである。

しかし生体がそのような仕組みを採用するのは、あったとしてもまれである。「ライバルからなるチーム」の枠組みが示唆するのは、同じ刺激をさまざまな方法で表現する脳のモデルだ。この考え方は、脳の各部位は簡単にラベルづけできる機能を果たすという過去の期待を葬り去る。

ここで注意すべきは、新たに発見された神経画像検査で脳を視覚化できるようになったおかげで、骨相学的な傾向がいつのまにか戻ってきていることだ。科学者も素人も、脳の機能それぞれを特定の場所に割り振りたいという安易なわなに、知らないうちに引っかかるおそれがある。印象に残る簡潔な表現を求めるプレッシャーからか、マスコミが（さらには科学的文献が）次から次に伝える報告は、これこれのための脳領域が発見されたという誤った印象をつくっている。そのような報告は楽なラベルづけを求める世間の期待を満たすが、本当の状況はもっとはるかに奥が深い。つながっている神経回路網が、別々に発見された複数の戦略を用いて機能を果たしているのだ。脳は複雑な世界をとらえるのには役立つが、明快な地図製作には向いていない。

連合を維持する——脳の民主国における内乱

グロテスクなカルトムービーの『死霊のはらわたII』に、主人公の右手が自分の心と争い、彼を殺そうとするシーンがある。そのシーンは小学六年生の遊び場で見られるような演出になっていく。主人公が自分の顔を襲おうとしている右手を、左手で押さえているのだ。最終的に彼は右手をチェーンソーで切り落とし、それでもまだ動く手をひっくり返したゴミ箱のなかに閉じ込める。そして押さえつけるためにごみ箱の上に本を重ねるのだが、注意深い観客なら、いちばん上の本がヘミングウェイの『武器《アーム》よさらば』であることに気づくだろう。

このあらすじは馬鹿げているように思えるかもしれないが、実際に「他人の手症候群」と呼ばれる障害がある。『死霊のはらわた』ほどドラマチックではないが、考えはほぼ同じだ。他人の手症候群は、先ほど論じた分離脳手術で生じるおそれのあるもので、二つの手が対立する欲望を示す。患者の「他人の」手はクッキーを取って口に入れるのに、正常に行動する手はそれを止めようとして手首をつかむ。そしてもみ合いが起こる。あるいは、片方の手が新聞を拾い上げ、もう一方の手がそれをはたき落とす。片方の手がジャケットのファスナーを上げ、もう片方の手がそれを下げる。他人の手症候群の患者のなかには、「やめろ!」と叫ぶことで反対の脳半球（と他人の手）が引き下がる人もいる。しかしそんなささやかな抑制は別として、手はアクセス不能な独自のプログラムを実行しているのであり、だからこそ他人の手と呼ばれるのだ。なにしろ、患者の意識はその手がやることを予測できず、その手は患者の一部ではないように感じられる。この状況にある患者はよく「誓って私がやっているのではない」と言う。この言葉は私たちを本書の重要な論点に引き戻す――「私」とは誰なのか？　やっているのは本人の脳であって、誰かほかの人の脳ではない。ただ、彼はそのプログラムに意識的にアクセスすることができないのだ。

他人の手症候群から何がわかるだろう？　自分にはアクセス権も知識もない機械的な「他人《エイリアン》の」サブルーチンを、人は心に抱いていることがわかる。私たちの行動のほぼすべて——スピーチをすることからコーヒー入りのマグカップを取り上げることまで——が、ゾンビ・システムとも呼ばれるエイリアン・サブルーチンで動かされているのだ（私は二つの言葉を置き換え可能なものとして使っている。ゾンビは意識がアクセスできないことを強調し、エイリアンはプログラムの異質性を強調する）[37]。エイリアン・サブルーチンには生来のものもあれば、習得されたものもある。第3章で見た高度に自動化されたアルゴリズム（テニスボールのサーブ、ヒヨコの雌雄鑑別）はすべて、回路に焼きつけられるとアクセス不能のゾンビ・プログラムになる。プロ野球選手が速すぎて意識では追えない投球にバットを当てるとき、彼は研ぎ澄まされたエイリアン・サブルーチンを活用しているのだ。

正常な状況では自動化されたプログラムがすべて厳しく制御されているので、結果としての行動は一度に一つしか起こりえないことも、他人の手症候群からわかる。他人の手が現われると、脳がふだんは内面の葛藤に目立たないようにふたをしていることがはっきりする。ほんの少し組織が損傷を受けただけで、ふたの下で起こっていることが暴露されるのだ。つまり、サブシステムの連合維持は脳の努力なしに実現することではなくて、能動的なプロセスである。党派が連合から脱退し始めてようやく、各部位の異質性が明らかになる。

葛藤するルーチンの好例がストループ試験に見られる。これはごく簡単な指示に従う課題である——記された言葉のインクの色を答えなさい。たとえば、青い文字で書かれた「正義」という言葉を見せられる。あなたは「青」と答える。次に黄色で書かれた「印刷機」という言葉を見せられる。「黄色」。こんな簡単な問題はないだろう。しかし、色の名前を示す言葉を見せられると、こつが必要になる。緑色で書かれた「青」という言葉を見せられた場合、答えはそれほど簡単ではない。あなたはうっかり「青!」と言ってしまうかもしれないし、思いとどまって早口で「緑!」と言うかもしれない。いずれにしろ、反応時間はずっと遅くなる——そしてそこには内面で進行している葛藤が隠されている。この「ストループ干渉」は、言葉を読もうとする強い無意識の自然な衝動と、活字の色を言わなくてはならない不自然で意図的な努力を要する課題とが、対立していることを暴露する。[38]

第3章に出てきた潜在的連想の課題を覚えているだろうか? 無意識の人種差別主義を引き出そうとするものだった。自分が嫌いなものをポジティブな言葉(たとえば「幸福」)と結びつけるように言われると、反応時間がふつうより遅くなるという話だ。ストループ課題と同じように、その根底には深く埋め込まれたシステムどうしの葛藤がある。

多をもって一を成す

私たちはエイリアン・サブルーチンを実行するだけではなく、それを正当化する。自分の行動について、まるでそれが前からずっと自分の考えだったかのように、過去にさかのぼって話をでっち上げる方法があるのだ。本書の冒頭で述べたように、私たちは何か考えが浮かぶとそれを自分の手柄にする（「いいことを思いついた！」）が、実は脳が与えられた問題に長いあいだ取り組んでいて、ついに最終成果を出したというのが真相だ。私たちは内部で進行しているエイリアン・プロセスについて、つねに話をつくって語っている。

この種のつくりごとを暴くには、分離脳の患者を対象にした別の実験を見ればいい。先ほど学んだように、右脳半球と左脳半球は似ているが、まったく同一ではない。人間の場合、左脳半球（言葉を話す能力の大部分が入っている半球）は感じていることについて話せるが、口のきけない右脳半球が考えを伝えるには、指させ、伸びろ、書け、と左手に命令するしかない。この事実があるおかげで、過去にさかのぼった作話《さくわ》についての実験が可能だ。一九七八年、研究者のマイケル・ガザニガとジョゼフ・ルドゥーが、分離脳患者の左脳半球にニワトリの鉤爪の絵を、右脳半球に冬の雪景色の絵をちらっと見せた。そのあと患者は、いま見たものを示しているカードを指さすように言われる。すると彼は右手でニワトリのカード、左手で雪かきスコップのカードを指さした。なぜスコップを指さしているのかと実験者が訊く。念のために言うと、彼の左脳半球（言語能力をもつ半球）に伝えられたのはニワトリの情報だけで、ほかにはない。しかし左脳半球はひるむことなく話をでっち上げる。「いや、それは簡単です。ニワトリの鉤爪にはニワトリがつきもので、ニワトリ小屋を掃除するにはスコップが必要です」。脳のある部位が選択をすると、ほかの部位がすかさずその理由を説明する話を考え出せる。右脳半球（言語がない半球）に「歩け」という命令を示すと、患者は立ち上がって歩き始めるだろう。彼を止めて、なぜ出ていくのかと訊くと、彼の左脳半球が答えをでっち上げ、「水を飲みに行くつもりでした」というようなことを言う。

ガザニガとルドゥーはニワトリとスコップの実験結果を受けて、左脳半球は体の活動や行為を観察し、起こったことに首尾一貫した物語をあてがうという、「解説者」の役を果たすのだと結論づけた。そして損傷のない正常な脳でも、左脳半球はこのように働く。隠れたプログラムが行動を引き起こし、左脳半球が言い訳をする。過去をさかのぼって話をつくるというこの考えからすると、私たちは自分の態度や感情の少なくとも一部を、自分自身の行動を観察し推測することによって知るのだ。(39)ガザニガが言うように、「これらの結果すべてが、左脳半球の解説のメカニズムはいつも一生懸命働いて、出来事の意味を探し求めていることを示唆する。道理や理由がないときでも、つねに探している――その結果、たびたびまちがうことになる(40)」。

この作話は分離脳患者に限られたことではない。あなたの脳も、あなたの体の動きを解釈し、それにまつわる物語を組み立てる。心理学者の研究結果によると、人は何かを読んでいるときに鉛筆を歯でくわえている場合のほうが、その読み物をおもしろいと考える。なぜなら、顔に浮かべているほほ笑みに解釈が影響されるからだ。前かがみにならずに背筋を伸ばしてすわっている場合のほうが、幸せに感じる。口や背骨がそうなっていると、愉快だからにちがいないと脳が思い込むのだ。

一九七四年一二月三一日、最高裁判所のウィリアム・O・ダグラス判事は脳卒中に襲われ、左半身が麻痺して車いす生活を余儀なくされた。しかしダグラス判事は、自分は元気だから退院させろと要求した。そして自分の麻痺に関する記事は「でっちあげ」だと断言する。記者たちが否定すると、彼は公然と一緒にハイキングに行こうと誘ったが、馬鹿げた提案と見なされた。彼は麻痺している左脚でフットボールのフィールドゴールを決めているとまで言い張る。この妄想とも思われる行動の結果、ダグラスは最高裁判所の職を解かれた。

ダグラスが経験したことは「疾病失認《しっぺい》」と呼ばれる。この用語は、機能障害についての自覚がまったくないことを表わし、その典型的な例が、誰の目にも明らかな麻痺を完全に否定する患者である。ダグラス判事はうそをついていたわけではない——彼の脳は実際に彼がちゃんと動けると信じていたのだ。このようなつくり話は、脳が首尾一貫した話を組み立てるためには労を惜しまないことを示している。部分的に麻痺している疾病失認の患者は、ここにハンドルがあるとして両手をその上に置くように言われると、片手を上げるが、もう片方は上げない。両手ともハンドルの上にあるかと訊かれると、あると答える。手をたたくように言われると、片手だけを動かすだろう。「手をたたきましたか？」と訊かれると、たたいたと答える。音が聞こえなかったことを指摘され、もう一度やってと言われると、何もやらないかもしれない。理由を訊かれると、「やる気がしない」と言う。同様に、第2章でも触れたが、人は視覚を失って家具にぶつからずに部屋を横切ることができないにもかかわらず、まだきちんと見えると主張する場合がある。バランスを崩した、椅子の配置が変わった、などと言い訳をする――そしてあくまで失明は否定する。疾病失認のポイントは、患者はうそをついているのではないし、いたずら心や恥ずかしさが動機ではないことだ。そうではなく、自分の傷ついた体に起きていることについて、彼らの脳が一貫性のある説明をつくり上げているのだ。

しかしこのような人たちも矛盾する証拠から問題に気づくはずではないのだろうか？なにしろ、患者は手を動かしたくても、手は動いていない。手をたたきたくても、音が聞こえない。システムに矛盾を気づかせるには、脳の特定領域が決定的に重要であることがわかっている――とくに、帯状回前部《たいじょうかいぜんぶ》と呼ばれる領域だ。矛盾を監視するこの領域のおかげで、両立しない考えはどちらかの側が勝つことになる。そして無理に両立させるか、論争の片方の立場を無視するか、いずれかの話が組み立てられる。しかし脳損傷の特別な状況では、この仲裁システムが損なわれることがある。その場合、意識にとって矛盾はなんの問題にもならない可能性がある。この状況を例証するある女性を、ここではG夫人と呼ぼう。彼女は少し前に脳卒中で脳組織にかなりのダメージを受けていた。私が彼女に会ったのは彼女が病院で回復を待っているときで、夫に付き添われた彼女は概して健康で元気そうだった。私の同僚のカルティク・サルマ医師が前の晩、彼女に目をつぶるように言うと、片方だけ閉じてもう片方は閉じないことに気づいていた。そこで彼と私はもう少し詳しく調べようと出向いたのだ。

私が目をつぶるように言うと、彼女は「わかりました」と言って、片目だけをつぶった。ずっとウインクをしているようだ。

「目を閉じていますか？」と私は訊いた。

「はい」

「両目とも？」

「はい」

私は指を三本立てた。「Gさん、私は指を何本立てていますか？」

「三本です」

「それでもあなたは両目を閉じているのですか?」

「はい」

何気ないふうに私は言った。「では、私が指を何本立てているか、どうしてわかったのですか?」

興味深い沈黙が続いた。もし脳の活動が聞こえるなら、このとき彼女の脳の別々の領域が言い争うのが聞こえただろう。彼女の目が閉じていると信じたい政党に対して、道理を通したい党は「目を閉じているのに外が見えることなどありえないことがわからないのか?」と言って議事妨害する。たいていの場合、このような争いはいちばん妥当な立場にある党がすぐに勝つのだが、疾病失認の場合はそうなるとはかぎらない。患者は何も言わず、結論を出さない――恥ずかしいからではなく、とにかくその問題についてはお手上げだからだ。両党とも疲れきって力を失い、争われている本来の問題が最終的には放り出されてしまう。患者は状況について何も結論を出さない。見ている者は驚き、当惑する。

私はあることを思いついた。G夫人の車いすを部屋に一枚だけある鏡の前に押していき、自分の顔が見えるかと訊いた。彼女は見えると言った。それから私は目をつぶってと彼女に言った。今度も彼女は片目を閉じ、反対側は閉じなかった。

「両方の目を閉じていますか?」

「はい」

「ご自分が見えますか？」

「はい」

私は穏やかに言った。「両目を閉じている場合、鏡のなかの自分が見えると思いますか？」

沈黙。結論は出ない。

「あなたは片目を閉じているように見えますか、それとも両目を閉じているように見えますか？」

沈黙。結論は出ない。

彼女はその質問に悩んでいるのではない。質問で意見が変わったのでもない。正常な脳なら手詰まりになる勝負が、彼女の脳ではすぐに忘れ去られたのだ。

G夫人のようなケースを知ると、ゾンビ・システムがスムーズに協調して合意に達するためには、舞台裏でどれだけの仕事が行なわれる必要があるかを、正しく理解することができる。連合を維持し、きちんとした説明をすることは、労せずして達成できることではない――脳が四六時中働いて、日常生活の論理パターンをまとめ上げているのだ。いま何が起こり、そこでの私の役割は何だったのか？　話をでっち上げることは、脳がかかわる大事な事業の一つである。脳がそれをする目的はただ一つ、民主制の多面的な活動のつじつまを合わせること。二五セント硬貨に刻まれているように「*E pluribus unum*」、つまり

「多をもって一を成す」である。

いったん自転車の乗り方を覚えれば、脳は筋肉が何をしているかについて説明をでっち上げる必要はない。むしろ、CEOである意識をまったくわずらわせない。すべてが決まりきったことなので、なんの話もつくられない。あなたはペダルをこぎながら、自由にほかの問題を考えることができる。分離脳患者やダグラス判事のような疾病失認者について言うと、脳の物語力が本格的に始動するのは、事態が矛盾しているか、あるいは理解しがたい場合にかぎられる。

一九九〇年代半ば、同僚のリード・モンタギューと私は、人間がどういうふうに単純な選択を行なうかをより深く理解するための実験を行なった。被験者は、コンピューター画面上でAというラベルを貼られたものとBというラベルを貼られたもの、二枚のカードのどちらかを選択するように言われる。被験者はどちらが良い選択肢なのかわかるわけもなく、最初は任意に選ぶ。カードを選択すると一セントから一ドルまでの報酬が与えられる。そしてカードがリセットされ、また選ぶように言われる。同じカードを選んでも、今回は報酬が変わる。パターンがあるようだが、それを見抜くのは非常に難しい。被験者には知らされなかったが、各回の報酬は、以前に行なわれた四〇回の選択履歴を組み込んだ公式にもとづいていた――脳にとって見抜いて分析するのは難しすぎる。

興味深いのは、あとでプレーヤーに面接したときのことだ。私は彼らに、そのギャンブルゲームでどういう選び方をしたか、なぜそうしたのかを尋ねた。すると驚いたことに、実にさまざまな脚色された説明が返ってきた。「私が交互に選ぶのをコンピューターは気に入っていました」、「コンピューターが仕返しをしようとしていたので、ゲームプランを切り替えました」といった具合だ。本当のところ、彼らが実際にやったことはごくありきたりだったのだが、自分の作戦についてのプレーヤーの説明はそれと一致していなかった。[41] 彼らの説明は、純粋に公式どおりだったコンピューターの振る舞いとも合っていなかった。順調に働くゾンビ・システムに仕事を任せることができなかった彼らの意識は、必死に説明を探したのである。被験者はうそをついたのではなく、できるかぎり最善の説明をしていたのだ——分離脳患者や疾病失認症患者のように。

心はパターンを探す。サイエンスライターのマイケル・シャーマーが導入した表現によれば、心は「パターニシティ」に駆り立てられる——意味のないデータに構造を見つけようとするのだ。[42] 進化はパターン探しを好む。なぜなら、神経回路の迅速で効率的なプログラムにわからないことを減らせる可能性があるからだ。

カナダの研究者たちはパターニシティを実証するために、ランダムに点滅する光を被験者に見せ、点滅がもっと規則的になるように、二つのボタンのどちらかを好きなときに押すように言った。被験者がさまざまなパターンでボタンを押してみると、やがて光は規則的に点滅し始めた。成功だ！　そこで研究者は彼らにどうやってやったのかを訊いた。彼らは自分がやったことに説明的な解釈を重ね合わせたが、事実としては、彼らがボタンを押すことは光の動きとはまったく関係なかった。点滅は彼らがやっていることとは無関係に、だんだん規則正しくなっていったのだ。

理解しにくいデータを目の前にして話をつくる別の例として、夢について考えてみよう。夢は脳内で夜間に起きる電気的活動の嵐に重ね合わせた解釈のように思われる。神経科学の文献に見られる一般的なモデルによると、夢の筋書きは、中脳内の神経細胞集団の放電という基本的にランダムな活動を、つなぎ合わせたものだ。この信号は、ショッピングモールの光景、ちらりと見た愛する人の姿、落ちる感覚、ひらめきの感覚などのシミュレーションをつくり出す。これらの瞬間がすべてダイナミックに一つの物語にまとめ上げられる。だからこそ、一晩のランダムな活動が終わって目が覚めると、あなたはパートナーのほうに寝返りをうって、話すべき奇妙な筋書きがあるように感じるのだ。私は子どものころからずっと、自分の夢に出てくる登場人物はどうしてあんなに具体的でとっぴな細部まで描かれているのか、どうして彼らは私の疑問にあんなにすばやく答えを出すのか、どうして彼らはあんなびっくりするような会話やあんな独創的な提案――「私自身」は考えつかないようなあらゆること――を生み出すのか、驚いてばかりだった。夢のなかで新しいジョークを聞いたことが何度もあって、これには本当に感心した。日中冷静に思い返してもそのジョークがおもしろかったからではなく（おもしろくなかった）、そのジョークは私が考えついたと思えるものではなかったからだ。しかし少なくとも推定上は、そのような興味深い筋書きをつくり上げているのは、ほかの誰のものでもない私の脳である。[43] 分離脳患者やダグラス判事のように、夢もまた、私たちがさまざまな不ぞろいの糸から一つの物語を織り上げられることの例証となる。あなたの脳は、まったく一貫性のないデータを突きつけられても、連合の結びつきを維持するのが驚くほど得意なのだ。

いったいなぜ私たちには意識があるのか？

たいていの神経科学者は動物をモデルとして行動を研究する。ウミウシは触れられるとどういうふうに引っ込むか、マウスは報酬にどう反応するか、フクロウは暗闇でどうやって音の出所を突き止めるのか。このような回路が科学の脚光を浴びると、すべてがゾンビ・システムにほかならないことが明らかになる。特定のインプットに対して適切なアウトプットで反応する回路設計図だ。私たちの脳がこのようなパターンの回路だけで構成されているとしたら、なぜ、生きていて意識があるもののように感じるのだろう？　ゾンビのように、何もないように感じないのはなぜだろう？

一〇年前、神経科学者のフランシス・クリックとクリストフ・コッホは疑問に思った。[44]「なぜ私たちの脳は、一連の特化したゾンビ・システムだけでできていないのか？」。つまり、いったいなぜ私たちは何かを意識するのか？　なぜ、自動化されて焼きつけられた問題解決ルーチンがたくさん集まったものではないのか？

クリックとコッホの答えによると、これまでの章で私が述べたように、意識は自動化されたエイリアン・システムを制御する――そして制御を分配する――ために存在する。ある程度複雑なレベルに達している（そして人間の脳が確かに適格と見なしている）自動化されたサブルーチンのシステムは、パーツが通信を行ない、資源を分配し、制御を割り当てられるような、高度なメカニズムを必要とする。前にテニスプレーヤーがサーブのやり方を覚えようとする例で見たように、意識は会社のCEOであり、高いレベルの方向性を決めて、新しい仕事を割り当てる。CEOは組織の各部門が使っているソフトウェアを理解する必要がないことを、私たちは本章で学んだ。細かい日誌や領収証を見る必要もない。いつ誰に要求すればいいかさえ知っていればいいのだ。

ゾンビ・サブルーチンがスムーズに動いているかぎり、CEOは眠っていられる。何かがうまくいかなくなったとき（たとえば、全部門が突然自分たちのビジネスモデルは悲劇的な失敗であると気づいたとき）だけ、ベルが鳴ってCEOが起こされる。あなたの意識がネットワークにつながるときのことを考えよう。世の中の出来事があな﹅た﹅の予想を裏切るような状況だ。すべてがあなたのゾンビ・システムのニーズとスキルに応じて進んでいるとき、あなたは自分の前にあるものをほとんど意識していない。突然ゾンビが仕事に対処できなくなると、あなたは問題を意識するようになる。CEOはあわてて駆けまわり、迅速な解決策を探し、問題にいちばんうまく取り組める人に片っ端から電話する。

科学者のジェフ・ホーキンスが、その好例を示している。ある日彼は家に入ったあと、自分がドアノブに手を伸ばし、それをつかんで回したという意識がなかったことに気づいた。彼にとって完全にロボットのような無意識の行動だったのだ。その理由は、この経験にまつわるものすべて（ドアノブの感触と場所、ドアの大きさと重さなど）が、すでに脳内の無意識の回路に焼きつけられていたことにある。予期されていたことなので、意識が関与する必要がなかった。しかし、誰かがこっそり家に来て、ドリルでドアノブをはずし、一〇センチ右につけ替えたら、自分はすぐにそのことに気づくだろうと、ホーキンスは思った。ゾンビ・システムが警戒も心配もせずにすぐに彼を家に入れるのではなく、突然予想が裏切られる――そして意識がネットワークにつながる。CEOが目覚め、警報を鳴らし、何が起きたのか、次に何をするべきかを理解しようとする。

もしあなたが周囲のものをだいたい意識していると思っているのなら、考え直してほしい。新しい職場まで初めて車を走らせるとき、あなたは途中すべてのものに注意を払う。職場に着くまでに時間がかかるように思える。しかし何度も運転すると、あまり意識しなくても職場に着けるようになる。これであなたはほかのことについて自由に考えられる。自宅を出て一瞬のうちに職場に着いたかのように思える。あなたのゾンビ・システムはふだんの生活に対処するエキスパートだ。道路にリスがいたり、一時停止の標識がなくなっていたり、路肩に車がひっくり返っていたりするのが見えたときだけ、あなたは周囲を意識するようになる。

すべてが二章前に学んだ発見と符合する。人が初めて新しいビデオゲームをするとき、その脳は生き生きと活動する。狂ったようにエネルギーを燃焼する。ゲームがうまくなるにつれて、脳の活動は少なくなる。エネルギー効率が高くなるのだ。あなたが誰かの脳を測定して、仕事をしているあいだ活動が非常に少ないことがわかったとしても、彼が努力していないとはかぎらない——むしろ過去に一生懸命努力して、回路にプログラムを焼きつけたしるしである可能性が高い。意識は学習の最初の段階で呼び出され、ゲームをすることがシステムに深く入ったあとは追い出される。単純なビデオゲームをすることが、車を運転すること、話をすること、靴ひもを結ぶために必要な複雑な指の動きをやってのけることと同じくらい、無意識のプロセスになる。それが解読されていないタンパク質と神経化学物質のプログラミング言語で書かれた隠しサブルーチンになり、次にお呼びがかかるまで——ときには何十年も——潜んでいる。

進化の観点から考えると、意識の目的はこういうことのようだ。たくさんのゾンビ・システムで構成される動物はエネルギー効率が高いが、認知機能に柔軟性がない。特定の単純な仕事をするための効率的なプログラムは備えているが、思いがけない新たな仕事のエキスパートになるために、すばやくプログラムを切り替えたり目標を設定したりする方法を知らない。動物界では、たいていの動物は特定のこと（松ぼっくりのなかから種《たね》をほじくり出すなど）をとても上手にやるが、新しいソフトウェアをダイナミックに開発する柔軟性をもつ（人間のような）種《しゅ》はわずかしかいない。

柔軟になれる能力があるにこしたことはないと思われるが、ただで手に入るわけではない――代償は長期にわたる子育ての負担だ。大人の人間のように柔軟になるためには、何年間も無力な幼児として過ごす必要がある。人間の母親はたいがい一度に一人だけ子どもを育て、一定の期間世話をするが、このようなことは動物界でほかに聞いたことがない（実行不可能である）。一方、二つ三つのごく単純なサブルーチン（「食べ物のようなものを食べ、迫ってくるものから後ずさりする」など）だけを実行する動物は、「卵をたくさん産んで、うまくいくように願う」というような、異なる子育て戦略を採用している。新しいプログラムを書く能力がないので、使えるマントラは一つだけ――敵に頭脳で勝てないなら、数で凌駕《りょうが》せよ。

では、ほかの動物には意識があるのだろうか？　科学にはいまのところ、この疑問に答えるための有効な測定方法がない――が、私は二つのことを直観している。第一に、意識はおそらく全か無かのものではなく、段階的に生じるものである。第二に、動物の意識度は、その知的柔軟性に対応しているのではないだろうか。動物がもつサブルーチンが多ければ多いほど、組織を導くCEOが必要になる。CEOはサブルーチンを統合するゾンビ管理人なのだ。別の言い方をするなら、小さい会社には年俸三〇〇万ドルのCEOは必要ないが、大企業には必要である。唯一のちがいは、CEOが把握し、配置し、目標設定しなくてはならない従業員の数である。*

セグロカモメの巣のなかに赤い卵を入れると、カモメは暴れだす。赤い色は鳥のなかの攻撃性を刺激するが、卵の形は抱卵行動を誘発する——その結果、カモメは卵を攻撃しようとすると同時に抱こうとする。(45) 二つのプログラムを同時に実行しているが、不毛な結果に終わる。カモメの脳内には、競合する政治家の地盤のように対立する独立のプログラムが組み込まれていて、赤い卵がそれを始動させる。そこに競争が起こるが、スムーズな協調のために仲裁する能力がカモメにはない。同じように、メスのトゲウオがオスの縄張りに侵入すると、オスは攻撃行動と求愛行動を同時に見せるが、それではメスを魅了できるわけがない。あわれなオスのトゲウオは、単純な「鍵と鍵穴」インプット（「侵入者だ！」「メスだ！」）によって始動するひとまとまりのゾンビ・プログラムにすぎないようで、サブルーチンは両者を仲裁する方法を見つけられない。このことから、セグロカモメやトゲウオにはとくに意識があるわけではないように思える。

私の考えでは、意識があるかどうかの指標は対立するゾンビ・システムをうまく仲裁できる能力である。固定的な入出力サブルーチンの寄せ集めに見える動物ほど、意識がある証拠は少ない。うまく調整を行ない、喜びを先延ばしにし、新しいプログラムを習得することができる動物ほど、意識がありそうである。もしこの考えが正しいなら、将来、一連の検査で種の意識度をおおざっぱに測定できるかもしれない。本章の前半で出会ったラットが、餌のほうに行きたい欲望とショックから逃げようとする衝動の板挟みで混乱し、行ったり来たり迷っていたことをもう一度考えよう。私たちはみな躊躇する瞬間がどういうものかを知っているが、私たち人間はプログラム間の仲裁力をもっているおかげで、この難局を逃れて決定することができる。すぐに、どちらかの結果に向かうよう自分をおだてたり、非難したりする方法を見つけるのだ。私たちのCEOはとても賢明なので、かわいそうなラットが何もできなくなるような単純な監禁状態から、私たちを脱出させてくれる。これこそ、神経の機能全体のなかでは端役しか果たさない意識が、真に輝く道なのかもしれない。

＊柔軟に配置できるエイリアン・システムを擁することには、別のメリットもありえる。たとえば、捕食者にとって予測しにくくなるだろう。もしあなたにサブルーチンが一つしかなくて、つねにそれを実行するとしたら、捕食者はどうすればあなたを狙い撃ちできるか正確に把握する（アフリカの川を毎年同じ時期に同じように泳ぎ渡るヌーを捕食するワニのことを考えよう）。もっと複雑なエイリアン・システムの集まりなら、柔軟に対応できるだけでなく、予測がつきにくくなる。

大勢《おおぜい》

私たちの脳についてこのことを踏まえると、どんな新たな考え方が生まれるかに話を戻そう――つまり、ライバルからなるチームという枠組みを用いることで、従来のコンピュータープログラムや人工知能の観点からでは説明できない謎に取り組めるのだ。

秘密の概念を考えてみよう。秘密について知られている重要なことは、それを守ることが脳にとって不健全だということである(46)。心理学者のジェームズ・ペネベーカーのチームは、強姦と近親相姦の被害者が、恥ずかしさや罪悪感から秘密を胸にしまっておくことにしたとき、何が起こるかを研究した。何年も研究を重ねたすえ、ペネベーカーは「事件について話しあったり打ち明けたりしないことが、事件を経験したこと自体よりも、有害なのかもしれない」という結論を出した(47)。彼のチームは、被験者が心の奥にしまいこんだ秘密について打ち明けたり書いたりしたとき、彼らの健康状態が改善され、医者に通う回数が減り、ストレスホルモンのレベルがかなり下がることを発見している(48)。

この結果は明快だが、数年前、私はこの発見を脳科学の観点からどう理解するべきか自問するようになった。さらに、そこから生じた疑問は、科学的文献では取り組まれていないことに気づいた。秘密とは神経生物学的にいったい何なのだろう？　何百万という相互接続したニューロンからなる人工神経細胞網を構築するとしたら、そこでは秘密はどんなものになるのか？　パーツが相互接続されたトースターに秘密が入っているのだろうか？

パーキンソン病や色覚や温度感覚を理解するために役立つ科学的枠組みはある――が、秘密があってそれを守ることが、脳にとって何を意味するのか理解するための枠組みはない。

ライバルからなるチームの枠組みなら、秘密はすんなり理解できる。脳内の競合する党どうしの争いの結果なのだ。脳のある部分は何かを知らせたがっているのに、別の部分はそうしたくない。脳内に意見の対立――話すことに賛成の意見と、言わないでおくことに賛成の意見――があるとき、それが秘密になる。話したい党がなければ、それは退屈な事実にすぎないし、どちらの党も話したいのなら、単なる良い話である。ライバル関係という枠組みがなければ、私たちには秘密を理解するすべはなかっただろう。* 秘密が意識的に経験されるのは、それがライバル関係の結果だからである。日常的なことではないので、CEOが対処のために呼び出されるのだ。

人が秘密をばらさないおもな理由は、長期的な結果に対する嫌悪である。友だちがあなたのことを悪く思うかもしれない、愛する人が傷つくかもしれない、あなたは仲間はずれ

*性格的に秘密を守れない人もいるが、このバランスを踏まえると、そういう人の内部で起きている争いについて、さらにはその争いがどちらに傾くかについて、何かわかるかもしれない。優秀なスパイや秘密諜報員は、この争いがつねに、話すスリルより長期的な意思決定に傾く人たちである。

にされるかもしれない。このように結果を気にしていることは、人が秘密を見ず知らずの人に話す傾向にあるという事実からも明らかである。知らない人に話せば、神経の葛藤は代償なしに消える可能性がある。だからこそ、飛行機で知らないどうしがざっくばらんに自分の夫婦間の問題を詳しく話すのであり、告解室は相変わらず世界最大の宗教に必須の要素なのである。同様に、人はなぜ祈るのかもこれで説明がつくのかもしれない。とくに、無限の愛をもってじっくり耳を貸してくれる人格神を信じる宗教ではそれが言える。

このように見知らぬ人に秘密を話したい気持ちは昔からあるが、その最新の展開はウェブサイトに見られる。匿名で告白ができるpostsecret.comのようなサイトだ。いくつか例を挙げてみよう。「一人娘を死産したとき、私は赤ん坊を誘拐することについて考えただけでなく、頭のなかで計画しました。しかもふと気がつくと、理想的な子を見つけようと、生まれたばかりの赤ん坊を連れている母親を観察していました」。「あなたの息子は自閉症だとほぼ確信しているのに、どうやってあなたに言えばいいかわかりません」。「パパはどうして私ではなくて妹に性的ないたずらをしたのかと思うことがある。私には魅力がなかったのかしら？」

あなたもおそらく気づいているように、人が秘密を漏らすのは助言がほしいからではなく、ただそうしたいからだ。秘密を聞いてわかった問題に対する解決策を聞き手が思いつき、それを提案するというまちがいを犯した場合、話し手はいらだつ。話し手が本当に望んでいるのは話すことだけなのだ。秘密を話すという行為そのものが解決策である。なぜ、秘密の受け手が人間——または神々のように人間に似た存在——でなくてはならないのか、これは疑問のままである。壁やトカゲやヤギに秘密を話しても、満足度がはるかに低い。

C-3POはどこ？

私の少年時代の思い込みでは、いまごろはみんなロボットを使っているはずだった——食べ物を運んだり、洗濯をしたり、人と会話をしたりするロボットだ。しかし人工知能の分野でうまくいかないことがあって、結果として、私の家のなかにいるロボットといえば、自分で進む方向は決めるが、どちらかというと頭の鈍い掃除機だけだ。

なぜ、人工知能は行き詰まったのだろう？　答えは明快、知能はおそろしく難しい問題であることが判明したのだ。自然は何十億年のあいだに何兆という実験を試みるチャンスがあった。人間はほんの数十年間、問題の表面をなでているだけだ。その期間のほとんどを、私たちは知能をゼロからつくり出そうとすることに費やした——が、ごく最近、この分野で転換が起こった。考えるロボットの開発でそれなりの進歩をなし遂げるには、自然が考え出したトリックを解明する必要があることは、いまや明白である。

ライバルからなるチームという枠組みは、人工知能分野の詰まりを取り除くのに重要な役割を果たすのではないだろうか。以前のアプローチは分業という有益な一歩を踏み出した――が、結果としてでき上がったプログラムは、意見の競合がないために力不足である。考えるロボットを開発したければ、問題一つひとつをうまく解決するためのサブエージェントを考案するだけでなく、それぞれが重複する解決策をもつサブエージェントをたゆまず再考案し、互いに競争させなくてはならない。重複する党派は意外なアプローチで問題をうまく解決するだけでなく、機能低下も防ぐ（認知予備力〔一九四ページ〕を思い出してほしい）。

人間のプログラマーは問題に対して、解決するための最善の方法があるという前提でアプローチする。つまり、ロボットに解決されるはずの方法があると決めてかかる。しかし生物学から引き出せるいちばんの教訓は、問題にさまざまな重複する方法で取り組む集団を集めてチームをつくるほうが良い、ということだ。ライバルからなるチームの枠組みで考えると、「その問題を解決する最も賢い方法は何か？」という疑問を捨てて、「その問題を解決する多数の重複する方法はあるか？」と問うことが最善のアプローチのようだ。チームをつくる最善の方法は、小さいプログラムをランダムに生成し、それを少しずつ変更してつくり直すという、進化的なアプローチだろう。この戦略なら、一つの完璧な解決法をゼロから考えようとするのではなく、継続的に解決策を見つけることができる。生物学者レスリー・オーゲルの第二法則が言うとおり「進化はあなたより賢い」。私が生物学の法則を考えたとしたら、こうなるだろう。「解決策を導き出し、良いものが見つかっても、やめてはいけない」。

テクノロジーはいまのところ、民主主義アーキテクチャ――すなわちライバルからなるチームの枠組み――の考えを活用していない。あなたのコンピューターは何千という特化したパーツからつくられているが、決して協調したり議論したりしない。対立にもとづく民主的な組織化――要するにライバルからなるチームのアーキテクチャ――は、生物学に着想を得たマシンが活躍する、実り多い新時代の到来を告げるのではないだろうか。[49]

本章で最も重要な教訓は、あなたのなかに要素と部品とサブシステムがそろった議会があることだ。私たちは局所的なエキスパートシステムの集まりにとどまらず、たゆまず再考案される重複したメカニズムの集まりであり、競争する党派の集団である。ときとして不可解な脳内サブシステムの力学を説明するために、意識が物語を紡ぐ。自分の選択をつくり話で塗り固めながら、自分の行動すべてがどれくらい生来の固定的システムに決定され、そのシステムがいちばん得意なことをやっているかを考えると、不安な気持ちになるかもしれない。

心の社会の住民は、毎回まったく同じように投票するのではないことに注意してほしい。この認識は意識の議論から抜けてしまうことが多く、自分のあり方は日々刻々同じであると見なされがちである。あなたはうまく演説できる場合もあれば、話を飛ばす場合もある。

ぴったりの言葉をすべて見つけられるときもあれば、舌がもつれるときもある。保守的になる日もあれば、思い切ったことをする日もある。では、どれが本物のあなたなのだろう？　フランスの随筆家ミシェル・ド・モンテーニュが言うように、「われわれとわれわれ自身のあいだには、われわれと他人のあいだと同じくらいのちがいがある」。

どんなときも、国の特徴をいちばんはっきり示すのは、政権の座にある政党である。しかし、街角や家庭で聞かれる政治的意見にも示される。国について包括的に理解するには、政権の座にはなくても条件がそろえば台頭する可能性がある党も、考えに入れる必要がある。それと同じように、たとえあなたの意識に上る見出しには、いつも全政党のうちの一部だけしか取り上げられなくても、あなたはたくさんの党で構成されている。

メル・ギブソンと彼が酔っ払ったときの暴言に話を戻すと、「本性」などというものがあるのかと問うことができる。行動とは内部システムどうしの争いの結果であることを、本章で見てきた。はっきりさせておくが、私はギブソンの卑劣な行為を弁護しているのではなく、ライバルからなるチームである脳は、人種差別主義的感情とそうでない感情の両方を抱いて当然だと言っているのだ。アルコールは自白薬ではない。そのかわり、争いの情勢を短期的で無分別な党派のほうに傾ける傾向がある――その党派が「本当」のものと呼べる存在ではないことは、ほかのどの党派も同じである。ところで、私たちは誰かのなかの無分別な党派に注意を払ったほうがいい。なぜなら、その人が反社会的行動や危険な行動をどの程度取りやすいかが、それで決まるからだ。人のそういう面を心配するのは当然であり、「ギブソンは反ユダヤ主義になりやすい」と言うのは筋が通っている。結局、人の「最も危険な性格」のことを話すのは妥当だが、「本性」という呼び方は微妙に危険なまちがいかもしれない。

このことを念頭に、ギブソンの謝罪にあるちょっとした不注意を見直そう。「いかなるかたちであれユダヤ人差別の発言を考えたり述べたりする人間に、弁解の余地はいっさいなく、容赦はいっさい必要ありません」。あなたにまちがいがわかるだろうか？　考えたりする人間？　ユダヤ人差別の発言を考えたことのある人が誰もいないのなら、それはおおいにけっこうなことだが、私たちが好むと好まざるとにかかわらず、病的な外国人嫌悪を抑制できる見込みはなく、それがエイリアン・システムに感染することもある。そして思考と呼ばれるものの大半は、認知の支配がおよばない水面下で起こる。この分析の意図はメル・ギブソンの卑劣な行為を無罪にすることではなく、私たちがこれまで学んだあらゆることから生じる疑問にスポットライトを当てることだ。意識のあるあなたが、従来直感していたほど心のメカニズムを支配していないのなら、責任というのはいったい何を意味するのか？　次にこの疑問に目を向けよう。

第6章　非難に値するかどうかを問うことが、なぜ的はずれなのか

タワーの男が投げかけた疑問

一九六六年の蒸し暑い八月一日、チャールズ・ホイットマンはオースティンにあるテキサス大学タワーの最上階までエレベーターで上った（1）。二五歳の青年は、銃と弾が詰まった重いトランクを引きずるように、展望デッキまで階段を三つ上る。上りきったところで受付係をライフルの台尻で殴り殺した。それから階段を上ってきた観光客の家族二組を撃ったあと、デッキから眼下の人々に向けて無差別に発砲し始める。彼が最初に撃った女性は妊娠していた。彼女を助けようと駆け寄った人たちにも、彼は銃を向けた。通りにいた歩行者にも、彼らを救助に来た救急車の運転手にも、銃弾を浴びせた。

前の夜、ホイットマンはタイプライターに向かって遺書を綴っていた。

このところ自分のことがよくわからない。僕は分別も知性もあるふつうの若者のはずだ。でも最近（いつからかは覚えていないが）、わけのわからない異常な考えが次々と襲ってくる。

銃撃のニュースが広がると、オースティンの警官全員がキャンパスに招集された。数時間後、三人の警官とその場で助っ人に指名された市民一人がなんとか階段を上り、デッキにいたホイットマンを射殺した。ホイットマン以外に一三人が死亡し、三三人が負傷している。

ホイットマンの凶行は翌日の全国紙の見出しを独占した。しかし警察が彼の自宅に捜査に入ると、さらに恐ろしい展開が待っていた。乱射事件を起こす前、朝早くに彼は自分の母親を殺害し、眠っている妻を刺殺していたのだ。最初に二人を殺したあと、彼は遺書に戻り、今度は手書きで書いている。

いろいろと考えたあげく、今夜、僕は妻のキャシーを殺すことに決めた。……僕は彼女を心から愛しているし、彼女は僕にはもったいないくらいの素晴らしい妻だった。冷静に考えて、こんなことをする具体的な理由を挙げることはできない。……

大量殺人の衝撃の陰に、別の意外な事実が隠れていた。その常軌を逸した行動とは対照的に、彼は平凡な私生活を送っていたのだ。ホイットマンはイーグル・スカウトと海兵隊に所属していたことがあり、銀行の出納係《すいとう》として働き、ボランティアでオースティン第五スカウト団の団長も務めていた。子どものころにはスタンフォード・ビネー知能テストで、トップ〇・一パーセントに入る一三八点をマークしている。そんなわけで、彼がテキサス大学タワーから残忍に銃を乱射したあと、誰もが答えを求めた。

答えを求めたのはホイットマンも同じだった。彼は遺書のなかで、自分の脳に変化が起こっていないかどうか究明するために、検視解剖をしてほしいと要求している。変化があると疑っていたからだ。銃撃の数カ月前、ホイットマンは日記にこう書いている。

一度、二時間くらい医者と話をして、抗いがたい激しい衝動に負けそうな気がする不安を伝えようとした。一度診察を受けたあと、その医者のところには行っていない。それ以来、自分の心の動揺と独りで闘っているが、どうやら無駄なようだ。

ホイットマンの遺体はモルグに運ばれ、頭蓋骨がのこぎりにかけられて、検視官が頭蓋から脳を取り出した。ホイットマンの脳には直径二センチほどの腫瘍ができていた。膠芽腫《こうが》と呼ばれるこの腫瘍は、視床と呼ばれる部位の下から出てきて、視床下部に当たり、扁《へん》桃体《とうたい》と呼ばれる第三の領域を圧迫していた。(2) 扁桃体は感情の制御に関与していて、とくに恐怖と攻撃性をコントロールする。一九世紀末までに、扁桃体の損傷が感情と社会性の混乱を引き起こすことを、研究者は発見していた。(3) 一九三〇年代、生物学者のハインリッヒ・クリューバーとポール・ビューシーは、サルの扁桃体を傷つけると、恐怖の欠如、感情の鈍化、過剰反応など、さまざまな症状が起こることを実証している。(4) 扁桃体を損傷したメスのサルは、しばしば子どもを無視したり身体的虐待を加えたりするなど、不適切な母性行動を示した。(5) 正常な人間の場合、扁桃体の活動が増えるのは、威嚇するような顔を見せられたり、恐ろしい状況に追い込まれたり、対人恐怖を経験したりするときである。

脳のなかの何かが自分の行動を変化させているという、ホイットマンの自分自身にまつわる勘は、正鵠《せいこく》を射ていたのだ。

僕は最愛の二人を残忍に殺したように見えると思う。ただ、迅速かつ周到に仕事をしようとしただけだ。……もし僕の生命保険が有効なら、借金を返して……残りは精神医療の財団に匿名で寄付してください。研究が進めば、この先このような悲劇を防げるかもしれない。

他人も変化に気づいていた。ホイットマンの近しい友人だったエレイン・フュースは、

「完璧に正常に見えるときでさえ、自分のなかの何かを抑えようとしている感じがした」と語っている。おそらく、その「何か」とは怒れる攻撃的なゾンビ・プログラムの集合体だったのだろう。彼のなかの冷静で理性的な政党が反発する暴力的な政党と争っていたのだが、腫瘍による損傷が決議をひっくり返すので、もはや公正な戦いではなくなっていた。

ホイットマンに脳腫瘍が見つかったことで、彼の無分別な殺人に対するあなたの気持ちは変わっただろうか？　もしあの日ホイットマンが死ななかったら、彼にふさわしいと考える量刑を加減することになっただろうか？　どの程度「彼のせい」だと考えるかが、腫瘍の有無で変わるのだろうか？　あなただって運悪く腫瘍ができて、自分の行動を制御できなくなる可能性は十分にあるのではないだろうか？

しかしその一方で、腫瘍のある人に罪はないとか、腫瘍のある人は犯罪を見逃してやるべきだと断定するのは、危険ではないだろうか？

脳に腫瘍を抱えてタワーに上った男性のことを考えると、私たちは非難に値するかという疑問の核心に触れることになる。法律用語で言えば、彼は「有責」なのか？　自分には選択の余地がない脳の損傷を受けている場合、その人にどの程度責任があるのか？　なにしろ、私たちは自分の生体と無関係ではいられない。そうでしょう？

脳が変わると、人が変わる――予想外の小児性愛、万引き、ギャンブル

ホイットマンのような例はほかにもある。神経科学と法律の境界で、脳損傷が関係する事例が頻繁に出るようになっている。脳を探る技術が向上するにつれ、見つかる問題も増えている。

仮称アレックスという四〇歳の男性の例を取り上げよう。アレックスの妻のジュリアは、彼の性的嗜好が変わったと思うようになった。彼と知り合って二〇年になるが、初めて児童ポルノに興味を示し始めたのだ。しかもちょっとした興味ではなく、どうしようもないほどの興味だ。児童ポルノのウェブサイトを見たり雑誌を集めたりすることに、時間とエネルギーを注ぎ込んでいる。さらにマッサージパーラーで若い女性に体を売らないかと誘うなど、これまで一度もなかったことだ。ジュリアにとって、彼はもはや自分が結婚した男性ではなく、彼女は彼の行動の変化に不安を感じた。同時に、アレックスは頭痛がひどくなっていると不平をもらしていた。そこでジュリアが彼をかかりつけの医者に診せると、医者は二人に神経科医を紹介した。アレックスが脳スキャンを受けると、眼窩前頭皮質に大きな脳腫瘍が見つかった。(6) 神経外科医が腫瘍を切除したところ、アレックスの性的嗜好は正常に戻った。

アレックスの話で深い核心が浮き彫りになる。すなわち、あなたの生体が変化すると、あなたの決断、欲求、そして願望も変化する可能性があるのだ。あなたが当然と思っている動因(「私は異性／同性愛者である」、「私は子ども／大人に魅力を感じる」、「私は攻撃的である／ではない」など）は、細部が複雑に入り組んだ神経のメカニズムで決まる。そのような動因にもとづいた行動は一般に自由選択と考えられているが、証拠をおおざっぱに検討しただけでも、その前提の限界が明らかになる。さらなる事例はこのあと見ていこうと思う。

アレックスの体験から学ぶべき教えは、思いがけない続報で強化されている。脳の手術から約半年後、彼の小児愛行動が戻り始めたため、妻は再び彼を医者に連れて行った。神経放射線医は、腫瘍の一部が手術で見逃されていて再び大きくなっていることを発見し、アレックスは再び手術を受ける。残っていた腫瘍が取り除かれたあと、彼の行動は正常に戻った。

アレックスの突発的な小児性愛は、社会化の神経メカニズムの陰に隠れている動因や欲望は、見つからずに潜んでいる可能性があることを例証している。前頭葉が傷つけられると人は「脱抑制」になり、神経民主制にいかがわしげな要素が存在することを暴露する。アレックスは「根本的に」小児性愛者であって、社会化によって自分の衝動に抵抗していたにすぎないというのが正しいのだろうか？　そうかもしれないが、レッテルを貼る前に考えてほしい。あなたもおそらく、自分の前頭葉の下に潜んでいるエイリアン・サブルーチンを発見したくはないだろう。

この脱抑制行動の一般的な例は、前頭側頭認知症《ぜんとうそくとう》の患者に見られる。前頭葉と側頭葉が変性する痛ましい病気で、脳組織が失われるので、患者は隠れた衝動を抑制する能力を失う。家族や恋人にとってもどかしいことに、患者は実にさまざまなかたちで社会規範を破る。店長の目の前で万引きする、公衆の面前で服を脱ぐ、一時停止標識を無視する、場ちがいなタイミングで歌を歌い出す、公衆のごみ箱で見つけた残飯を食べる、身体的攻撃をしたり性的慣習に逆らったりする、といった具合だ。前頭側頭認知症の患者はしばしば法廷に立つ羽目になり、弁護士や医者や困惑した成人の子どもが、違反行為は本人のせいではないと判事に説明しなくてはならない。患者の脳の大部分が変性していて、いまのところそれを止める薬はないのだ。前頭側頭認知症患者の五七パーセントが、法律上のトラブルに巻き込まれるような社会的違反行為を示すのに対し、アルツハイマー病患者の場合は七パーセントにすぎない。(7)

脳の変化が行動の変化を引き起こす別の例として、パーキンソン病の治療で起きていることを考えてみよう。二〇〇一年、パーキンソン病患者の家族と介護者は妙なことに気づき始めた。プラミペキソールという薬を投与されると、ギャンブラーになる患者がいたのだ。(8)それもたまにギャンブルをするのではない――病みつきになる。それまでギャンブル行為に手をそめたことのない患者が、いまやヴェガスまで飛んでいく。ある六八歳の男性はカジノをはしごして半年間で二〇万ドル以上すっている。インターネットのポーカーに夢中になって、払いきれないクレジットカードの請求書を突きつけられた患者もいる。損失を必死に家族から隠そうとする人が多い。新たな中毒がギャンブルにとどまらず、過食、飲酒、性欲過剰になる人もいた。

いったいどういうことなのか？　パーキンソン病がどれだけのものを人から奪うか、あなたも見たことがあるかもしれない。手が震え、四肢がこわばり、顔の表情がうつろになり、バランスがだんだん悪くなる、変性疾患である。パーキンソン病の治療は患者のドーパミンレベルを上げる――そのためにふつうは体内のドーパミン生成を増やし、ときにはドーパミン受容体に直接結合する薬を使うこともある。しかし、ドーパミンは脳内で二つの役割を果たす化学物質であることが判明している。運動の指令を出すとともに、脳内報酬系の主要なメッセンジャーとして、食べ物、飲み物、配偶者など、生存に役立つあらゆるものに人を導いているのだ。ドーパミンは報酬系に関与しているため、そのアンバランスは、ギャンブル、過食、薬物中毒など、報酬系がうまく働かないと生じる行動の引き金になりうる。(9)

医師は現在、プラミペキソールのようなドーパミン薬の副作用としてこの行動変化を警戒し、警告がラベルにはっきり記載されている。ギャンブルする状況が生じた場合、家族と介護者は患者のクレジットカードを確保し、ネットでの活動や外出を監視するように指示されている。さいわい、薬の影響は元に戻せる――医師が薬の用量を減らすだけで、衝動的なギャンブルはなくなる。

学ぶべきことは明白だ。脳の化学物質のバランスがわずかに変化するだけで、行動が大きく変化する可能性がある。患者の行動は本人の生理と切り離せない。人は自分の行動を自由に選択している（「私は意志が強いからギャンブルはしない」）と信じたい人たちに、小児性愛者のアレックス、万引きする前頭側頭認知症患者、ギャンブルをするパーキンソン病患者の症例は、ものの見方をもっと注意深くあらためるように促しているのかもしれない。社会的に適切な選択をする「自由」が誰にでも平等にあるわけではないのだろう。

来《こ》し方行く末

すべての大人には正しい選択をする同じ能力があると考えたがる人が多い。すてきな考えだが、まちがっている。脳は人によってまったくちがうものになりうる——遺伝だけでなく、育った環境にも影響されるのだ。あなたがどう育つかには、妊娠中の母親による薬物濫用、母体ストレス、低出生体重など、多くの「病原体」（化学的なものと行動的なものの両方）が影響する可能性がある。子どもが成長する過程で、ネグレクト、身体的虐待、頭の負傷が、精神の発達に問題を引き起こすおそれがある。成長したあとは、薬物濫用やさまざまな毒素への暴露によって、脳が損なわれ、知性、攻撃性、意思決定能力が変化する可能性がある。(10) 鉛ベースの塗料の禁止を求める大規模な公衆衛生運動が起こったのは、鉛は少量でも子どもの知能を低下させ、場合によっては衝動性と攻撃性を高めるような脳損傷を引き起こすおそれがあることがわかったからだ。あなたがどうなるかは、あなたの来し方に左右される。したがって、非難に値するかどうかを考える場合、考慮すべき最初の難題は、人は自分の育ち方を選んでいないことである。

これから見ていくように、この見解によって犯罪者が責任を逃れられるわけではないが、人はそれぞれ出発点がまったくちがうのだということをきちんと理解して、議論を始めることが重要だ。自分が犯罪者の立場になったところを想像して、「いや、私ならあんなことはしなかっただろう」と断定するのは問題がある——なぜなら、子宮内コカイン、鉛の毒作用、あるいは身体的虐待を、あなたは受けていないが犯罪者は受けているとしたら、あなたと彼を直接比べることはできないからだ。二人の脳はちがうので、あなたは彼の立場に立てない。彼であるとはどういうことかを想像したくても、あまりうまくできない。

あなたがどんな人間になる可能性があるかは、幼少期よりもっとずっと前、胎児のときに始まっている。人間がどう行動するかに遺伝子はあまり関係ないと思う人に、考えてほしい驚くべき事実がある。もしあなたがある特定の遺伝子セットをもっていたら、凶悪犯罪者になる可能性が八八二パーセントも上昇するのだ。ここにアメリカ司法省が出している統計を、二つのグループに分けたものがある（次ページ表）。この特定の遺伝子セットをもっている集団と、もっていない集団の犯罪件数の比較である。

言い換えると、もしあなたがこの遺伝子をもっていたら、加重暴行を犯す可能性は八倍、

米国内の年間平均凶暴犯罪件数

犯罪	その遺伝子をもつ	その遺伝子をもたない
加重暴行	3,419,000	435,500
殺人	14,196	1,468
強盗	2,051,000	157,000
強姦	442,000	10,000

殺人を犯す可能性は一〇倍、強盗を犯す可能性は一三倍、そして強姦を犯す可能性は四四倍高くなるのだ。

人間のおよそ半分がこの遺伝子をもっていて、残りの半分はもっていないので、もっている半分のほうがはるかに危険である。比べものにならない。囚人の圧倒的多数がこの遺伝子をもっていて、死刑囚の九八・四パーセントがもっている。もっている人はちがうタイプの行動をとる傾向が強いことは明らかなようだ――そしてこの統計だけでも、動因や行動について言えば、誰もが平等なものを身につけてゲームに参加しているとは見なせないことがわかる。

この遺伝子にはあとで戻るが、その前に、問題を本書でずっと考えてきた最重要ポイントに結びつけたい。すなわち、私たちは自分の行動という船を、少なくとも自分が信じているほどは、操縦してないということだ。私たちが何ものであるかは、意識がアクセスできない水面下で動いていて、細部は誕生前までさかのぼり、精子と卵子の遭遇によって与えられた特性もあれば、与えられなかった特性もある。私たちが何ものになりうるかは、分子の設計図――目に見えないほど小さい酸の鎖に閉じ込められている一連のエイリアン・コード――によって、私たちが関与するずっと前に始まっている。私たちはアクセスできない微視世界の歴史の成果物なのだ。

ところで、例の危険な遺伝子セットのことだが、あなたも聞きおぼえがあるだろう。それはまとめてY染色体と呼ばれ、それをもっている人は男性と呼ばれる。

生まれか育ちかのことをいえば、重要なのは、私たちはどちらも選んでいないという点だ。私たちはそれぞれ遺伝子の青写真からつくられ、ある環境の世界に生まれてくるが、いちばん成長する年齢には環境を選択できない。遺伝子と環境が複雑に相互作用するということは、この社会に属する市民がもつ視点は多種多様で、性格は異なり、意思決定能力もさまざまであるということだ。これらは市民にとって自由意思の選択ではない。配られた持ち札なのだ。

人は自分の脳の形成や構造に影響する要因を選んでいないのだから、自由意思と個人の責任という概念には疑問符が生じてくる。アレックスの脳腫瘍は彼のせいではないのに、彼は悪い選択をしたと言えるのだろうか？　前頭側頭認知症やパーキンソン病の患者は悪い行ないで罰せられるべきだと言うのは正当なのだろうか？

話が不安な方向――犯罪者の責任逃れを許す方向――に向かっているように思えるなら、

どうか先を読んでほしい。私は新しい主張の論理を少しずつ示していくつもりだ。結論を言うと、証拠にもとづいて犯罪者をこれまでどおり街から連れ去る法制度を整えることはできるが、刑罰の理由と更生の機会が変わることになる。現代の脳科学が明らかになると、それなしに法制度が引き続き機能していけると納得のいく説明をするのは難しい。

自由意思の問題と、答えが重要でない理由

「人間は天地創造の傑作である。どんなに決定論を主張しても、自分は自由な生きものとして行動するのだと信じることさえなければ」

――ゲオルク・C・リヒテンベルク『わが箴言』

一九九四年八月二〇日、ハワイのホノルルで、タイクという名のメスのサーカスゾウが大勢の観衆の前で演技をしていた。すると途中、ゾウの神経回路に隠されたなんらかの理由で、彼女はおかしくなった。飼育係のダラス・ベックウィズを牙で突き、トレーナーのアレン・ベックウィズを踏みつけたのだ。恐怖におののく観衆の前で、タイクはアリーナの柵を突き破り、外に出てスティーヴ・ヒラノという宣伝係に襲いかかった。一連の流血事件はすべてサーカスの常連客のビデオカメラでとらえられていた。タイクはカカアコ地

区の街をゆっくり大またで駆けていく。それから三〇分にわたって、ハワイの警察官が追いかけ、合わせて八六発の銃弾をゾウに向かって撃った。やがてダメージが積み重なり、タイクは崩れるように倒れて死んだ。

このようなゾウの流血事件は珍しくはなく、そのエピソードのいちばん異様なくだりは結末だ。一九〇三年、コニーアイランドで三人の調教師を殺したゾウのトプシーは、新しいテクノロジーを誇示するように、トマス・エジソンによって感電死させられた。一九一六年、スパークスのワールド・フェイマス・ショーに出演していたゾウのメアリーは、テネシー州で群衆の目の前で飼育員を殺した。地域の殺気立った要求に応えて、サーカスのオーナーはメアリーを鉄道用のクレーンから極太の輪なわでつり下げた。ゾウの絞首刑は歴史上あとにも先にもこの一件だけである。

狂ったサーカスのゾウに関して、私たちはわざわざ責任を問うことさえしない。ゾウの弁護を専門にする弁護士はいないし、長々とかかる裁判もないし、生物学的な刑罰軽減の議論もない。市民の安全を守るために、最も直接的な方法でゾウに対処するだけだ。結局、タイクもトプシーもメアリーも、単に動物であると理解されている。つまり、ゾウのゾンビ・システムの重たい集合体にすぎないのだ。

それにひきかえ人間のこととなると、法制度は私たちには自由意思があることを前提にしている――そして私たちは、このあるとされる自由にもとづいて裁かれる。しかし、基本的に私たちの神経回路も皮の厚い仲間と同じアルゴリズムを実行しているのなら、人間と動物のこの区別は理屈に合うのだろうか？　解剖学的に私たちの脳は、皮質、視床下部、網様体《もうようたい》、円蓋、中隔膜などと名づけられた、まったく同じパーツでできている。体の構造と生態的地位の差による接続パターンのちがいが少しあるが、ほかの点では、私たちの脳の設計図はゾウの脳と同じだ。進化の観点から見ると、哺乳類の脳のちがいはささいなところにしかない。それなら、この選択の自由はどこから人間の回路に紛れ込んだと考えられるのだろう？

法制度の視点から見るかぎり、人間には「実践理性」がある。私たちはどう行動するかを決定するとき、意図的に思案する。自分で決断を下す。したがって法制度において、検察官は有罪な行為だけでなく、有罪な心も立証しなくてはならない。[11]　心による体の制御を妨げるものがないかぎり、行為者は自分の行為にいっさいの責任を負う。この実践理性があるという考えは直感であり、本書でここまでに明らかになっているとおり、この見方はおおいに問題がある。この直感について生物学と法律は緊張関係にある。結局、私たちが何ものであるかを決めるのは広大で複雑な生体ネットワークである。私たちは白紙の状態で人生という舞台に上がり、自由に世界を取り込み、なんの制約もなく決定を下すわけではない。実のところ、あなたの意識が――遺伝や神経ではなく――どれだけ決断できるのか、わかっていないのだ。

私たちは問題の核心にたどり着いた。本当に選択の自由があったという根拠を示すのが難しいなら、いったいどうして多様な行動を本人のせいにするべきなのだろう？

それとも、なんだかんだ言って、人にはどう行動するかについて選択の余地があるのだろうか？　あなたを構成するあらゆるメカニズムをものともしない、生体内プロセスとは無関係の小さな内なる声があって、決定を指図し、たえずやるべきことをささやきかけているのだろうか？　それはいわゆる自由意思ではないのだろうか？

人間の行動における自由意思の存在は、古くから熱い論争のテーマである。自由意思を支持する人たちはだいたい、直接の主観的経験（私はたったいま自分が何かをしようと決定したように感じる）にもとづいて論じるが、これから見ていくように、この論法は誤解を招くおそれがある。決断は自由選択のように思えるかもしれないが、実際にそうだという十分な証拠はない。


動くという決断について考えよう。あなたは自由意思に従って舌を出したり、顔をしわくちゃにしたり、誰かの名前を呼んだりするように感じる。しかしそのような行動に自由意思の関与は必須ではない。不随意の動作や発声に悩まされるトゥーレット症候群を例にとろう。典型的なトゥーレット症候群患者は、舌を出したり、顔をしわくちゃにしたり、

第6章 非難に値するかどうかを問うことが、なぜ的はずれなのか

誰かの名前を呼んだりすることがある——いずれも、そうすることを選んでいるわけではない。トゥーレットによくある症状に汚言症と呼ばれるものがある——ののしり言葉や人種差別発言など、社会的に受け入れられない単語やフレーズを口走る残念な行動だ。トゥーレット患者にとって不幸なことに、彼らの口から出てくる言葉はたいてい、本人がその状況でいちばん言いたくない言葉である。声を上げてはならない人やものを見ることが引き金となって、汚言症は起こる。たとえば、肥満体の人を見ると、どうしても「でぶ！」と叫んでしまう。禁断の考えだからこそ、それを叫びたい衝動に駆られるのだ。

トゥーレット症候群の運動性チックも不適切な叫びも、いわゆる自由意志によって生まれるものではない。したがってトゥーレット患者からただちに二つのことがわかる。第一に、高度な行動は自由意志なしにも起こりうる。つまり、自分や他人の複雑な行為を目撃したからといって、その裏に自由意志があると思い込んではいけないということだ。第二に、トゥーレット患者はそれをしないことができない。自由意志を用いて、脳のほかの部分がやると決めたことを覆したり抑制したりすることができない。彼らにはやらない自由意思がないのだ。やる意思にしろやらない意思にしろ、「自由」な意思がない。トゥーレット症候群は、決定するのはゾンビ・システムであって、本人には責任がないと誰もが認める例である。

このように自由な決定ができないのはトゥーレット症候群にかぎらない。いわゆる心因

性障害の場合も、手、腕、脚、顔の動きは、たとえまちがいなく自発的に見えても、不随意なのである。そのような患者に、なぜ指を上下に動かしているのかと訊けば、手をコントロールできないのだと説明する。指を動かさずにはいられないのだ。同様に、前章で見た分離脳患者は、しばしば「他人の手症候群」を発症する傾向がある。片手がシャツのボタンをはめるのに、反対の手はボタンをはずそうとする。片手が鉛筆を取ろうとするのに、反対の手はそれを払おうとする。患者がどんなに一生懸命努力しても、他人の手がやっていることをやらないようにすることはできない。自由に始めたりやめたりするのは「彼の」裁量のうちにはない。

無意識の行為は、意図せず口から出る叫びや言うことをきかない手にとどまらず、驚くほど高度な所業が見られることもある。ケネス・パークスの例を取り上げよう。彼はトロントに住む二三歳の男性で、妻と五カ月の娘がいて、義理の両親と親しくしていた。財政問題、夫婦の問題、そしてギャンブル依存症に悩んでいた彼は、自分の抱えるトラブルについて妻の両親に相談しに行く計画を立てる。義母は彼を「やさしい巨人」と言い、彼の問題について話しあうのを心待ちにしていた。しかし話し合いの日が来る前、一九八七年五月二三日の朝早く、ケネスはベッドから出たが目は覚めていなかった。夢遊病の状態で車に乗り込み、義理の両親の家まで二三キロの距離を運転した。そしてその家に押し入り、義母を刺し殺し、次に義父を襲ったが、父は命を取り留めた。そのあと彼は自分で警察署まで車を走らせる。そしてそこで「誰かを殺したと思うんです……手が――」と言ってはじめて、自分の手がひどい切り傷を負っていることに気づいた。彼は病院に連れて行かれ、手の腱の手術を受けた。

翌年一年にわたってケネスの証言は、惑わせようとする誘導があっても、驚くほど一貫していた。彼は事件のことを何も覚えていなかったのだ。さらに当事者全員が、ケネスはまちがいなく殺人を犯したということで意見が一致したが、そんな罪を犯す動機がないということにも同意した。彼の弁護団は、これは夢中遊行中の殺人、いわゆる殺人夢遊病だと主張する。(12)

一九八八年の法廷審問で、精神科医のロナルド・ビリングスが鑑定人として次のように証言している。

問　人は目が覚めているときに計画を練り、それをそのあと何らかの方法で眠っているときに確実に実行できるという証拠はありますか？

答　いいえ、まったくありません。睡眠中の心のなかの様子についていくつか知られていることがありますが、そのなかで最も顕著なのは、目覚めているときの精神作用とは目的などの点でまったく無関係だということです。目覚めているときとは対照的に、眠っているときは心を導くコントロールが欠如しています。もちろん私たちは目覚めている状態のとき、よく自発的に物事を計画します。いわゆる意思です。つまり、あれではなくこれをやることに決めるわけです。しかし夢遊病の症状が出ているあいだにそれが起こるという証拠はありません。……

問　では、彼が当時夢遊病だったと仮定して、彼には意図する能力がありましたか？

答　いいえ。

問　彼は自分がやっていることを正しく認識していたでしょうか？

答　いいえ、していませんでした。

問　彼は自分がやっていることの結果を理解していたでしょうか？

答　いいえ、していなかったと思います。すべてが無意識の活動で、制御されずにひとりでに起こったことだと思います。

殺人夢遊病を法廷で裁くのは困難をきわめる。なぜなら、世間の反応は「いかさまだ！」という叫びだが、実際、脳は睡眠中には別の状態で活動していて、夢遊病は検証可能な現象だからだ。睡眠随伴症と呼ばれる睡眠障害では、脳の広大なネットワークが睡眠状態と覚醒状態のあいだをスムーズに移行できないときがある。つまり、中間で立ち往生することがありえるのだ。移行には神経の協調（神経伝達物質系、ホルモン、電気的活動のパターン変化など）が膨大に必要であることを考えると、睡眠随伴症がもっと多く見られないことのほうが驚くべきことかもしれない。

脳はふつう徐波睡眠からもっと浅い眠りの段階を経て最終的に目覚めるが、ケネスの脳波図（EEG）は、彼の脳が深い眠りの段階からいきなり覚醒しようとするという問題を示した。しかも、この危険な移行を一晩に一〇～一二回も試みる。正常な脳が眠っているとき、そのような移行が試みられることは一晩に一回もない。ケネスにEEGの結果をごまかすすべはないので、この発見が決め手となり、陪審員は彼が実際に夢遊病の問題、それも不随意の行動を起こすほど深刻な問題を抱えていたと納得した。一九八八年五月二五日、ケネス・パークス事件の陪審は義母の殺人とそのあとの義父の殺人未遂に関して、彼に無罪判決を下した。(13)

トゥーレット患者、心因性障害者、分離脳患者と同じように、ケネスの症例は高度な行動が自由意思なしで起こりうることをはっきり示している。心拍、呼吸、まばたき、嚥下《えんか》のように、精神のメカニズムも自動操縦で動くことがあるのだ。

問題の核心は、あなたの行動のすべてが根本的に自動運転なのか、それとも生物学のルールとは無関係の選択する「自由」がわずかでもあるのかどうか、である。この点に哲学者も科学者もつねに固執している。私たちにわかっている範囲では、脳内のあらゆる活動は、脳という非常に複雑な相互接続ネットワーク内のほかの活動によって決まる。そのため、良かれ悪しかれ、そこには神経活動以外は何も入る余地がないように思える――つまり、このマシンに幽霊が入り込む余地はない。このことを別の角度から考えると、自由意思が体の活動に何らかの影響をおよぼすつもりなら、進行中の脳の活動に作用する必要がある。そのためには、少なくともニューロンの一部と物理的につながっている必要がある。しかし脳のなかには、ネットワークのほかの部分と連動していないスポットは見つからない。脳のあらゆる部位はほかの部位と密に相互接続していて、連動している。このことから、独立した「自由」な部位はないことがうかがえる。

したがって現在の科学的知識のなかでは、脳のメカニズムにはほかのパーツと因果関係がないパーツはないと思われるので、自由意思――原因のない原因――を滑り込ませる物理的な隙間は見つけられない。ここで述べていることはどれも、歴史上の現時点でわかっていることにもとづいている。いまから一〇〇〇年後には、きっと稚拙に見えることだろう。しかしいまこの時点では、物理的な存在（脳の成分）と相互作用する非物理的な存在（自由意思）という問題を解く明確な方法は誰にもわかっていない。

しかし生物学的な問題はいろいろあるにしても、あなたは自分に自由意思があると強く直感しているとしよう。神経科学が自由意思を直接テストできる方法はあるのだろうか？

一九六〇年代、ベンジャミン・リベットという科学者が、被験者の頭に電極をつけて、非常に簡単な課題をやるように言った。自分が選んだタイミングで指を上げるだけだ。そして高分解能の計時装置を見つめ、指を動かそうという「衝動を感じた」瞬間の針の位置を報告するように言われた。

リベットは、人が実際に動くおよそ四分の一秒前に動こうという衝動を自覚することを発見した。しかし驚くのはそこではない。彼は被験者のEEG記録――脳波――を検討し、もっと驚くべきことを発見した。彼らの脳内活動は動こうという衝動を感じる前に生じ始めるのだ。しかもほんの少しではない。一秒以上前である（次ページの図を参照してほしい）。言い換えれば、本人が衝動を意識的に経験するよりかなり前に、脳の一部が意思決定をしていたのだ。[14] 意識を新聞にたとえる話に戻ると、指を上げるという素晴らしいアイデアが生まれたというニュースを私たちが受け取る前に、脳は裏で始動している――神経の連合を築き、行動を計画し、計画を採決する――ようだ。

リベットの実験は物議をかもした。[15] 意識は指揮系統のなかで最後に情報を受け取るというのは本当なのだろうか？　彼の実験は自由意思にとどめを刺したのだろうか？　リベット自身、自分の実験によって生じたこの可能性について思い悩み、ついに、私たちは禁止権というかたちで自由を維持しているのだろうと提言した。つまり、指を動かそうという衝動を感じるという事実は制御できないが、指を上げるのをやめるためのわずかな時間は確保しているのかもしれない。これで自由意思は救われるのか？　難しい問題だ。禁止を自由に選べるという印象はあるが、それが意識に隠れて舞台裏で構築された神経活動の結

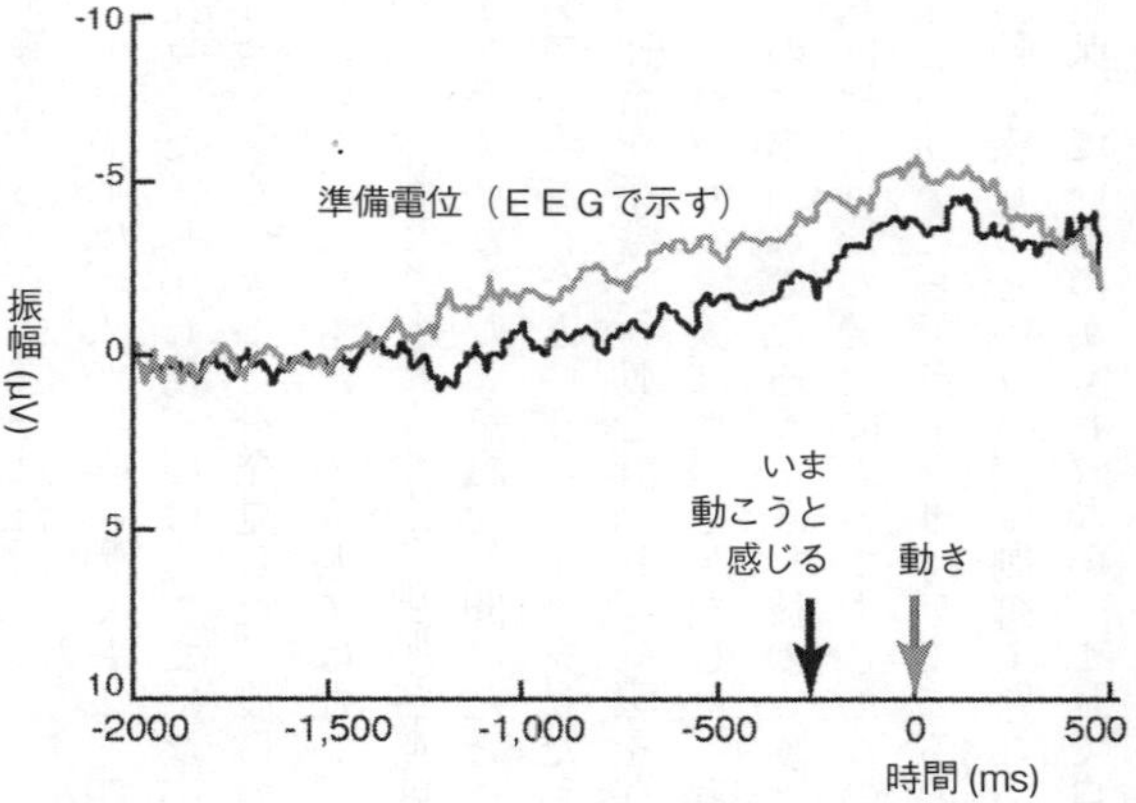

「衝動を感じたら指を動かす」。自発的な動きが起こるかなり前に、神経活動の増加が測定できる。「準備電位」は、被験者が動こうという衝動の瞬間を判断するとき（グレーの線）のほうが、動きそのもののとき（黒い線）よりも大きい。Eagleman, *Science*, 2004, adapted from Sirigu, et al, *Nature Neuroscience*, 2004 より。

果ではないことを示す証拠もない。

自由意思を救おうとするための提案がほかにもいくつかなされている。たとえば、古典物理学は宇宙を完全に決定論的なもの（あらゆる事物は直前の事物から予測どおりに得られる）として説明するが、原子スケールの量子物理学は、宇宙に内在する要素として予測不可能性と不確定性を導入している。量子物理学の父たちは、この新しい科学が自由意思を救うのだろうかと考えた。残念ながら救わない。確率的で予測不能なシステムも、決定論的なシステムとまったく同じで、満足のいくものではない。なぜならどちらも選択肢はないからだ。コイン投げかビリヤード球かだが、どちらの場合も、私たちが望む意味での自由ではない。

カオス理論に目を向け、脳は非常に複雑なので、次の動きを決めることは実質的にできないのだと指摘して、自由意思を救おうとする思想家もいる。これはそのとおりだが、自由意思の問題にきちんと取り組んでいない。なぜなら、カオス理論で研究されているシステムもやはり決定論的で、一つのステップが必然的に次のステップにつながるからだ。カオスのシステムがどこに行こうとしているのかを予測するのは非常に難しいが、システムの状態それぞれは前の状態と因果関係にある。予測不能なシステムと自由なシステムのちがいに重点を置くことが大切だ。ピンポン球のピラミッドが崩れるとき、システムが複雑なせいで球の軌跡と最終的な位置を予測することは不可能だ――が、それでも球一つひとつは決定論的な運動の法則に従っている。すべてがどこに向かっているかを言えないからというだけで、球の集まりが「自由」ということにはならない。

そういうわけで、自由意思があるという私たちの希望や直感に反して、その存在を納得のいくように確定する論拠はいまのところない。

自由意思の問題は、有責性のことを考えると非常に重要になる。最近罪を犯した者が裁判官席の前に立つとき、法制度は彼が非難に値するかどうかを知りたがる。なにしろ、彼の行動の責任が根本的に彼にあるかどうかで、私たちの罰し方が決まる。あなたの子どもが壁にクレヨンで落書きしたら、あなたは罰するかもしれないが、同じことを夢遊病のせいでやったら罰しないだろう。しかしなぜだろう？　どちらの場合も同じ脳をもった同じ子どもではないか。ちがいは自由意思についてのあなたの直感にある。一方のケースでは子どもに自由意思があるが、他方ではない。一方のケースではいたずらな行動をとることを選んでいるが、他方では意識のないロボットである。最初のケースでは有責性があるとし、二番めのケースではないとしているのだ。

法制度はあなたの直感と同じ考え方をする。すなわち、行動に対する責任は意思による制御と対応する。もしケネス・パークスが義理の両親を殺したときに目覚めていたら、彼は絞首刑になる。もし眠っていたのなら無罪放免だ。同様に、あなたが誰かの顔をなぐった場合、法律はあなたが攻撃的だったのか、それとも片側《へんそく》バリズムと呼ばれる、四肢がなんの前触れもなく激しく揺れる障害を抱えているのかを重視する。あなたがトラックを道路脇の果物の屋台にぶつけた場合、法律はあなたが乱暴な運転をしていたのか、それとも心臓発作を起こしたのかを重視する。これらの区別はすべて、私たちに自由意思があるという前提のうえに成り立っている。

しかし私たちにあるのだろうか？　ないのだろうか？　科学はまだ「ある」と答える方法を突き止めていないが、私たちの直感では「ない」とは言いがたい。何世紀にもわたる論争のあげく、自由意思は科学にとって依然として未解決で意味のある検討中の問題である。

私の考えでは、自由意思の問題に対する答えは重要でない――少なくとも社会政策にとっては。理由はこういうことだ。法制度には、「自動現象《オートマティズム》」と呼ばれる抗弁がある。この申し立てがなされるのは、人が意識のないまま行動するとき、たとえば、てんかんの発作のせいでドライバーが通行人のほうにハンドルを切ってしまった場合だ。自動現象の抗弁が用いられるのは、行為の原因は被告人がほとんどあるいはまったく制御できない生理現象のせいだと、弁護士が主張するときである。言い換えれば、犯罪行為はあったが、その裏に選択の余地はなかったのだ。

しかしちょっと待って。これまで学んできたことを踏まえると、私たちの脳内で進行していることのほとんど――あるいは一部の人の主張によればすべて――が、そのような生理現象で説明されるのではないのか？　遺伝、幼少期の経験、環境毒素、ホルモン、神経伝達物質、そして神経回路がもつ舵取りの力を考えると、私たちが下す決定の多くは私たちが明確にコントロールできる範囲を超えているので、私たちに責任はないと言っていい。つまり、自由意思は存在するかもしれないが、たとえ存在しても、それが作用する余地はほとんどないのだ。そこで私は、「充足自動現象の原理」なるものを提案する［訳注：ライプニッツが唱えた「充足理由の原理」、すなわち「あらゆる物事はそのしかるべき理由があってはじめて存在する」という論理学上の思考の原理をもじったもの。「すべての行動はしかるべき自動現象なくして存在しない」というほどの意味」。自由意思はたとえ存在するにしても、巨大な自動化されたメカニズムのうえに乗っかっている小さな因子にすぎないという理解から、自然に生まれる原理だ。自由意思はあまりに小さいので、私たちは良くない意思決定についても、糖尿病や肺疾患などほかの身体的プロセスを考えるのと同じように考えることができるかもしれない。[16] この原理によれば、自由意思問題への答えはまったく重要ではない。たとえ一〇〇年後に自由意思の存在が決定的に証明されるとしても、人間の行動のほとんどが意思の見えざる手とはほとんど関係なく働くという事実は変わらない。

別の言い方をすると、チャールズ・ホイットマン、突発的小児性愛者のアレックス、前頭側頭認知症の万引き犯、ギャンブルするパーキンソン病患者、そしてケネス・パークス、全員に共通するのは、行為は行為者の生理と切り離して考えることはできないという結論である。自由意思は私たちが直感するほど単純ではない――そして自由意思をめぐる戸惑いは、私たちがそれを処罰の判断基準としては役立てられないことを示唆している。

この問題を考えるなかで、イギリスの上訴院判事ビンガム卿は次のように述べている。

これまでの傾向として、法律がアプローチの基礎にするのは……一連のかなりおおざっぱな作業仮説だった。その仮説の前提によると、知的能力を有する成人は、どの行動をとるか選ぶ自由があり、理性的に自身のいちばん利益になると思う行動をとる。その立場の理性的な人がふつう備えていると期待されるとおり、自分の行動の影響を見通す力を備えている。そしてたいてい真意を述べる。このような作業仮説が通常の訴訟でどんなメリットまたはデメリットをもつにしろ、人間の行為を知るための一律に正確な指針にならないことは明らかである。(17)

議論の核心に移る前に、生物学的な説明の結果として、責任がないという理由で犯罪者を放免することにならないかという心配を解消しよう。私たちはそれでも犯罪者を罰するのか？　そうだ。犯罪者全員の釈放は、理解を深めることの展望でも目標でもない。説明イコール無罪証明ではない。社会はつねに悪い人間を街から追い出す必要がある。私たちは処罰を放棄するのではなく、処罰の方法を改善するのだ。それについてこれから見ていこう。

非難から生物学への転換

脳と行動の研究はいつのまにか概念転換のまっただなかにある。かつては、神経学的障害（「脳の問題」）と精神障害(18)（「心の問題」）は直感的に区別されるということで、臨床医と法律家の意見は一致していた。つい一世紀前、精神障害の患者は遮断、懐柔、または拷問によって「鍛える」というのが一般的な考え方だった。同じ考え方はさまざまな障害にも適用された。たとえば、数百年前にてんかんの発作は悪魔の憑依――おそらく以前の行ないの直接的な報い――と理解され、患者は忌み嫌われることが多かった(19)。当然のことながら、このアプローチはうまくいかない。精神障害は微妙な脳の病変から生じる傾向があるが、突き詰めれば、その原因は脳の生理の細部にある。臨床界もこのことを認めて専門用語を変更し、いまでは精神障害を「器質性障害」に分類している。この用語は、精神の問題の根にあるのは実は身体的(器質的)なものであって、純粋に「心的」なものではないことを示唆している。精神の問題は心的なもので脳とはなんの関係もないという考え方は、今日《こんにち》ではほとんど通らない。

非難から生物学に転換した原因は何なのか? おそらく最大の立役者は、薬物治療の効果だろう。どんなになぐりつけても鬱病を追い払うことはできないが、フルオキセチンと呼ばれる小さな錠剤は効き目がある。統合失調症の症状は悪魔払いでは消えないが、リスペリドンで抑制できる。躁病は会話にも排斥にも反応しないが、リチウムには反応する。これらの成功のほとんどがこの六〇年で明らかになったものであり、一部の障害を脳の問題と呼びながら、ほかの障害を言いようのない心霊の領域に帰すのは筋が通らないという考えを裏づけている。そして、精神の問題は脚の骨折と同じ方法でアプローチされるようになった。神経科学者のロバート・サポルスキーは、この概念転換について考えるきっかけとして、一連の質問を投げかけている。

働けないほどひどい鬱状態に陥っている最愛の人は、たとえば糖尿病と同じくらい「現実的」な生化学的根拠のある病気にかかっているのか、それとも自分を甘やかしているだけなのか？　子どもの学校の成績が悪いのは、やる気がなくて頭が悪いからなのか、それとも神経生物学的な根拠のある学習障害のせいなのか？　薬物濫用の深刻な問題に向かってじわじわ進んでいる友人は、たんなる自制心の欠如を示しているのか、それとも報酬系の神経化学的プロセスに問題を抱えているのか？[20]

脳の回路についての発見が増えれば増えるほど、答えは甘えや意欲の欠如や自制心の不足に対する非難から遠ざかる――そして詳細な生物学のほうに近づく。非難から科学への転換は、私たちの知覚と行動はアクセスできないサブルーチンに制御されているという最近の理解を反映している。そのサブルーチンは、分離脳患者や前頭側頭認知症患者やパーキンソン病のギャンブラーに見られるように、たやすく乱されてしまう。しかしここには決定的に重要なポイントが隠されている。非難から方向転換したからといって、私たちが生物学を完全に理解していることにはならない。

脳と行動のあいだに強い関係があることはわかっているが、神経画像は未熟な技術であり、有罪か無罪かの判断に意味のある介入はできず、個別のケースではなおさらだ。画像検査法は高度な処理が行なわれた血流信号を利用し、数十立方ミリメートルの脳組織を対象とする。脳組織には一立方ミリメートルにつき一億あまりのニューロン間シナプス接続がある。したがって現代の神経画像は、スペースシャトルに乗っている宇宙飛行士に、窓の外を見てアメリカがどうなっているかを判断しろと言うようなものだ。巨大な森林火災や、レーニア山から噴き出す火山活動の煙、決壊したニューオーリンズの堤防の影響はわかる――が、彼の視点からでは、株式市場の暴落が鬱病や自殺の広がりを引き起こしたかどうか、人種間の緊張が暴動の火つけ役になったかどうか、市民がインフルエンザにかかっているかどうか、突き止めることはできない。宇宙飛行士にそのような細部を識別する解像度がないのと同様、現代の神経科学者にも脳の健康について詳細な意見を述べるだけの解像度がない。微小な回路の詳細についても、ミリ秒スケールの電気的・化学的信号の広大な海で動いているアルゴリズムについても、何も言うことはできない。

たとえば、心理学者のアンジェラ・スカルパとエイドリアン・レインによる研究で、有罪判決を受けた殺人者と対照被験者の脳の活動には測定可能な差があることがわかったが、その差は微妙であり、グループ測定にしか表われなかった。したがって、基本的に個人を診断する力はない。精神病質者の神経画像検査についても同じで、脳の生体構造の測定可能な差が当てはまるのは集団レベルだけで、個人の診断にはいまのところ役に立たない。(21)

そしてそのおかげで、私たちは妙な立場に立つことになる。

断層線——なぜ、非難に値するかと問うのはまちがいなのか

世界中の法廷で展開されるありふれたシナリオを考えてみよう。ある男が犯罪行為を働き、彼の弁護団は明らかな神経学的問題を見つけられず、男は投獄されるか死刑宣告を受ける。しかし男には神経生物学的に何かちがうところがある。根底にある原因は、遺伝子の変異か、検出できないほど小さい脳卒中または腫瘍による軽微な脳損傷か、神経伝達物質レベルのアンバランスか、ホルモンのアンバランスか——またはその組み合わせかもしれない。どの問題も現在の技術では検出できない可能性がある。しかし異常な行動を引き起こす脳機能の変化の原因になりうる。

もう一度言うが、生物学的な視点からのアプローチで犯罪者の無罪が証明されるわけではない。ただ、チャールズ・ホイットマンやケネス・パークスの例で見たように、犯罪者の行動は脳のメカニズムと切り離せないという考えを強調するだけである。私たちは腫瘍のある突発的な小児性愛者を非難しないし、前頭葉に変性が見られる前頭側頭認知症の万引き犯を非難しない(22)。言い換えると、脳に測定可能な問題があれば、それは被告人への情状酌量に値する。本当は彼に責任はないのだ。

しかし、生物学的な問題を検出するための技術がなければ、私たちはやはり人を非難す

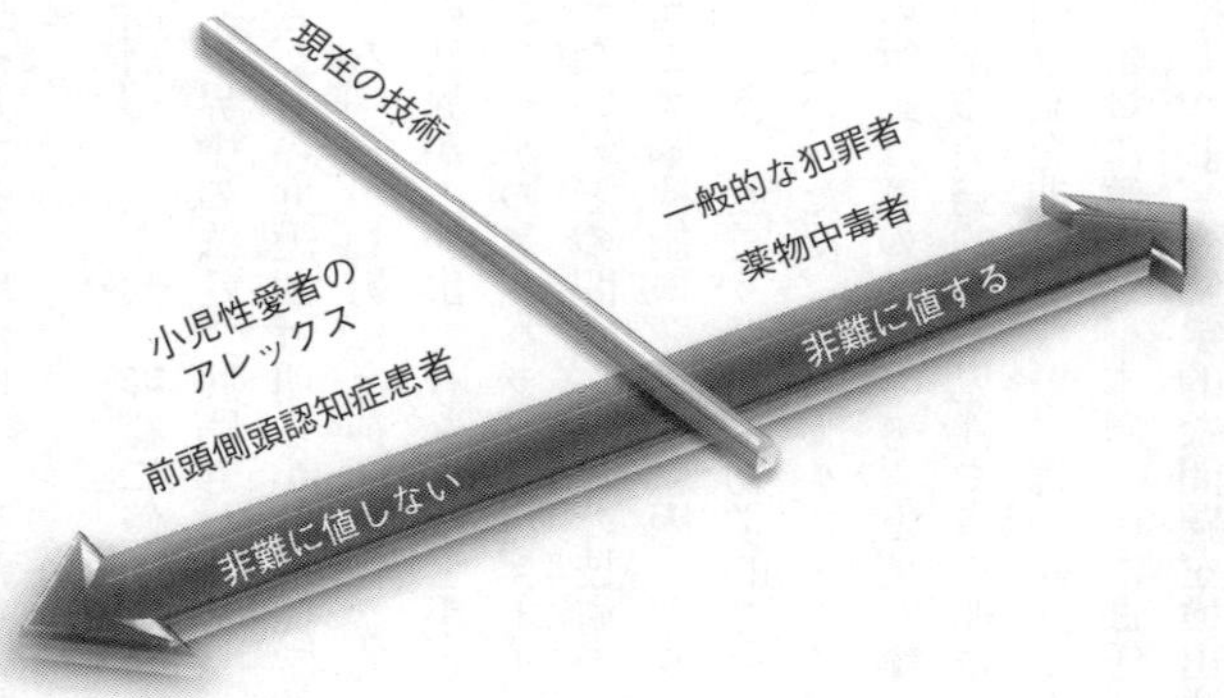

る。ここが議論の核心だ――非難に値するかと問うのはまちがっている。

有責性のスペクトルを想像してほしい（上の図）。一方の端に、小児性愛者のアレックスや小学生のように振る舞う前頭側頭認知症患者がいる。判事や陪審の目から見ると、この人たちは運命のいたずらによって脳に損傷を受けたのであり、自分の神経の状態に対して選択の余地はなかった。断層線を境にして非難に値する側にいる一般的な犯罪者は、脳をほとんど調べられないし、いずれにしても現在の技術ではほとんど言えることがない人たちである。圧倒的多数の犯罪者は、明白な生物学的問題がないので、線のこちら側にいる。彼らは単純に、自由に選択する行為者と見なされる。

スペクトルの中間のどこかに、クリス・ベノワのような人が見つかる。プロレスラーのベノワは医者と共謀でホルモン補充療法を装い、大量のテストステロンを服用した。二〇〇七年六月、ステロイドレイジと呼ばれる怒りの発作を起こしたベノワは自宅に帰り、息子と妻を殺したあと、ウェイトトレーニングマシンの滑車コードで首をつった。彼には感情をコントロールするホルモンという生物学的な刑罰軽減要因があったが、そもそもそれを服用することを自分で選んだのだから、非難に値するように思われる。薬物中毒者はたいていスペクトルのまんなかあたりにいると見られるのが一般的だ。中毒は生物学的問題であり、薬物が脳の配線を変えるという理解はあるが、中毒者は最初に手を出したことに責任があると解釈される。

このスペクトルは、非難に値するかどうかに関する陪審員に共通と思える直感をとらえている。しかしこれには深刻な問題がある。技術は向上し続けるので、脳の測定問題をうまく解決できるようになるにつれて、断層線が右に動いていくのだ。いまは不透明な問題が新しい技術によって検討できるようになり、いつの日か、ある種の悪い行ないに意味のある生物学的説明ができるようになるかもしれない――統合失調症、てんかん、鬱病、躁病の場合と同じように。現在、私たちは大きな脳腫瘍しか検出できないが、一〇〇年後には、想像もつかないほど小さい回路に問題行動と関連のあるパターンを検出できるようになるだろう。なぜ人々がそのように振る舞う気になるのかを、神経科学はもっとうまく説明できるようになるだろう。脳の微細な部分からどうして行動が起こるかを特定する技術が向上するにつれて、生物学的な刑罰軽減要因に訴える被告側の弁護士が増え、被告人は断層線を境にして非難に値しない側にいると認める陪審員が増えるだろう。

有責性が現在の技術の限界で決まるというのは筋が通らない。有罪と宣告された人間が、一〇年後には有罪でないと宣告されるような法制度は、有責性の意味が明確でない制度である。

問題の核心はこうだ。「どこまでが彼の生体で、どこまでが彼なのか？」を問うことにもはや意味はない。この問いにもはや意味がないのは、二つが同じものであることがわかっているからだ。彼の生体と彼の意思決定に有意な区別はない。二つは切り離せない。

神経科学者のヴォルフ・ジンガーが先だって提言したように、犯罪者の脳の何が悪いのか測定できなくても、何かが悪いのだと言ってもほぼさしつかえない。[23] たとえ私たちに詳細がわからなくても（たぶん永遠にわからなくても）、彼の行動が脳の異常性を示す十分な証拠である。[24] ジンガーが言うように、「すべての原因を特定することは私たちにはできないし、おそらく永遠にできるようにならないが、そうであるかぎり、どんな人の異常性にも神経生物学的な理由があることを認めるべきである」。ここで注意してほしいのは、ほとんどの場合、私たちは犯罪者の異常性を測定できないことだ。コロラドのコロンバイン高校で銃撃事件を起こしたエリック・ハリスとディラン・クレボルドや、ヴァージニア工科大学で銃を乱射させたチョ・スンヒのことを考えてみよう。彼らの脳に悪いところがあったのだろうか？　学校で乱射事件を起こした犯人の例にもれず、彼らは現場で死んでしまったので、私たちには知りようがない。しかし彼らの脳に異常な何かがあったと推定してさしつかえない。それはめったにない行動であり、ほとんどの学生はそんなことをしない。

私が言いたいのは、どんな場合も犯罪者は、ほかの行動をとることができなかったものとして扱われるべきである、ということだ。現在測定可能な問題を指摘できるかどうかに関係なく、犯罪行為そのものが脳の異常性の証拠と見なされるべきだ。これはつまり、神経科学の鑑定人に負担を押しつけるのはやめるべきだということである。彼らの証言が示すのは、問題に対応する名称と測定方法がいまあるかどうかだけで、問題があるかどうかではない。

したがって、有責性を問うのはまちがっていると思われる。

正しい問いはこうだ。前に進んで、私たちは告訴された犯罪者をどうするのか？

裁判官席の前に引き出された脳には複雑きわまりない過去があるかもしれないが、最終的に私たちが知りたいのは、人が将来どういう行動をとる可能性があるか、それだけだ。

これからどうするか——脳に適した前向きな法制度

現在の刑罰スタイルは個人の意思と責任を土台にしているが、ここまで展開してきた論法は代案を示唆する。社会には罰を与えたいという強い欲求が深く根づいているが、前向きな法制度が問題にするのは、どうすればこれから先いちばん社会のためになるか、である。社会契約を破る者は施設に収容する必要があるが、この場合、過去より未来のほうが重要である。[25] 刑期は血に飢えた欲求を基準に決めるものではなく、むしろ、再犯のリスクに合わせて調整できる。行動を生物学的に深く洞察することによって、累犯性——つまり、出所してさらに罪を重ねるのは誰か——をもっとよく理解できる。そしてその理解が、証拠にもとづく合理的な判決の基礎になる。再犯の可能性が高いので、長いあいだ街から引き離しておく必要のある人もいれば、さまざまな酌量すべき事情があって、再び転落する可能性の低い人もいる。

しかし、累犯のリスクが高い人をどうすれば見わけられるのだろう？　なにしろ、法廷裁判の詳しい様子から根本的な問題がはっきり見えるとはかぎらない。科学的なアプローチを取り入れるほうが優れた戦略だ。

性犯罪者の量刑手続きに起こった重要な変化について考えよう。数年前に研究者たちは、個々の性犯罪者が出所して再び罪を犯す可能性はどれくらいあるか、精神科医と仮釈放委員会のメンバーに問い合わせ始めた。精神科医も仮釈放委員会メンバーも、問題の犯罪者だけでなく、これまでに何百人もの犯罪者と接している——したがって、誰が更生し、誰が戻ってくるかを予測することは難しくなかった。

それとも、難しかったのだろうか？　意外なことに、彼らの予想は実際の結果とほとんど相関がなかったのだ。精神科医と仮釈放委員会メンバーの予測精度はコイン投げと同じだった。この結果に研究者たちは仰天した。犯罪者と直接接する仕事をしている人たちの研ぎ澄まされた直感に期待していたから、なおさらである。

そこで研究者たちは苦しまぎれに、もっと数理計算的なアプローチを試みた。出所間近の性犯罪者二万二五〇〇人について、さまざまな因子の測定に取りかかったのだ。犯罪者は一年以上にわたって恋愛関係を続けたことがあるか、子どものころ性的虐待を受けたことがあるか、薬物依存症か、深い反省を示しているか、逸脱した性的興味をもっているか、といった具合だ。そして研究者は犯罪者を出所後五年にわたって追跡し、最終的に刑務所に戻ったかどうかを確認した。調査の仕上げに、どの因子が再犯率をいちばんうまく説明するかを計算し、そのデータから、量刑に使うべき数理計算表を作成することに成功した。統計によると、惨事を招きそうな犯罪者もいて、そういう人たちは長いあいだ社会から引き離される。将来的に社会にとって危険人物になりそうもない人もいて、そういう人は短い刑期を宣告される。数理計算的アプローチの予測力を、仮釈放委員会と精神科医のそれと比べると、まるで競争にならない。数字は直感にまさるのだ。現在この数理検定は全国の法廷で刑期を決めるのに使われている。

いつの時代も、ある人が出所後に何をするか正確に知ることは不可能だ。なにしろ実生活はいろいろ込み入っている。しかし数字には人がふつう期待するより優れた予測力が隠れている。ほかの加害者より危険な加害者もいて、表面的な魅力や表面的な反発とは関係なく、危険な人には共通の行動パターンがある。統計にもとづく量刑には欠点もあるが、世間の直感を黙らせる証拠になりえるし、法制度が一般に採用しているおおざっぱなガイドラインの代わりに、量刑のカスタマイズを可能にする。脳科学――たとえば神経画像研究――をこの測定にもち込んでも、予測力が向上するだけである。科学者は誰が再犯するかを確実に予想することはできない。なぜなら、状況や機会などさまざまな要因に左右されるからだ。とはいえ、だいたいの推測は可能であり、神経科学はその推測の精度を上げる。[26]

注目すべきは、詳細な神経生物学の知識がなくても、法律はすでに前向きな考えを少しばかり取り入れていることだ。カッとなって犯した罪と計画的な殺人それぞれに与えられる情状酌量を考えてみよう。カッとなって罪を犯した人は計画的な殺人犯よりも再犯の可能性が低いので、判決にそれが反映される。

ところで、ここで正しく理解すべき重要なニュアンスがある。脳腫瘍がある人全員が銃を乱射するわけではないし、男性全員が罪を犯すわけでもない。なぜだろう？　次章で見るように、遺伝と環境が想像を絶するほど複雑なパターンで相互作用するからだ。[27]　その結果、人間の行動はいつまでたっても予測できないままだろう。このどうしようもない複雑さは重大である。ある人の脳が裁判官席の前に立っているとき、裁判官はその脳の過去を気にせずにはいられない。胎児の発育異常はあったのか？　妊娠中のコカイン使用は？　児童虐待は？　子宮内のテストステロンレベルは高くはなかったか？　子どもがのちに水銀に暴露した場合、暴力傾向が二パーセント高くなる小さな遺伝子変異は？　このほかにも何百という因子がすべて相互にからみ合うので、結論として、裁判官が有責性を決定するためにそのもつれを解こうとする努力は無駄である。したがって、法制度は前向きにならなくてはならない。なぜなら、そもそもほかのやり方はもはや望めないからである。

脳に適した前向きな法制度なら、量刑のカスタマイズのほか、刑務所を万能の解決策ととらえる習慣からの脱却も可能にする。刑務所は事実上の精神医療施設になっているが、もっと良いアプローチがある。

まず、前向きな法制度は、生物学的な理解を活用した更生のカスタマイズを実現する。犯罪行為を、てんかん、統合失調症、鬱病のような疾患——いまでは助けを求めたり与えたりすることができる病気——と同じように理解するのだ。これらの脳障害はいまや断層線の反対側に入っており、悪霊の問題ではなく生物学的な問題として落ち着いている。それなら、犯罪行為のようなほかの行動はどうなのだろう？　議員や選挙民の大半は、犯罪者を超満員の刑務所に押し込む代わりに更生させることに賛成だが、問題は、どうやって更生させるかについての新しいアイデアが不足していることだ。

そしてもちろん、集合意識のなかにいまだに生きている恐怖、すなわち前頭葉切断術のことを忘れてはならない。前頭葉切断術《ロボトミー》（もともとの呼び名は白質切断術）を考案したエガス・モニスは、前頭葉を外科用メスで処置することによって犯罪者を助けることは正しいと考えていた。前頭前皮質に出入りする接続を切断する簡単な手術によって、しばしば人格ががらりと変わり、知的障害も起こりえる。

モニスは数人の犯罪者にこの手術を試し、彼の思いどおりに、手術が彼らを落ち着かせることを発見した。もっとはっきり言えば、彼らの人格を完全に平板化した。モニスの弟子のウォルター・フリーマンは、施設でのケアは効果的な治療法がないためにうまくいっていないことに気づいていたので、ロボトミーは大勢の人々を治療から解放し、それぞれの生活に戻してあげるのに好都合なツールだと考えた。

しかし残念ながら、ロボトミーは人々から神経系の基本的権利を奪った。この問題は、ケン・キージーの小説『カッコーの巣の上で』に極端なかたちで表現されている。反抗的な入院患者のランドル・マクマーフィーは、権威に抵抗したことで罰を受ける。不幸にもロボトミーを受けさせられるのだ。マクマーフィーの陽気な性格が病棟のほかの患者たちに自由な生き方を教えたのに、ロボトミーのせいで彼は廃人になってしまう。マクマーフィーの友だちで従順な患者だった「チーフ」・ブロムデンは、変わり果てた彼の姿を見て、ほかの入院患者が自分たちのリーダーの屈辱的な運命を目にする前に、彼を枕で窒息死させてやる。ロボトミー開発の功績でモニスはノーベル賞を受賞したが、この手術はいまでは犯罪抑止のための適切なアプローチとは考えられていない。(28)

しかし、ロボトミーが犯罪を止めるのなら、なぜ行なわないのか？　倫理的な問題のかなめは、国家がどれだけ市民を変えることができるようにするべきか、である。*私の考えでは、これは現代神経科学の転機となる問題の一つである。脳が理解されるようになったとき、どうすれば政府の干渉を防ぐことができるだろう？　注意してほしいのだが、この問題はロボトミーのようなセンセーショナルなものだけでなく、もっと目立たないかたちでも頭をもたげている。たとえば、カリフォルニア州とフロリダ州で現在行なわれているように、再犯の性犯罪者は化学的去勢を強制されるべきなのか？

しかし、私たちはここで新しい解決策を提案する。倫理的な問題を心配せずに更生させることができる方法だ。名づけて前部前頭葉トレーニングという。

---

*ちなみに、ロボトミーが支持を失った理由は倫理上の懸念よりもむしろ、一九五〇年代初めに向精神薬が売り出され、そちらのほうが問題に対する適切なアプローチになったことにある。

前部前頭葉トレーニング

市民の社会復帰を助けるために目指すべき倫理にかなった目標は、本人をできるだけ変えずに、その行動が社会のニーズと合うようにすることだ。私たちの提案の出発点は、脳はライバルからなるチームであり、さまざまな神経細胞集団の競争であるという知識である。競争なので、結果はひっくり返ることもありうるということだ。

衝動抑制の弱さは、刑務所制度における犯罪者の大半がもつ顕著な特徴である。(29) 彼らは行為の善悪の区別はだいたいわかっているし、刑罰の厳しさも理解している――が、自分の衝動を抑制できなくて挫折する。路地で高価なハンドバッグを持っている女性を見ると、その機に乗じることを考えずにはいられない。誘惑が将来の心配を押しやってしまう。

衝動を抑制できない人の気持ちは理解しがたいように思えるなら、あなたが負けたくないのに負けてしまうものを考えてみてほしい。おやつ？　酒？　チョコレートケーキ？　テレビ？　私たち自身の意思決定にも衝動抑制の弱さがつきまとっていることはすぐにわかる。自分にとって何が最善かを知らないわけではない。ただ、誘惑があると、長期的な配慮を代表する前頭葉の回路が、選挙に勝てないだけなのだ。戦争や経済メルトダウンのさなかに穏健派の政党を選ぼうとするようなものと言える。

そういうわけで、いままでにない私たちの更生策とは、前頭葉に短期的回路を抑え込む練習をさせることだ。これを実現するために、私の同僚のスティーヴン・ラコントとパール・チウは、脳画像検査中にリアルタイム・フィードバックの活用を始めた(30)。あなたはチョコレートケーキの誘惑にもっと抵抗できるようになりたいとしよう。この実験で、あなたは脳スキャンをしながらチョコレートケーキの写真を見る――そして実験者は欲求に関与する脳領域を特定する。すると、その領域のネットワーク内で起こる活動がコンピューター画面上に縦棒で表わされる。あなたのやるべきことは、その棒を短くすることだ。棒はあなたの欲求温度計の役割を果たす。欲求ネットワークが高速回転していると棒は長くなり、あなたが欲求を抑えていれば棒は短くなる。あなたはその棒をにらみ、短くしようと努力する。ケーキの誘惑に抵抗するために自分がいましていることの意味を、あなたは賢明にも悟っているのかもしれない――そこへはアクセスできないのだ、ということを。いずれにしろ、あなたがさまざまな手段を心のなかで試しているうちに、棒がゆっくり下がり始める。棒が短くなったら、衝動的欲求にかかわるネットワークの活動を抑え込むよう、前頭葉回路をうまく補強できたということである。長期が短期に勝ったのだ。チョコレートケーキの写真を見たまま、何度も繰り返し棒を下げる練習をして、前頭葉回路を強化する。この方法なら、修正が必要な脳領域の活動を視覚化できて、利用できるさまざまな精神的アプローチの効果を目で見ることができる。

民主的なライバルからなるチームのたとえで言うと、優れた抑制と均衡のシステムを導入するということだ。この前部前頭葉トレーニングの目的は、脳内の政党間討論会のための公平な場を用意し、行動する前に熟慮することである。

そして実際のところ、成熟とはそういうものだ。ティーンエージャーと大人の脳のおもなちがいは、前頭葉の発達である。人間の前頭前皮質は二〇代に入るまで完全には発達しないものであり、これがティーンエージャーの衝動的行動を引き起こす。前頭葉がときに社会化の器官と呼ばれるのは、社会化するということが、自分の最も基本的な衝動を抑えるための回路を発達させることにほかならないからだ。

前頭葉の損傷によって、自分でもそこに閉じ込められているとは思いもしなかった反社会的行動が表に出てくるのはなぜか、その理由がこれなのだ。前頭側頭認知症患者が万引きをしたり、裸になったり、公衆の面前で排尿したり、場ちがいなときに大声で歌いだしたりすることを思い出してほしい。これらのゾンビ・システムはずっと水面下に潜んでいるのだが、正常に機能する前頭葉によって覆い隠されているのだ。土曜の夜に酔っ払って騒ぐときにも、同じように覆いがはがれる。正常な前頭葉の機能が脱抑制をきたし、ゾンビたちが表舞台に上ることを許される。

前部前頭葉のジムでトレーニングをしたあとも、あなたはチョコレートケーキがほしくてたまらないかもしれないが、その欲求に負けずにそれを克服する方法がわかっている。衝動的なことを考えて楽しむこと（「うーん、ケーキか」）がいけないのではなく、それを行動に移すかどうか（「やめておこう」）についての抑止力を前頭皮質に与えたいだけなのだ。同様に、人が犯罪行為を働くことを考えても、行動に移さないかぎりは許せる。小児性愛者の場合、その人が子どもに魅力を感じるかどうかを私たちがコントロールできる見込みはない。彼が行動に移さないのであれば、個人の権利と思想の自由を尊重する社会で、私たちに望めるのはそこまでかもしれない。私たちは人の考えることを制限できないし、法制度がそれを目指すべきでもない。社会政策に望めるのは、衝動的な考えが健全な神経民主制による検討を受ける前に、行動へと傾くのを防ぐことだけである。

リアルタイムのフィードバックには最先端の技術が必要だが、だからといって、人の長期的意思決定の能力を高めるというシンプルな目標からそれてはならない。目指すべきは、長期的な結果に関心をもつ神経細胞集団にもっと支配力を与えること。衝動を抑制することと。熟慮を促すこと。市民が長期的な結果を考え、それでも違法行為を推し進めることを決意するなら、私たちはその結果にしかるべく対処する。このアプローチは倫理上重要であるとともに自由主義的な魅力がある。患者を赤ん坊のような精神状態にしかねないロボトミーとは異なり、このアプローチは自分を救いたい人にチャンスを広げる。政府は精神外科を強制する代わりに、内省と社会化の向上に手を貸すことができる。このアプローチは薬物も手術も用いないので脳を傷つけず、脳の可塑性という自然のメカニズムを利用して、脳が困難を切り抜けるのを助けるのだ。商品のリコールではなく整備である。

内省する能力を高めた人がみな同じ健全な結論に達するわけではないが、少なくとも、神経の政党による討論を聞くチャンスはある。ここでさらに留意すべきは、このアプローチで待望の抑止力がわずかでも回復するかもしれないことである。抑止力は、長期的結果を考え、それにもとづいて行動する人にしか効かない。実は衝動的な人に処罰の脅威が作用するチャンスはない。

前部前頭葉トレーニングの科学はまだ生まれたばかりだが、このアプローチが正しいモデルになる望みはある。生物学と倫理学の両方にしっかり根ざしていて、人はより良い長期的な意思決定をするべく自助努力できる。どんな科学的試みもそうだが、このアプローチもさまざまな不測の理由で失敗するかもしれない。しかし少なくとも、投獄が唯一の実際的解決策であると決めてかかるのではなく、新しいアイデアを練られるところには達している。

新しい更生へのアプローチを実行するための課題の一つは、世間の支持を勝ち取ることだ。報復を強く求める人も（全員ではないが）たくさんいて、そういう人たちは更生ではなく懲罰を望む(31)。その衝動は理解できる。なぜなら私にもあるからだ。犯罪者がおぞましい行為に走ることを聞くたびに、私的制裁で復讐したくなるほど強い怒りを感じる。しかし、やりたいことをやるだけでは最善のアプローチにならない。

外国人恐怖症を例にとろう。これはまったく自然なことだ。人は容姿も話し方も自分に似た人のほうを好む。部外者への嫌悪は卑劣だが珍しくはない。その最も卑しい人間の性《さが》を克服するために、私たちの社会政策は、人間らしさについての最も開《ひら》けた考えをしっかり根づかせようと力を尽くす。そのためにアメリカは、一九六八年の公民権法第八篇というかたちで、差別を禁止する住宅法を成立させた。そこにいたるまでには長い時間がかかったが、私たちの社会が、理解を深めることで水準を上げられる柔軟な社会であることを、はっきり示したことはまちがいない。

私的制裁も同じことだ。報復したい衝動は理解できるが、私たちは社会としてそれを抑えることに合意している。なぜなら、人は犯罪の事実について思いちがいをする可能性があり、陪審団の前で有罪を証明されるまでは、誰もが推定無罪とされるに値することを、私たちは知っているからだ。同様に、行動の生物学的根拠についての理解が深まると、より建設的なアプローチを尊重して、非難に値するかどうかの直感的認識は抑えるのが理にかなった話になる。私たちにはより良い考えを学ぶ能力があるのだから、法制度が果たすべき務めは、最も良い考えを採用し、移ろいやすい世論の力に負けないように注意深くしっかり根づかせることだ。脳にもとづく社会政策はいまのところ現実的でないように思えるが、すぐに事情が変わるかもしれない。しかも、直感的に理解できそうな場合もありうる。

人間は平等という神話

脳が行動を引き起こす経緯を理解するべき理由はほかにもある。共感、知性、水泳力、攻撃性、もって生まれたチェロやチェスの才能など、どんな軸で人間を比較しても、広い範囲への分布が見られる。(32) つまり、人は平等につくられていない。このばらつきは、うやむやにするのがベストな問題だというイメージがあるが、実はこのばらつきこそ進化の原動力である。自然は世代ごとに生み出せるかぎりたくさんの種類を試す——そして環境に最適のものが繁殖する。過去一〇億年にわたり、このアプローチがおおいに成功し、原始スープのなかの自己複製する単一の分子から、宇宙船を発明する人間を生み出した。

しかしこのばらつきは、法制度にとってトラブルのもとでもある。法制度の一部は、法の前では人間はみな平等であるという前提のうえに成り立っている。人間は平等というこの固定的な神話によれば、人は意思決定を行ない、衝動を抑制し、結果を理解する能力を等しくもっていることになる。考えは立派だが、決して真実ではない。

たとえこの神話が総攻撃を食らっても、堅持する価値はあると主張する人もいる。この主張によると、現実に即しているかどうかは別にして、平等は「とくに尊重すべき社会秩序を構築し、公正と安定に役立つ反事実的条件文をつくる」(33)。つまり、前提は確かにまちがいかもしれないが、それでも有益だというのである。

私の意見はちがう。本書で見てきたように、人は同じ能力をもって法の前に立つわけではない。遺伝や個人の経歴が人の脳を最終的にまったく異なるものにする。事実、法律も部分的にこのことを認めている。すべての脳が等しいふりをするのは無理があるからだ。年齢を考えてほしい。意思決定や衝動抑制の力量は青年と成人とでちがうし、子どもの脳は大人の脳とまったくちがう(34)。アメリカの法律はこのことを下手に認めて、一七歳と一八歳のあいだに明確な線を引いている。そしてアメリカの最高裁判所はローパー対シモンズ裁判で、一八歳未満の者が罪を犯したとき死刑判決を下してはならないと裁定した(35)。さらに法律はＩＱの問題も認めている。ゆえに、最高裁判所は精神障害者が死罪で刑に処されることはないという同様の判決を下している。

このように、法律はすでにすべての脳が平等につくられているのではないことを認めている。問題は、現在の法律がおおざっぱな区分を利用していることだ。もしあなたが一八歳なら私たちはあなたを死刑にできるが、一八歳の誕生日の一日前ならあなたは無事だ。ＩＱが七〇なら、あなたは電気椅子にすわることになるが、六九なら刑務所のマットレスのうえで安心していられる（ＩＱ値は日によっても検査の条件によっても変動するので、ボーダーラインに近い場合は適切な環境を望んだほうが身のためだ）。

未成年ではなく精神障害でもない市民全員が平等であることにするのは意味がない。なぜなら、平等ではないからだ。遺伝も経験もちがうのだから、外見と同じように中身にもちがいがありうる。神経科学が進歩するにつれ、私たちはおおざっぱな二つの分類ではなく、スペクトルに沿って人を理解できるようになるだろう。そうなれば、すべての脳は同じ動因に反応し、同じ罰を受けるべきだという建前をとおすのではなく、個々人に合わせた判決と更生を与えることができる。

修正可能性にもとづく判決

法律の個人化はさまざまな方向に展開できるが、ここで一つ提案しようと思う。あなたの娘がクレヨンで壁に落書きした例に戻ろう。片方のシナリオでは彼女はいたずらでやり、他方のシナリオでは夢中遊行中にやっている。あなたの直感では、罰するべきは彼女が目覚めている場合だけで、眠っている場合には罰するべきでない。しかしなぜだろう？ あなたの直感は、罰の目的について重要なことを見抜いているのかもしれない。この場合、重要なのは非難に値するかについての直感よりも（眠っているとき彼女は非難に値しないのは明らかだが）、修正可能かどうかについての直感である。行為が修正可能なときだけ罰するという考えだ。夢遊病の場合、彼女は自分の行為を修正できないので、罰は残酷なうえに無駄だろう。

いつの日か、私たちは神経の可塑性にもとづいて刑罰を決定できるようになると、私は思っている。古典的な条件づけ（アメとムチ）が功を奏する脳をもつ人もいれば、精神病、社会病質人格、前頭葉発達障害、その他の問題のせいで、変化しにくい人もいる。苛酷な岩砕きの刑のような罰を考えよう。囚人がもうここには戻りたくないと思うようにするための罰だとしたら、その意図をきちんと受け止めるだけの脳の可塑性がなければ、この罰は意味がない。古典的な条件づけを用いて、社会復帰できるような行動の変化を起こす望みがあるのなら、罰は適切である。有罪判決を受けた犯罪者が刑罰によって有益な変化を起こさないのであれば、ただ施設に収容するだけにするべきだ。

行為者に利用できる選択肢の数にもとづいて、罰を決めることができると提案している哲学者もいる。たとえば、ハエの神経系では複雑な選択をしていくことは不可能だが、人間（とくに賢い人間）にはさまざまな選択肢があるので、自分で決められることがたくさんある。それならば、行為者にどれだけたくさんの選択肢があるかに合わせて罰の程度を決める刑罰制度をつくることができる。しかし私にはこれが最善のアプローチとは思えない。なぜなら、選択肢がほとんどなくても修正可能な人がいるからだ。排便のしつけをされていない子犬がいるとしよう。子犬はおしっこをしなくてはならないとき、くんくん鳴いたりドアを爪で引っかいたりすることなど考えもしない。その選択肢がどういうことか知らないので、子犬には選択肢がない。それでもあなたは子犬をしかる。適切な行動ができるように子犬の中枢神経系を修正するためだ。万引きする子どもにも同じことが言える。子どもは最初、所有権や経済の問題を理解していない。あなたが子どもを罰するのは、子どもに選択肢がたくさんあると感じるからではなく、修正可能だと思っているからである。

あなたは子どものために罰するのであり、子どもを社会化しているのだ。

私のこの提案は、刑罰を神経科学と連携させようとするものである。非難に値するかについての世間の直感を、もっと公正なアプローチと置き換えようというわけだ。いまは費用がかかるが、将来は社会が神経系の可塑性――つまり回路を修正する能力――を測定するための指標を実験的に導き出すかもしれない。もっと前頭葉を発達させる必要のあるティーンエージャーなど、修正可能な人にとって苛酷な罰（夏のあいだずっと岩を砕く）は適切だろう。しかし前頭葉に損傷があって社会化の能力が永遠に発達しない人の場合、国はちがう種類の施設で行為能力を制限するべきである。同じことが知的障害者や統合失調症患者にも言える。懲罰的な措置は一部の血に飢えた人を満足させるが、もっと広く考えたとき、社会にとっては意味がない。

1章から5章までは、私たちがどれだけ船の操舵手からほど遠いかを探ってきた。私たちには自分の行動、動機、さらには信念を、選択したり説明したりする能力はほとんどなく、舵を取っているのは、無数の世代にわたる進化的淘汰と生涯の経験によってつくり上げられた無意識の脳であることを見てきた。本章では、その社会的影響を探った。脳にアクセスできないことが、どうして社会にとって重要なのか？　非難に値するかについての私たちの考え方をどう導くのか？　まったく異質な行動をとる人たちについて、私たちはどう対処するべきなのか？

いまのところ、犯罪者が裁判官席の前に立ったとき、法制度はこう尋ねる。「この人は非難に値するのか？」。ホイットマンやアレックス、トゥーレット症候群の患者や夢遊病患者の場合、制度は「いいえ」と答える。しかし明白な生物学的問題がなければ、制度は「はい」と答える。技術は年々向上し続け、「断層」線の位置が動くことは確実だと考えると、これが法制度を構築する賢明な方法であるはずがない。いつの日か、人間の行動のあらゆる側面が意思のおよばないものであると理解されるようになるのかどうか、断定するのはまだ早いかもしれない。しかし当面のあいだ科学の流れによって、スペクトル上の意思による行為と意思によらない行為のあいだの境界線は押し動かされ続ける。

ベイラー医科大学の〈神経科学・法律イニシアチブ〉の責任者として、私は世界中でこの問題について講演してきた。私が闘わなくてはならない最大の敵は、人々の行動や内面の相違についての生物学的な理解が深まると、私たちは犯罪者を許し、街から連れ去らないことになるという誤解である。それはまちがいだ。生物学的な説明は犯罪者を無罪にするのではない。脳科学は法制度を改善するのであって、その機能を妨げるのではない。[36] 社会のスムーズな営みのために、あまりに攻撃的で、人に共感できず、衝動をうまく抑制できない犯罪者を、私たちはいままでどおり街から連れ去る。そういう人はやはり政府の監督下に置かれる。

しかし重要な変化は、さまざまな犯罪行為を罰するやり方にある――合理的な判決と新しい更生のアイデアである。これまで重点は懲罰に置かれていたが、それが（神経と社会の両方の）問題に対する認識と有意義な取り組みに移る[37]。本章でその一例として、ライバルからなるチームという脳の枠組みが更生策に新たな希望を与える可能性があることを学んだ。

さらに、脳に対する理解が深まると、善行を促進し悪行を抑制する社会的インセンティブを集中的に構築することができる。効果的な法律には効果的な行動モデルが必要であり、人にどう行動してほしいかだけでなく、人が実際にどう行動するかを理解しなくてはならない。神経科学と経済学と意思決定の関係を掘り下げると、これらの研究成果をより効果的に活用できるように、社会政策をもっとうまく組み立てることができる[38]。そうなると、先を見越した予防的な政策が立案されて、報復は重視されなくなる。

本章での私の主張は、何が非難に値するかを再定義することではなく、非難に値するという言葉を法律用語から排除することである。非難に値するかどうかは後ろ向きの概念であり、人生の軌跡となっている遺伝と環境のがんじがらめのもつれを解きほぐすという、不可能な作業を必要とする。たとえば、有名な連続殺人犯は決まって子どものときに虐待されていることを考えよう[39]。それで彼らは非難に値しなくなるのか？　誰が気にする？　そんなことを訊くほうがまちがっている。彼らが虐待されたと知って、私たちは子どもの虐待を防ぐ気にはなるが、法廷に立っている特定の連続殺人犯への対処方法は変わらない。やはり施設に収容する必要があるのだ。児童虐待は有意な生物学的釈明にはなりえず、裁判官は社会の安全を保つための措置を取らなくてはならない。

「非難に値する」の代わりに用いるべきなのが「修正可能である」という概念である。この前向きな言葉は問いかける。私たちはこれから何ができるのか？　更生プログラムを利用できるのか？　できるならそれは素晴らしい。できない場合、懲役刑は将来の行動を修正するだろうか？　するなら刑務所に送ろう。刑罰が役に立たない場合、報復のためではなく行為能力を制限するために、国の監督下に置こう。

移ろいやすいうえに明らかにはずれている直感をもとにした社会政策ではなく、証拠にもとづき、しかも神経系に適合する社会政策を構築するのが、私の夢である。判決を下すのに科学的アプローチを取るのは不当ではないかと思う人もいる――その場合、人道はどこにあるのか、というわけだ。しかしこの懸念には、つねに疑問をぶつけるべきだ。代案は何か？　世の常として、醜い人は魅力的な人より長い刑期を宣告される。精神科医はどの性犯罪者が再犯するかを予測できない。投獄するより更生プログラムを受けさせたほうが有益かもしれない薬物中毒者で刑務所は超満員だ。現在の判決は本当に証拠にもとづく科学的アプローチよりも望ましいものなのだろうか？

神経科学は、かつて哲学者と心理学者の領域にあった問題、人がどうやって意思決定するか、人は本当に「自由」なのかという問題の、表面をひっかき始めたばかりである。これは無意味な疑問ではなく、法理論の未来と生物学的知識にもとづく法学の夢を具体化する疑問である。(40)

第7章　君主制後の世界

「人間について言えば、それぞれ微小な生命体にあふれる無数の独立した小さな池であり、水が川の届かない場所に広がるための手段にほかならなかった」

——ローレン・アイズリー『果てしない旅』所収、「川の流れ」より

権威失墜から民主制へ

一六一〇年、ガリレオが手づくりの望遠鏡で木星の月を発見したあと、信心深い批評家たちは彼の新たな天動説を、人間の権威を失墜させるものとして非難した。彼らは思ってもいなかったが、これは権威失墜の第一歩にすぎなかった。一〇〇年後、スコットランドの農場主ジェームズ・ハットンによる堆積層の研究によって、教会が唱える地球年齢の推定値が覆《くつがえ》された——それより八〇万倍も古いことがわかったのだ。それからまもなく、

チャールズ・ダーウィンが人間を動物界に数ある部門の一つに格下げした。二〇世紀初めには、量子力学によって現実の成り立ちに対する私たちの認識ががらりと様変わりした。一九五三年、フランシス・クリックとジェームズ・ワトソンがDNAの構造を解読し、不可解でとらえようのない生命を、四つの文字の配列で記録してコンピューターに保存できるものに置き換えた。

そしてこの一世紀にわたって、神経科学は意識が船の操舵手でないことを示してきた。宇宙の中心から転落してわずか四〇〇年後、私たちは自分自身の中心からも転落したのだ。本書の第1章で私たちは、意識による内部メカニズムへのアクセスは緩慢で、まったく起こらないことも珍しくないと知った。そのあと、私たちが見る世界は必ずしもそこにあるものではないことを学んだ。すなわち、視覚は脳がつくるものであり、その唯一の務めは（たとえば、熟した果物やクマや仲間との）相互作用という尺度で役立つ話をつくることである。錯視はさらに深い概念を明らかにする。つまり、私たちの思考も自分で直接アクセスできないメカニズムによって生成されているのだ。有益なルーチンは脳の回路に焼きつけられ、いったんそうなると意識はアクセスできなくなる。その代わり意識は、何を回路に焼きつけるべきか目標設定をするようだが、それ以上のことはほとんどしていない。第5章では、心のなかには大勢がいること、だからこそあなたは自分をののしり、自分を笑い、自分と契約を結ぶことができるのだということを学んだ。そして第6章では、脳卒中、腫瘍、薬物、そのほか生物学的プロセスを変えるさまざまな出来事によって変化した脳は、まったくちがう働きをする可能性があることを見てきた。このことが、「非難に値するかどうか」という単純な考えを揺るがす。

さまざまな科学の進歩を受けて、多くの人々の脳裏にやっかいな問題が浮かんでいる。これほど権威を失墜させられた人間には何が残されているのか？　宇宙の果てしなさが明らかになって、人類がいかに取るに足らないかも明らかになったと考える人もいる──人間の重要性はだんだん小さくなっていき、ほぼ消滅したというのだ。文明という画期的な時間尺度は、地球上の多細胞生物の長い歴史のほんの一瞬にすぎず、生物の歴史は地球そのものの歴史のほんの一瞬にすぎないことが明らかになった。そしてその地球は、広大な宇宙のなかではごく小さな物質の点にすぎず、荒涼とした空間の湾曲によって、ほかの点々からものすごい速度で離れている。いまから六〇億年後、この活気にあふれた実り豊かな惑星は、膨張する太陽にのみ込まれてしまう。レスリー・ポールは『人類の絶滅』にこう書いている。

すべての生命は死滅し、すべての精神は停止し、まるですべてがなかったかのようになる。率直に言うと、それが進化の目指しているゴールであり、すさまじい生とすさまじい死の「慈悲深い」結末である。……すべての生命は、暗闇のなかで擦られては

吹き消されるマッチにほかならない。最終的に……意義は完全に奪い去られる。(1)

多くの権威をつくり上げ、そのすべてから失墜したあげく、人間は周囲を見回した。そして自分は成り行きまかせの無目的な宇宙の進展のなかでたまたま生み出されたのだろうかと考え、なんらかの目的を取り戻そうと躍起になった。神学者のE・L・マスカルはこう書いている。

いまの世を生きる西洋の文明人にとって、自分は宇宙のなかでなんらかの特別な地位を与えられていると納得するのは難しい。……精神疾患はよく見られる痛ましい現代の特徴だが、その多くはそこに原因があると思う。(2)

ハイデッガー、ヤスパース、シェストフ、キルケゴール、フッサールなどの哲学者たちはみな先を争って、権威の失墜で人間に残されたように思えるむなしさに取り組んだ。アルベール・カミュは一九四二年の著書『シーシュポスの神話』のなかで、人間は根本的に無意味な世界に意味を探し求めるとする不条理の哲学を提唱している。この文脈でカミュは、哲学における真の問題はただ一つ、自殺するべきかどうかだと述べている（彼の結論によると、人は自殺してはならないのであり、たとえずっと希望はなくても、不条理な人生に反抗するために生きるべきだという。彼はこう結論づけざるをえなかったのかもしれない。なぜなら逆の結論だったら、彼が自分自身の処方に従わないかぎり、彼の本は売れなかっただろう——やっかいなジレンマだ)。

哲学者は権威失墜の知らせを少し深刻に取りすぎたのではないかと思う。状況は逆だろう。これだけ権威を失墜したあと、本当に人類には何も残されていないのだろうか？　すなわち、さらに綿密に調べていくと、顕微鏡下の華やかな世界や理解しがたいほど大規模な宇宙を発見するようになったのと同じように、既存の知識の枠組みにおさまらない、はるかに広範な考え方が見つかるのだ。私たちの権威を失墜させる行為は一再ならず、私たちより大きい何か、私たちがもともと想像できなかったような素晴らしい考えを花開かせてきた。何かが発見されるたびに、現実は人間の想像力と当て推量をはるかにしのぐものだと、私たちは教えられる。そのような進歩は、私たちの未来を告げる託宣としての直感や伝統の威力をくじき、代わりにもっと生産的な発想、もっと重大な現実、そして新しいレベルの畏怖を生み出した。

私たちは宇宙の中心ではないことをガリレオは発見したが、いまではさらに重要なことがわかっている。私たちの太陽系は無数にある太陽系の一つなのだ。前述したとおり、たとえ生命が現われる惑星は一〇億個に一個でも、宇宙には活気にあふれる惑星が何百何千万とあるかもしれないのである。私が思うに、冷たくよそよそしい天体に囲まれてさびしく中心にすわっているよりも、そのほうが壮大で楽しい考えだ。権威失墜がより豊かで深い理解につながり、自己中心性とともに失ったものを驚きと感嘆が埋め合わせる。

同様に、地球の年齢を理解することによって、以前は想像できなかったスケールの時間の展望が開《ひら》け、それが今度は自然淘汰に対する理解の可能性を開いた。自然淘汰は日々世界中の実験室で、病気と闘う研究のために細菌コロニーを選ぶのに用いられている。量子力学は、トランジスタ（電子工業の核）、レーザー、磁気共鳴映像、ダイオード、USBフラッシュメモリをもたらした――そしてまもなく、量子計算、量子トンネル、量子テレポーテーションの革命が起こるかもしれない。DNAと遺伝的形質の分子基盤を理解したおかげで、私たちは半世紀前には想像できなかったような方法で、病気を標的にすることができるようになった。科学の発見を真剣に受け止めることによって、私たちは天然痘を撲滅し、月まで旅をし、情報革命を引き起こした。寿命は三倍に延び、分子レベルで病気を標的にすることによって、もうすぐ平均寿命が一〇〇年以上になるだろう。権威失墜はおおむね進歩に等しい。

意識の権威失墜について言えば、私たちは人間の行動をより深く理解できる。なぜ私たちはものを美しいと思うのか？　なぜ私たちは論理に弱いのか？　自分に腹を立てるとき、誰が誰に毒づいているのか？　なぜ人は変動金利住宅ローンの魅力にはまるのか？　どうして私たちは車をうまく運転できるのに、そのプロセスを説明できないのか？

このように人間の行動に対する理解が向上したことは、社会政策の改善に直接つながる可能性がある。たとえば、脳に対する理解はインセンティブ構築にとって重要である。第5章で取り上げたように、人は自分自身と交渉して、たえず「ユリシーズの契約」を結んでいる。これが第5章に出てきたダイエット計画案のようなアイデアにつながる。減量したい人はかなりの金額を第三者に預ける。特定の期限までに減量目標を達成したら、そのお金を取り戻せるが、達成しなければすべて失う。この仕組みがあれば、人は一瞬冷静に考えて、短期的判断に逆らう心の支えを強化できる――どうせ将来の自分は、おとがめなしでつい食べてしまうとわかっているのだ。この人間性を理解すれば、この種の契約をさまざまな場面で役立てることができる。たとえば、従業員の毎月の給料の一部を天引きして個人の年金口座に入れるのもその一つだ。あらかじめ決めておくことによって、あとでつい使ってしまうことを避けられる。

内なる宇宙をより深く理解することで、哲学的概念も明確になる。美徳を例に取ろう。何千年ものあいだ哲学者は、徳とは何か、徳を高めるために何ができるか、問い続けてきた。ここでライバルからなるチームという枠組みが新たに進出してくる。たいていの場合、脳内のライバル関係にある要素はエンジンとブレーキのようなものと解釈できる。ある行動に駆り立てる要素もあれば、止めようとしている要素もあるのだ。徳とは、一見したところ、悪いことをしたくないという気持ちで成り立っていると考えられるかもしれない。

しかし微妙にちがった枠組みで考えると、有徳の人は、好色な衝動が強いが、それを克服するブレーキ力も十分に発揮できる人である可能性もある（有徳の行為者はわずかな衝動しかないので、優れたブレーキを必要としない場合もあるが、誘惑を感じたことのない人よりも、誘惑に抵抗するために激しく闘ったことのある人のほうが、徳の高い人だと言うこともできる）。この種のアプローチは、内部の対立状態をはっきり見とおしてはじめて可能になるものであって、人には（「犯意」のように）一つの心しかないと考えた場合には不可能である。新たなツールを用いて、私たちは異なる脳領域間の微妙な争いや、その争いにおける形勢の傾き方について考えることができる。そうすることで、法制度における新たな更生の機会が開《ひら》ける。脳が実際にどう働いているか、ごく一部の人はなぜ衝動をうまく抑制できないかを理解すると、長期的判断を強化し、争いがそちらに有利に傾くようにする、直接的な新しい戦略を練ることができる。

加えて、脳を理解することで、より賢明な量刑制度を構築できる可能性がある。前章で見たように、非難に値するかどうかというあやふやな概念を捨て、遡及的な制度（「この人にはどれくらい責任があったのか？」）の代わりに、実際的で将来を見据えた是正制度（「これからこの人は何をする可能性があるのか？」）を実現することができる。いつの日か、医学が肺や骨の問題を研究するのと同じように、法制度が神経や行動の問題にアプローチできるかもしれない。そのような生物学的現実主義は犯罪者を無罪にするのではなく、遡及的なアプローチの代わりに前向きなアプローチを採用することによって、合理的な量刑と更生のカスタマイズを導入するのだ。

神経生物学の理解が深まることは、より良い社会政策につながるかもしれない。しかし、私たち自身の生命に対する理解にとって、どういう意味をもつのだろう？

汝自身を知れ

「汝自身を知れ。神をあれこれ詮索するようなことはよせ。人類にふさわしい研究対象は人間である」

――アレクザンダー・ポープ

一五七一年二月二八日、三八歳の誕生日の朝、フランス人随筆家のミシェル・ド・モンテーニュは、人生の軌跡を大きく変える決心をした。公職を辞して、広大な地所の奥にある塔のなかに一〇〇〇冊を蔵する図書室をつくり、自分にとって最も興味深い、複雑で、はかなく、変幻自在なテーマについての随筆を書くことに、残りの人生を費やしたのだ。そのテーマとはすなわち、自分自身である。彼の最初の結論は、自分自身を知ろうとするのは無駄骨だということだった。なぜなら、自分はたえず変化し、しっかり記述しようとしても追いつかないからだ。しかしそれでも彼は探求をやめず、その疑問は数世紀にわたって繰り返し唱えられている――「ク・セ・ジュ?」(「私は何を知っているのか?」)これは当時もいまも良い質問だ。内的宇宙を探究すると、私たちはかつて抱いていた、自分自身を知っているという単純で直感的な認識を捨てることになる。自分自身を知るには、外側からの(科学というかたちの)働きが内側からの働き(内観)と同じくらい必要であることがわかる。私たちが内観に熟達できないというわけではない。実際にそこに見えているものに対して画家並みに注意を払えるようになれるし、自分の内なる信号に対してヨーガ行者並みに耳を傾けることもできるのだ。しかし内観には限界がある。あなたの末梢神経系は、一億個のニューロンを使って腸内の活動を制御している(これを腸神経系という)。あなたがどんなに内観しても、その一億個のニューロンに干渉することはできない。おそらく干渉したくもないだろう。現状どおり最適化された自動マシンとして稼働し、あなたの意見など聞かずに、食べ物を腸に沿って運んでくれて、消化工場を制御するための化学信号を送ってくれたほうが幸せだ。

アクセス権がないだけでなく、アクセスを阻止される場合もある。私の同僚のリード・モンタギューはかつて、私たちには自分を自分自身から守るアルゴリズムがあるのかもしれないと考えた。たとえば、コンピューターにはオペレーティングシステムがアクセスできないブートセクタがある――コンピューターの動作にとって非常に重要なので、ほかのどんなハイレベルのシステムも、どんな状況であっても、侵入を許されない。モンタギューは、私たちは自分のことを深く考えすぎると必ず「落ちる」傾向があることに気づいた。そしてその原因はおそらく、私たちがブートセクタに近づきすぎていることにあると述べている。ラルフ・ウォルドー・エマーソンが一世紀以上前に書いたように、「何かにつけて人は自分自身が見えなくなる」。

自分という人間の大半は、本人の意見や選択がおよばないところにある。あなたが何を美しいと感じ、何に魅力を感じるか、その感覚を変えようとすることを想像してほしい。もし世間から、現在あなたの好みでない性別の誰かを好きになれと言われたら、どうなるだろう？　あるいは、あなたの好みの年齢層とはかけ離れている誰かだったら？　あるいは、人間以外の種だったら？　あなたは言われたとおりにできるだろうか？　あやしいものだ。最も基本的な動因は神経回路という布に縫い込まれていて、あなたにはアクセスできない。ほかより魅力を感じるものがあるが、その理由はわからない。

腸神経系や魅力の感覚と同じように、あなたの内部宇宙のほぼすべてに、あなたは関与していない。思い浮かぶアイデア、空想のなかの考え、夢のとっぴな内容——すべてが見えない頭蓋内腔から供されるのだ。

では、こうしたことは、アポロ神殿の前庭に深く刻まれていたギリシャ語の「γνῶθι σεαυτόν（汝自身を知れ）」という忠告にとって、どういう意味をもつのだろう？

神経生物学を研究することで、私たちは自分自身のことをもっと深く知ることができるのか？ そのとおりだが、注意事項がいくつかある。かつて、量子力学が示す深い謎に直面した物理学者のニールス・ボーアは、原子の構造を理解するには「理解する」の定義を変えるしかない、と述べた。原子の絵を正確に描くことはできなくなったが、その代わり、いまでは原子の振る舞いについての実験結果を小数第一四位まで予測することができる。使えなくなった仮定がもっと豊かなものに置き換わったのだ。

それと同じように、自分自身を知るためには、「知る」の定義を変える必要があるのかもしれない。あなた自身を知るには、意識のあるあなたは脳という豪邸のなかの小部屋を一つ占有しているだけで、あなたのためにつくられた現実をほとんど制御できないことを、理解しなくてはならない。汝自身を知れという呼びかけは、新しい考え方を必要としているのだ。

あなたが汝自身を知れというギリシャ人の考えについてもっと知りたくて、もっと説明してほしいと私に頼んだとしよう。私が「あなたの知るべきことはすべて γνῶθι σεαυτόν という個々の文字のなかにある」と言ったとしても、おそらく役に立たないだろう。あなたがギリシャ語を読めなければ、個々の文字は恣意的に定められた形にすぎない。たとえギリシャ語を読めても、この考えには字面の意味よりはるかに多くの含みがある――したがって、由来となる文化、内観の重視、悟りへの道についての示唆を知る必要がある。[3] このフレーズを理解するには、文字を学習する以上のことが求められる。そしてこれこそ、私たちが何兆個というニューロンと、その何兆倍もの往来するタンパク質と化学物質について調べるときに置かれる状況なのだ。このまったくなじみのない観点から見て、自分自身を知るとは何を意味するのだろう？　このあとすぐ見ていくように、私たちには神経生物学的なデータが必要だが、自分自身を知るためには、さらにもっと多くのことが必要なのだ。

生物学は素晴らしいアプローチだが限界がある。恋人が詩を読んでくれているとき、その喉に内視鏡を差し込むことを考えてほしい。恋人のぬるぬるしたつややかな声帯が、震えながら収縮を繰り返すところを、大写しにしてよく見よう。あなたはそれを、吐き気を催すまで（意外にすぐかもしれない――生々しい生物器官をどれだけ注視していられるかにもよるが）じっくり研究することはできるが、そんなことをしても、夜の寝物語が好きな理由をちっとも理解することはできないだろう。生物学そのものは、そのままのかたちでは、部分的な知見しか与えない。いま現在できる最善のことだが、完璧にはほど遠い。このことについてもっと詳しく見ていこう。

物理的パーツで構成されるとは、どういう意味であって、どういう意味ではないか

脳損傷のとくに有名な例として、フィネアス・ゲージという二五歳の作業長のケースが挙げられる。《ボストン・ポスト》紙が一八四八年九月二一日、彼について「おぞましい事故」という見出しの短い記事で報告している。

キャヴェンディッシュの鉄道建設現場の作業長フィネアス・P・ゲージが発破薬を詰めていたところ、火薬が爆発し、使用していた直径三センチ、長さ一一〇センチの道具が、彼の頭部を突き抜けた。鉄製工具は顔の側面から入り、上あごを打ち砕き、左目の裏を通って、頭の天辺から出ていった。

鉄製の突き棒は二三メートル離れた地面に音を立てて落ちた。吹き飛んだものが当たって頭蓋骨に穴があき、脳の一部が飛び散ったのはゲージがはじめてではなかったが、それで死なかったのは彼がはじめてだった。それどころか、ゲージは意識さえ失わなかったのだ。

現場に最初に到着した医師のエドワード・H・ウィリアムズは、何が起こったかについてゲージが言ったことを信じず、「彼［ゲージ］が勘ちがいをしているのだと思った」。しかし「G氏が起き上がって吐いた」とき、ウィリアムズは起こったことの重大さをすぐに理解した。「吐こうと力を入れたことで、ティーカップ半杯ほどの脳が押し出され、床に落ちた」のである。

彼の症例を研究したハーバードの外科医、ヘンリー・ジェイコブ・ビグローは、「このケースのいちばんの特徴は、そのありえなさ加減だ。……外科の歴史上ほかに例を見ない」と述べている。[4]《ボストン・ポスト》の記事は、これがありえない状況であることを、たった一文に要約している。「この悲しい出来事にまつわる最も異常な状況は、彼が今日の午後二時に生きていて、完全に理性を保っており、まったく痛みを感じていなかったことである」。[5]

ゲージの生存だけでも興味深い症例になっただろう。しかしこの症例が有名になったのは、ほかに明らかになったことがあったからだ。事故の二カ月後、彼の担当医はゲージが「あらゆる点で快方に向かい……また家の周囲を歩いており、頭に痛みを感じないと言っている」と報告した。しかし重大な問題を暗示するように、医師はゲージが「落ち着いていられれば、回復の一途をたどっているように見える」とも指摘している。「落ち着いていられれば」とはどういうことなのか？　事故前のゲージはチームの「人気者」と言われていて、雇い主は彼を「従業員のなかで最も有能で腕の立つ作業長」だと絶賛していた。しかし脳が変化したあと、雇い主は「彼の精神的変化があまりに著しくて、元の職に戻すことはできないと考えた」。ゲージの担当医のジョン・マーティン・ハーロウは一八六八年にこう書いている。

言ってみれば、彼の知的能力と動物的傾向の均衡、あるいはバランスが崩壊したようだ。彼は気まぐれで、無礼で、ときにひどく口汚い言葉を好きなだけ吐き（以前の彼の習慣にはなかったこと）、仲間にほとんど敬意を払わず、自分の欲求に反する束縛や助言にいらだち、ときどき頑固に強情を張るくせに、移り気で煮え切らず、将来の活動計画をあれこれ考え出すが、手配りしたとたんにやめてしまい、ほかのもっと実現可能に思えるものに移る。知的能力とその発露は子どもなのに、強い男性の動物的な激しい感情がある。けがをする前の彼は、学校での教育を受けていなくてもバランスのとれた知性を備え、彼を知る人からは頭の切れるやり手の実務家と見られていて、非常に精力的かつ粘り強く行動計画をすべて実行していた。そういう意味で、彼の心が根本的に変わってしまったことは確かなので、友人も知人も彼は「もはやゲージではない」と言っている。(6)

それから一四三年のあいだに、私たちはさらに多くの自然による痛ましい実験――脳卒中、腫瘍、変性、ありとあらゆる脳損傷――を目にし、フィネアス・ゲージのような症例がさらにたくさん生まれた。これらの症例すべてが教える教訓は同じ。すなわち、あなたの脳の状態が、あなた自身の核になっている。友人が知っていて愛しているあなたは、あなたの脳のトランジスタとネジがあるべき場所になければ存在しえない。そんなことは信じられないと思うなら、病院の神経科病棟に行ってみてほしい。脳のほんの小さな損傷でも、衝撃的なほど特定的な能力の喪失につながるおそれがある。たとえば動物の名前を言う能力、音楽を聴く能力、危険な行動を管理する能力、色を区別する能力、単純な決定を下す能力、といった具合だ。この例はすでに、動きを見る能力を失った患者（第2章）、リスク管理能力を失ったパーキンソン病のギャンブラーや前頭側頭認知症の万引き犯（第6章）で見てきた。彼らの本質が脳の変化によって変わってしまったのだ。

これらすべてが重要な疑問につながる。私たちには身体の生理とは別の魂があるのか、それとも、私たちは非常に複雑な生体ネットワークにすぎず、希望も、憧れも、夢も、欲望も、ユーモアも、情熱も、そこから機械的に生み出されるのだろうか？[7]　地球上の大半の人々は、生体以外の魂に賛成票を投じるが、神経科学者の大半は後者、すなわち本質は身体の巨大システムから生まれる自然の特性であって、それ以上の何ものでもないという考えに、賛成票を投じる。どちらの答えが正しいのか、わかっているのだろうか？　確実なことは言えないが、ゲージのような症例が問題に影響しそうなことは確かである。

「唯物論者」の考えによると、私たちは基本的に物質のみからできている。この視点で見ると、脳は化学と物理学の法則どおりに働くシステムであり、その最終的な結果として、思考、感情、そして決断はすべて、最小のポテンシャルエネルギーに対する局所的法則に従った自然な反応によって生み出される。私たちは脳とその化学物質であり、あなたの神経系のつまみを回せばあなた自身が変わる。唯物論のよく知られているバージョンに「還元主義」と呼ばれるものがある。この理論は、問題を小さい生物学的な要素とパーツにうまく還元することによって、幸福、強欲、自己愛、情熱、敵意、警戒、畏怖のような複雑な現象を理解できるという希望を芽生えさせる。

一見したところ、還元主義の考え方を馬鹿げていると思う人も大勢いる。どうしてそれを知っているかというと、私は飛行機に乗ったとき、隣の席にすわる初対面の人に意見を求めるからだ。するとたいてい、「いいですか、そういうこと――どうして妻を愛するようになったか、なぜこの仕事を選んだのか、など――はすべて私の脳の化学反応とは関係ありませんよ。それはありのままの私です」というようなことを言う。そして、あなたの人としての本質とぐにゃぐにゃした細胞の結合体に関連があるとするのは、どう見ても現実的でないと思うのは正しい。機上で会った人たちの意思決定は本人がしたのであって、目に見えない小さいサイクルを次々と流れていくたくさんの化学物質が決めたのではない。ですよね？

しかし、フィネアス・ゲージのような実例にたくさん遭遇したらどうだろう？　突き棒よりもはるかに目立たないが、人の性格を変えるような脳への影響に着目したらどうだろう？

麻薬と呼ばれる小さい分子がもつ強い影響力を考えてみよう。この分子は意識を変化させ、認知に影響し、行動を操る。私たちはその分子の奴隷になる。世界中で人は気分を変えるためにタバコ、アルコール、コカインを自己投与する。神経生物学についてほかに何も知らなかったとしても、麻薬の存在だけで、私たちの行動と心理が分子レベルで乗っ取られうることを示す必要な証拠がすべて得られる。コカインを例に取ろう。この薬物は脳内の特定のネットワークと相互作用する。それは、冷たいアイスティーで渇きをいやすことから、好きな人に笑いかけてもらうこと、難しい問題を解決すること、「よくやった！」と言われることまで、報われる出来事をすべて記録するネットワークだ。この広範な神経回路（中脳辺縁《へんえん》ドーパミン系と呼ばれる）は、ポジティブな結果とそれにつながった行動を結びつけることで、社会における行動を最適なものにする方法を学ぶ。それが食べ物や飲み物や仲間を手に入れる助けとなり、実生活の日常的な決断を下すのに役立つ。*

少し横道にそれるが、コカインはまったくおもしろみのない分子である。一七個の炭素原子、二一個の水素、一個の窒素、そして四個の酸素。コカインのコカインたるゆえんは、

＊この報酬回路の基本構造は、進化を遂げてもずっと保存されている。ミツバチの脳もあなたの脳と同じ報酬プログラムを使っていて、あなたのものよりはるかにコンパクトなハードウェア上で同じソフトウェアを実行している（Montague, et al., "Bee foraging" を参照）。

それが偶発的にえた形がたまたま微細な報酬回路のメカニズムにぴったりはまることにある。濫用される四大薬物についても同じことが言える。アルコール、ニコチン、覚醒剤（たとえばアンフェタミン）、鎮静剤（たとえばモルヒネ）はみな、いったん体内に侵入すると、この報酬回路にはまる。[8] 腕に打たれて中脳辺縁ドーパミンシステムに達する薬物には自己強化効果があり、常用者はその特定の形をした分子を切らさないようにするために、店に強盗に入ったり、高齢者のバッグをひったくったりするようになる。これらの化学物質は、人間の髪の太さの一〇〇〇分の一のスケールで効果を発揮し、常用者は自分が無敵だと感じて有頂天になる。コカインとその仲間は、ドーパミン系にはまることによって報酬系を乗っ取り、脳にこれが起こりうる最高のことなのだと告げる。もとからある回路はハイジャックされるのだ。

　コカイン分子はフィネアス・ゲージの脳を突き抜けた突き棒の何億分の一という小ささだが、教訓は同じだ。あなたという人間は、あなたの神経系の生理の全貌で決まる。

　そしてドーパミン系はごまんとある例の一つにすぎない。数あるほかの神経伝達物質——たとえばセロトニン——の厳密なレベルも、あなたが自分自身だと信じているものにとってきわめて重要だ。もしあなたが鬱病にかかったら、おそらく選択的セロトニン再取り込み阻害薬（SSRI）と呼ばれる薬を処方される——フルオキセチン、セルトラリン、パロキセチン、シタロプラムといったたぐいである。これらの薬がどう作用するかを知るために必要なことはすべて、「再取り込み阻害」という言葉から読み取れる。通常、輸送体と呼ばれるチャネルがニューロン間の隙間からセロトニンを取り込むが、このチャネルの活動を阻害すると、脳内のセロトニン濃度が高まる。そして濃度が高まると、認知と感情に直接的な影響がおよぶ。これらの薬物を服用する人は、ベッドの端にすわって泣いている状態から、立ち上がり、シャワーを浴び、仕事に復帰して、人生における人との健全な関係を取り返すことができる。すべてが神経伝達物質系の微妙な細かい調節のおかげだ。(9) この話が現状ほど世間でよく聞かれるものでなかったら、なんとも奇妙な話であることが、もっと容易に理解されただろう。

人の認識作用に影響するのは神経伝達物質だけではない。ホルモンも同じだ。ホルモンは血流に乗って、行く先々で大騒ぎを引き起こす目に見えない小さい分子である。メスのラットにエストロゲンを注射すると交尾を求めるようになり、オスのラットのテストステロンは攻撃性を生む。前章で、レスラーのクリス・ベノワがテストステロンを大量に服用して、ホルモンによる怒りのせいで妻と実の子どもを殺した、という事件について見た。そして第4章では、バソプレシンというホルモンが貞節に関係していることを知った。もう一つの例として、ふつうの月経周期にともなうホルモン変動について考えよう。最近、私の女友だちの一人が月経による情緒変化で落ち込んでいた。彼女は青ざめた笑顔でこう言った。「あたしね、毎月二、三日は自分でなくなるの」。神経科学者の彼女はそのあとしばし考えて、こうつけ加えた。「それともひょっとすると、こっちが本当のあたしで、残りの二七日間は実はほかの誰かなのかも」。私たちは笑った。彼女はいかなるときも自分というものは体内の化学物質の総量で決まると考え、臆するところがなかった。私たちが彼女だと思っているものは、時間平均バージョンのようなものであることを理解していたのだ。

すべてを考え合わせると、自己についての奇妙な認識にいたる。自分にはアクセスできない生物学的スープ内の変動のせいで、私たちは日によって自分が怒りっぽいと思ったり、ユーモラスだと思ったり、話し上手、穏やか、エネルギッシュ、あるいは頭脳明晰だと思う。内面の世界も外部の活動も、私たちが直接アクセスすることも知ることもできない生物学的カクテルによって導かれているのだ。

そして忘れてならないのは、あなたの精神生活に影響をおよぼすものはたくさんあって、化学物質にとどまらないことだ——体内回路の細かい部分も影響する。てんかんについて考えよう。てんかんの発作が側頭葉の特定のスイートスポットに集中している場合、本人は運動発作を起こさないが、その代わりもっと微妙な発作を経験する。その影響は認識発作のようなもので、特徴的なのは人格の変化、異常な信仰心（宗教への執着と宗教は必然という感覚）、ハイパーグラフィア（あるテーマについて、たいていは宗教について、大量に書く）、外界の存在についての錯覚、そしてしばしば神の声を聞くことである。[10] 歴史上の預言者、殉教者、そして指導者の一部は、側頭葉てんかんを患っていたようである。(11)ジャンヌ・ダルクのことを考えてみよう。一六歳の少女が百年戦争の流れを変えることができたのは、自分が大天使聖ミカエル、アレクサンドリアの聖カタリナ、聖マルガリタ、そして聖ガブリエルの声を聞いていると信じていた（そしてフランス人兵士に信じさせた）からだ。彼女は自分の経験をこう説明している。「一三歳のとき、自制を助けてくださる神の声が聞こえました。最初は恐怖を覚えました。声が聞こえてきたのは正午ごろ、夏のことで、私は父の庭にいました」。のちに彼女は報告している。「神が行けと命令なさったのですから、私は行かなくてはなりません。そして神が命令なさったのですから、もし私に一〇〇人の父と一〇〇人の母がいて、私が王の娘だったとしても、私は行ったでしょう」。過去にさかのぼって確実に診断するのは不可能だが、彼女の典型的な報告、高まる信仰心、そして継続的な声が、側頭葉てんかんと整合することは確かだ。脳のしかるべき場所で活動に火がつくと、人は声を聞く。医師が抗てんかん薬を処方すると、発作はおさまって声は聞こえなくなる。私たちの現実は生体がどうしているかに左右されるのだ。

あなたの認知経験に影響するものには、人間でない小さい生きものも含まれる。ウイルスやバクテリアのような微生物は、独特のやり方で私たちの行動を支配し、私たちの内部で目に見えない闘いを繰り広げている。顕微鏡でしか見えない小さい生きものが巨大マシンの動きを乗っ取る例として私が気に入っているのは、狂犬病ウイルスである。哺乳類が別の哺乳類にかみつくと、この弾丸形の小さいウイルスが神経を這い上り、脳の側頭葉に入り込む。そこで局部のニューロンに取り入ってその活動パターンを変えることにより、感染した宿主に攻撃性、怒り、そしてかみつく傾向を与える。ウイルスは唾液腺にも入り込み、そうすることによってかみ傷から次の宿主にうつっていく。動物の行動を操ることによって、ウイルスは確実にほかの宿主へと広がるのだ。ちょっと考えてみてほしい。直径わずか七五〇〇万分の一ミリのウイルスが、自分より二五〇〇万倍も大きい動物の巨体を乗っ取ることで生き延びる。あなたが身長四五〇〇万メートルの生きものを見つけ、とてもうまいことをやって、あなたの意思に従わせるようなものである。(12) 覚えておいてほしいのは、脳内の目に見えない小さい変化が、行動に大きな変化をもたらす可能性があることだ。私たちの選択はメカニズムの取るに足らないような細かい部分と、切っても切り離せない関係にある。(13)

私たちが自分の生体内プロセスに左右される例として最後に、一つの遺伝子のほんの小さな変異も、行動を決定したり変えたりすることに注目しよう。恰好の例としてハンチントン病がある。前頭葉のじわじわ進む損傷によって、攻撃性、過剰性欲、衝動的行動、社会規範軽視のような、人格の変化が生じる病気だ――このような変化が起こった数年後、もっとはっきりした手足の痙攣運動の症状が現われる。(14) 正しく理解するべきポイントは、ハンチントン病がたった一つの遺伝子の変異によって引き起こされることである。ロバート・サポルスキーが要約しているとおり、「数万ある遺伝子の一つを人生の半ばほどに変化させると、人格の劇的な変貌が起こる」[15]。このような例を前にして、私たちの本質は生体内プロセスの細部で決まるという以外の結論を下せるだろうか？　ハンチントン病を患う人に、「自由意思」を使ってそんな奇妙な動きをやめるように言えるだろうか？

そういうわけで、麻薬、神経伝達物質、ホルモン、ウイルス、そして遺伝子と呼ばれる目に見えない小さい分子が、私たちの行動を操るハンドルに、その小さな手をかける可能性があることがわかる。飲み物にアルコールが入れられたとたん、またはサンドイッチのそばでくしゃみをされたとたん、あるいはゲノムが突然変異したとたん、あなたという船はちがう方向に動く。どんなにそうならないように努力しても、あなたのシステムの変化はあなたの変化につながる。これらの事実を前提とすると、私たちには自分がどんなふうになるか「選ぶ」選択肢があるという考えは、まったく理解できない。脳神経倫理学者のマーサ・ファラーの言うように、抗鬱薬が「日常的な問題をうまくこなすのに役立つなら、そして覚醒剤が仕事上の期限や約束を守るのに役立つなら、動じない性分や誠実な性格も、人の身体の特徴にちがいないのではないか？　もしそうなら、人に関することで身体の特徴ではないものはあるのだろうか？」[16]

あなたがどんな人間になるかは、さまざまな因子の巨大ネットワークで決まるので、分子と行動を一対一でマッピングするのはやはり不可能だろう（このことについてはすぐあとで触れる)。しかしそれだけ複雑でも、あなたの世界はあなたの生体内プロセスと直接結びついている。魂のようなものがあるとしたら、少なくとも、顕微鏡でしか見えない細かい部分とどうしようもなくもつれ合っている。謎に包まれた私たちの存在にほかのどんなものがかかわっていようと、生体内プロセスとのつながりは疑いの余地がない。この観点で考えると、生物学的還元主義が現代の脳科学にしっかりした足場を築いている理由がわかる。しかし話は還元主義で終わりではない。

パスポートの色から創発特性まで

たいていの人はヒトゲノム計画のことを聞いたことがあるだろう。人類は自身の遺伝子コードブックにある長さ何十億文字という配列の解読に成功したのだ。この計画は画期的業績であり、それにふさわしく大々的にもてはやされた。

しかし、この計画がある意味で失敗だったとは、知らない人もいるようだ。コード全体の配列は決定したが、待ち望まれていた人類固有の遺伝子に関する画期的な答えは見つからなかったのだ。代わりに見つかったのは、生物有機体の基礎を組み立てるための膨大な手順書である。そしてほかの動物も基本的に私たちと同じゲノムをもっていることがわかった。なぜなら、ほかの動物も基礎は同じでちがうのは配置だけなのだ。ヒトとカエルはまったくちがうが、ヒトゲノムはカエルゲノムと大きく変わらない。少なくとも、ヒトとカエルは一見まったく異なるように見える。しかし覚えておいてほしいのだが、ヒトもカエルも、目、脾臓、皮膚、骨、心臓などをつくる手順を必要とする。結果として、二つのゲノムはそれほどちがわない。ちがう工場に行って、使われているネジのピッチと長さを調べるとしよう。それを調べても、最終的な製品——たとえば、トースターとドライヤー——の機能についてはわからない。ちがう機能を構成する同じような材料があるのだ。

わかると思っていたことがわからなかったからといって、ヒトゲノム計画を批判するつもりはない。ヒトゲノム計画は、第一歩としてなされなくてはならないことだったのだ。しかし、次々と下層レベルに還元していっても、人間にとって重要な問題についてはほとんどわからない運命にあることは認めざるをえない。

ハンチントン病の例に戻ろう。この病気を発症するかどうかは、たった一つの遺伝子で決まる。そう言うと、あたかも還元主義の成功例のように聞こえよう。しかしここで注意すべきは、ハンチントン病はこの種の結果が見つかりうる数少ない例の一つであることだ。疾患が単一の突然変異まで還元されるのは非常にまれであり、ほとんどの病気は多起源である、つまり、数十ないし数百もの異なる遺伝子が微妙に寄与している。そして科学の開発する技術がハイレベルになるにつれ、遺伝子のコーディング領域だけが問題なのではなく、そのあいだの部分、かつて「ジャンク」DNAと考えられていたところも重要であることがわかってきている。ほとんどの病気は、無数の小さな変化がおそろしく複雑に結びついて最悪の状況になって生じるようだ。

しかし状況はたんなる多遺伝子の問題よりはるかに深刻で、ゲノムの寄与は環境との相互作用に照らさなければ本当には理解できない。統合失調症について考えよう。この病気のためにいくつもの研究者チームがこれまで何十年も遺伝子を探してきた。この病気と相関する遺伝子は見つかったのだろうか？ 確かに見つかった。それどころか何百も見つかった。どれか一つをもっているかどうかは、誰が若年成人のうちに統合失調症になるのかを予測するのによほど役に立つのか？ ほとんど役に立たない。パスポートの色と同じくらい統合失調症の予測に役立つ遺伝子変異は一つもないのだ。

パスポートと統合失調症とどんな関係があるのだろう？ 慣れない国で移民として生きることの社会的ストレスは、統合失調症発症のきわめて重要な因子の一つであることが判明している。(17) 世界各国の調査によると、最もリスクが高いのは、移住先の住民と文化や外見のちがいが最も大きい移民集団である。つまり、多数派からどれだけ社会的に受け入れられるかが、統合失調症発現の可能性と相関している。経緯はいまのところわかっていないが、繰り返し社会から拒絶されることがドーパミン系の正常な機能を混乱させるようだ。しかし、このような一般論は全体像を伝えていない。というのも、一つの移民集団（たとえばアメリカに住む韓国人）のなかでも、多数派との民族的なちがいをつらく感じる人のほうが精神障害になる可能性が高いのだ。自分たちの伝統に誇りと自信を感じている人のほうが、精神的に安定している。

この話に驚く人も多い。統合失調症は遺伝性ではないのだろうか？　確かに遺伝子は役割を果たす。遺伝子がつくる基礎の形が少しおかしいと、システム全体が異常な動作を示す環境もあるかもしれない。しかし基礎の形は関係ない環境もありうる。とどのつまり人がどうなるかは、DNAに記録された分子の情報より、はるかに多くのものに左右されるのだ。

Y染色体をもっていると、凶悪な罪を犯す確率が八二八パーセント高くなることについて、前に話したのを覚えているだろうか？　この発言は事実にもとづいているが、問うべき重要な疑問はこうだ。なぜ、すべての男性が犯罪者ではないのか？　投獄される男性は一パーセントにすぎない。(18)どういうことなのだろう？

要するに、遺伝子の知識だけでは行動について多くを語るには不十分なのだ。スティーヴン・スオミの研究について考えよう。彼はメリーランド州の田舎の自然な環境でサルを育てている研究者だ。そういう状況なので、彼はサルの社会的行動を誕生の日から観察することができる。(19)彼はまず、サルが驚くほど早い時期に異なる性格を示し始めることに気づいた。スオミの見たところ、サルは生まれて四カ月ないし六カ月までに、仲間と遊びながらほぼあらゆる社会的行動をするようになり、実践を積んで、完成させる。この観察結果はそれだけで興味深いものだったが、スオミはその行動観察に定期的なホルモンと代謝の血液検査だけでなく、遺伝子分析も組み合わせることができた。

赤ん坊のサルに何が見つかったかというと、二〇パーセントが社会不安を示したのである。経験したことのない少しストレスのかかる社会的状況に対して、異常なほどおびえて不安そうに行動し、それが血中のストレスホルモンの長期的な上昇と相関していた。

社会性スペクトルの反対の端には、五パーセントの異常に攻撃的な赤ん坊ザルがいた。こちらは衝動的で不適切に好戦的な行動を示す。このサルたちは、神経伝達物質セロトニンの分析に関係する血中代謝産物のレベルが低かった。

スオミらは研究の結果、セロトニンの輸送に関与するタンパク質の遺伝子には二つの異なる「種類」(遺伝学者は対立遺伝子と呼ぶ)があることを発見した[20]──この二つを短形と長形と呼ぶことにする。短形をもつサルは暴力の抑制力が弱く、長形をもつサルは正常な行動抑制を示した。

しかし話はそれで終わりではなかった。サルの性格がどう発達するかは、環境にも左右されたのだ。サルの飼育方法は二通りあった。母親と一緒の場合(良い環境)と仲間と一緒の場合(不安定な愛情関係)である。短形のサルは仲間と育てられると攻撃的なタイプになったが、母親と一緒に育てられたほうはとても品行方正だった。長形の遺伝子をもつサルの場合、飼育環境はそれほど重要でないようで、どちらの場合もうまく適応した。

この結果は少なくとも二通りに解釈できる。第一に、長い対立遺伝子は幼少期の悪い環

	仲間と一緒に飼育	母親と一緒に飼育
短い対立遺伝子	攻撃的	良好
長い対立遺伝子	良好	良好

境に対する回復力を与える「良い遺伝子」である（上の表の左下の枠）。第二に、母親との良好な関係があると、そうでなければ悪の根源になるサルがどういうわけか立ち直る力を得られる（右上の枠）。この二つの解釈は両立しないわけではなく、どちらも同じ重要な教訓に帰着する。すなわち、遺伝子と環境の組み合わせが最終結果にとって重要なのだ。

サルの研究の成功を受けて、ヒトにおける遺伝子と環境の相互作用が研究されるようになった。[21] 二〇〇一年、アヴシャロム・カスピのチームは、鬱病の遺伝子があるのかと疑問を抱くようになった。そして探究を続けると、答えは「多少ある」だとわかった。かかりやすくする遺伝子はあるが、実際に鬱病になるかどうかは人生の出来事に左右されることが判明したのだ。[22] この研究結果は、数十人とじっくり面接して、最愛の人の死、大きな自動車事故など、どんな衝撃的な大事件が人生で起こったかを調べたことで得られた。さらに被験者それぞれの遺伝子——とくに、脳内のセロトニン濃度の調節に関与する遺伝子型——も分析した。人は遺伝子コピーを二組（両親それぞれから一組）もっているので、考えられる組み合わせは短形・短形、短形・長形、長形・長形の三通りある。驚いたことに、短形・短形の組み合わせは被験者を鬱病にかかりや

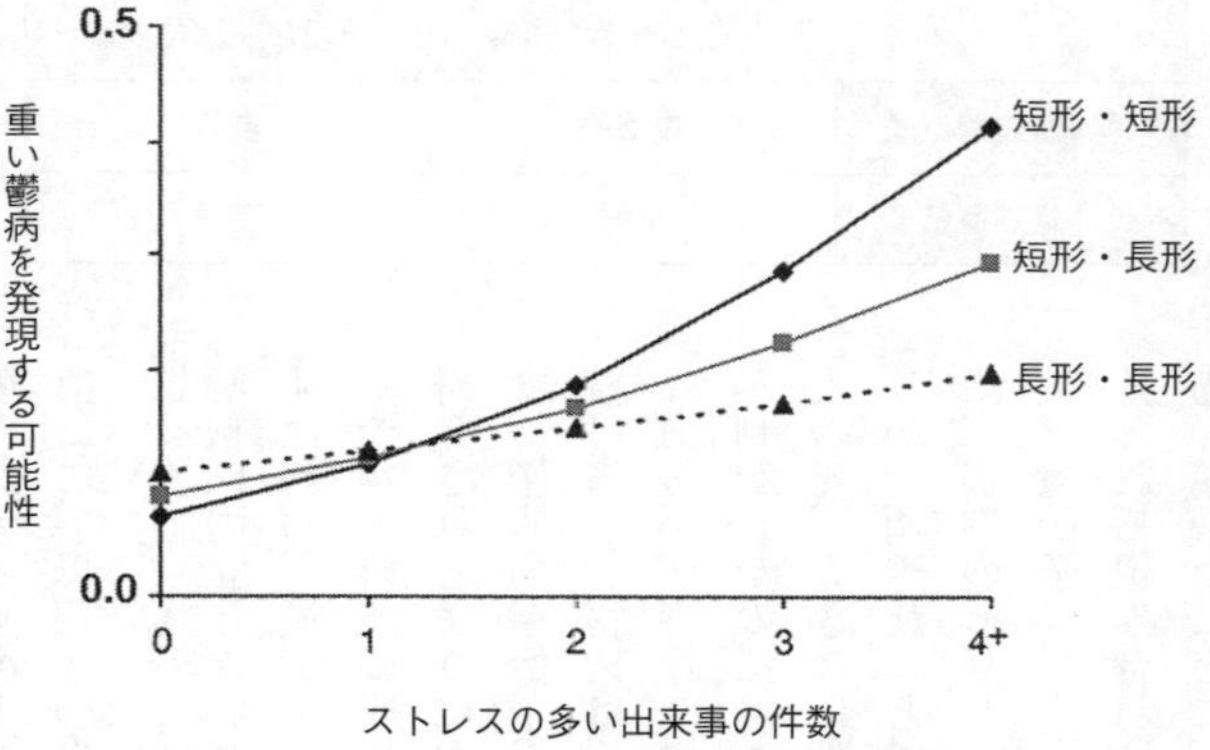

遺伝子の素因。ストレスの多い経験が鬱病につながる人もいれば、そうでない人もいるのはなぜか？　遺伝的素因の問題かもしれない。Caspi, et al., *Science*, 2003 より。

すくするが、人生で悪い出来事を多く経験した場合に限られるという結果が出ている。幸運にも順調な人生を送ることができた場合、短形・短形の組み合わせをもつ人でも、鬱病になる可能性はほかの人より高くない。しかし不運にも、まったく不可抗力の出来事も含めて深刻なトラブルに巻き込まれた場合、鬱になる可能性は長形・長形の組み合わせをもつ人よりも二倍以上高い。

次の研究例は、虐待する親をもつ人は自分も虐待する傾向があるという、深刻な社会的懸念に取り組んだものだ。この所説を信じる人が多いが、本当にそうなのだろうか？　そして、子どもがどんな遺伝子をもっているかが重要なのだろうか？　研究者の関心をとらえたのは、虐待された子どものなかには大人になって暴力的になる者もいれば、ならない者もいることだった。明らかな因子をすべてコントロールすると、幼少期の虐待そのものは本人がどうなるかを予測する手がかりにならないというのが事実だった。暴力の連鎖を生む人と生まない人のちがいを理解したいと考えたカスピのチームは、ある遺伝子の発現度のちょっとした変化で、子どもにちがいが出てくることを発見した[23]（前ページ図）。その遺伝子の発現度が低い子どものほうが行為障害を生じやすく、大人になって暴力的犯罪者になる可能性が高い。しかしこの悪い結果が生まれる可能性は、子どもが虐待された場合のほうがはるかに高かった。「悪い」形の遺伝子をもっていても、幼少期に虐待されなかった場合、虐待する側になる可能性は低かったのだ。そして「良い」形をもっていれば、幼少期にひどい虐待を受けたことが必ずしも暴力の連鎖を生むことにはならない。

第三の例は、一〇代で大麻（マリファナ）を吸うと大人になって精神病を患う確率が高くなるという見解に端を発している。しかしこの関連性が当てはまる人と当てはまらない人がいる。この時点で、あなたにも落ちが読めるだろう。遺伝子の変異がかかりやすさの根底にあるのだ。ある対立遺伝子の組み合わせは大麻常用と成人の精神病につながりが強く、別の組み合わせはつながりが弱い[24]。

同様に、心理学者のアンジェラ・スカルパとエイドリアン・レインは、反社会的人格障害――他人の気持ちや権利を完全に無視することを特徴とする症候群で、犯罪者のあいだに多く見られる――と診断された人々の脳機能の差を測定した。そして、反社会的人格障害が発症する可能性が最も高いのは、脳の異常と悪環境の経験が組み合わさった場合であることを発見した。(25)言い換えれば、もしあなたの脳に何か問題があっても、良い家庭で育てられれば大丈夫だろう。脳は健康だが家庭はひどい場合でも、あなたは大丈夫だろう。しかし軽い脳損傷があってなおかつ最終的に家庭生活に恵まれない場合、非常に不運な相乗効果が生まれる可能性が高い。

これらの例は、生体内プロセスだけでも環境だけでも最終的な人格は決まらないことを物語っている。(26)生まれか育ちかという問題について言えば、ほとんどの場合、答えには両方とも含まれる。

前章で見たように、あなたは生まれも育ちも、ましてや両者のもつれた相互作用も、自分で選ぶわけではない。遺伝子の青写真を受け継いで生まれてきて、いちばんの成長期を過ごす世界についての選択権はない。だからこそ、人は世界観も、人格も、意思決定能力も、まったくちがう状態で人生という舞台に上がる。これらは自分で選択したものではなく、配られた持ち札なのだ。前章の要点は、このような状況下で有責性を問うことの難しさを強調することだった。本章では、自分という人間をつくるメカニズムは単純ではなく、要素とパーツから心を組み立てる方法を科学が理解するにはいたっていないことを強調しておきたい。心と生体内プロセスがつながっているのはまちがいない――が、そのつながり方を純粋な還元主義アプローチで理解できる望みはない。

還元主義が誤解を招く理由は二つある。第一に、つい先ほど見たように遺伝子と環境の相互作用が計り知れないほど複雑なので、個人が――生まれてからさまざまな経験、会話、虐待、喜び、食物摂取、気晴らしの麻薬、処方された薬、農薬、教育経験などを経て――どう成長するかを理解するまでの道のりはまだ遠い。とにかく複雑すぎるし、おそらくこの先もそのままだろう。

第二に、脳卒中やホルモンや薬物や微生物がまぎれもなく告げているとおり、私たちが分子やタンパク質やニューロンと関係しているのは確かだが、だからといって、人間は要素とパーツだけでうまく説明できるということにはならない。私たちは構成要素である細胞にすぎないという極端な還元主義は、人間の行動を理解しようとする者にとっては役に立たない。システムが要素とパーツでできているからといって、さらにはその要素とパーツがシステムの働きにとって非常に重要だからといって、要素とパーツが説明にふさわしいレベルであるということではない。

では、そもそもなぜ還元主義が広まったのだろうか？　それを理解するには歴史的ルーツを検討するだけで十分だ。ここ数世紀のあいだ思慮深い人たちは、ガリレオやニュートンなどの決定論的方程式というかたちの決定論的科学が発達するのを見守ってきた。科学者たちは、バネを引っ張ったり、ボールを転がしたり、おもりを落としたりして、物体の振る舞いを単純な方程式を使って予測できるようになった。一九世紀にはピエール＝シモン・ラプラスが、宇宙のあらゆる粒子の位置がわかれば、先のことを計算して完全な将来を知ることができる（そして方程式を逆転させてあらゆる過去を知ることができる）と示唆するまでになった。この歴史的なサクセスストーリーを核とする還元主義は、基本的に大きいものはすべてどんどん小さい要素に分けることによって理解できると提唱する。この考え方では、理解の矢はすべてより小さいレベルを向いている。人間は生物学の観点で、生物学は化学用語で、化学は原子物理学の方程式で、それぞれ理解できるというわけだ。還元主義はルネッサンスの前から科学の原動力だった。

しかし還元主義は万能の視点ではなく、脳と心の関係を説明できないのは確かだ。その理由は、「創発」と呼ばれる特徴にある。[27] たくさんの要素とパーツを組み立てると、全体は合計より大きくなる可能性がある。飛行機をつくる金属の塊《かたまり》一つひとつはどれも空を飛ぶという特性をもっていないが、正しくくっつけ合わせると、でき上がったものは空中に浮かぶ。一本の細い金属棒ではジャガーを抑えようとする場合にあまり役に立たないが、数本を並べると閉じ込めという特性をもつようになる。創発特性という概念は、どのパーツにも本来備わっていない新しいものを導入できることを意味する。

もう一つの例として、あなたが都市の幹線道路を計画していて、都市の交通の流れを理解する必要があるとしよう。どこに車が集まり、どこで人は加速し、どこで最も危険な横断の試みが起こるか。このような問題を理解するには、ドライバー自身の心理モデルが必要であることに、あなたはいちはやく気づくだろう。もし、エンジンのネジの長さやスパークプラグの燃焼効率を研究しようと提案したら、あなたは職を失うだろう。そういうものは、交通渋滞を理解するにはまちがったレベルの説明である。

小さい要素が重要でないと言っているのではない。小さい要素もやはり重要だ。脳で見たとおり、薬物を加えたり、神経伝達物質の濃度を変えたり、遺伝子を変異させることで、人の本質は劇的に変わる可能性がある。同様に、もしあなたがネジやスパークプラグに手を加えたら、エンジンの動き方が変わって、車が加速または減速し、ほかの車と衝突するかもしれない。したがって結論は明快だ。交通の流れはパーツの完全性に左右されるが、決してパーツと同格ではない。なぜテレビ番組の《ザ・シンプソンズ》がおもしろいのかを知りたければ、テレビのプラズマ画面の裏にあるトランジスタやコンデンサを研究してもうまくいくまい。電子部品のことをつぶさに解明できて、電気についておそらく一つ二つ学ぶことがあるかもしれないが、それでは楽しさの理解にはほど遠い。《ザ・シンプソンズ》を見るにはトランジスタが完全であることが絶対に必要だが、パーツそのものがおもしろいわけではない。同様に、心はニューロンの完全性に左右されるが、ニューロンそのものが考えるわけではない。

こうなると、脳の科学的説明の組み立て方を考え直さざるをえない。ニューロンの物理学と化学を完全に解明したら、それで心を説明できるのか？　おそらく無理だ。たぶん脳は物理の法則を破らないが、だからといって、詳細な生物化学的相互作用を記述する方程式を集めれば正しいレベルの説明になるわけではない。複雑系理論家のスチュアート・カウフマンの言葉を借りると、「セーヌ川沿いを歩いている恋人どうしは、本当のところ、セーヌ川沿いを歩いている恋人どうしであって、単なる動く粒子ではない」。

人間の生物学の有意義な理論を化学と物理学に還元することはできない。むしろ進化、競争、報酬、欲求、評価、強欲、友情、信頼、飢餓といった、独自の語彙で理解するべきである——交通の流れをネジやスパークプラグなどの語彙で理解するには無理があり、むしろ制限速度、ラッシュアワー、運転中のイライラ、仕事が終わったらできるだけ早く家族のもとに帰りたいと思う人たち、などの観点から理解するべきなのと同じだ。

人間の経験を完全に理解するのに、神経の要素とパーツでは不十分である理由がほかにもある。あなたという人間を決めるゲームの生物学的プレーヤーは、あなたの脳だけではない。脳は、「大神経系」と考えられる内分泌系および免疫系と、つねに双方向コミュニケーションを行なっている。そしてその大神経系は、化学的環境——栄養、鉛塗料、大気汚染など——と切り離せない関係にあり、発達に影響を受ける。さらにあなたは複雑な社会ネットワークの一部であり、相互作用するたびにネットワークがあなたの生体内プロセスを変化させ、逆にあなたの活動がネットワークを変化させる。こうなると、境界についてじっくり考えたくなる。私たちはあなたをどう定義するべきなのだろう？ あなたはどこで始まってどこで終わるのか？ 唯一の解決法は、脳をあなたの濃度がいちばん高い部分としてとらえることだ。脳は山の頂上だが、山全体ではない。私たちが「脳」と行動について話すとき、それははるかに広範な社会生物学的システムからの寄与も含むものを表わす簡便な呼び名である。* 脳は心の座というより、心の中心なのだ。

では、現状を要約しよう。微小な世界へと向かう一方通行の道をたどるのは、還元主義者が犯すまちがいであり、私たちはそのわなを避けなくてはならない。「あなたはあなたの脳である」というような短絡的な表現を見て、神経科学は脳を単なる原子の巨大な集まりかニューロンの広大なジャングルとして理解するという意味だと考えてはいけない。むしろ、精神に対する理解の前途は、ウェットウェアのうえで続く活動パターンを解読することにある。そのパターンは、内部の駆け引きだけでなく周囲の世界との相互作用にも左右される。世界中の研究所が、物質と主観的経験の関係を理解する方法を見つけようと努

＊生物学者のスティーヴン・ローズは『生命線（Lifelines）』でこう指摘している。「還元主義イデオロギーは、生物学者が理解したい現象について十分に考えるのを妨げるだけではなく、社会に対して二つの重大な影響をおよぼす。まず、社会の問題を個人の問題に置き換え……現象の社会的根源と決定因を探らないことになる。第二に、関心と資金を社会から分子にそらしてしまう」。

力しているが、問題解決にはほど遠い。

一九五〇年代初め、哲学者ハンス・ライヘンバッハは、人類は世界についての完璧で科学的な客観的記述――「科学的哲学」――の一歩手前にいる、と述べた[28]。六〇年前の話だ。私たちはそこへ到達したのだろうか？　いや、とにかくいまはまだだ。

それどころか、道のりははるか遠い。科学がいまにもすべてを解明しそうであるかのように振る舞うのが仕事の人もいる。実のところ科学者には、おもな問題は解決間近だというふりをしなくてはならない大変なプレッシャーが――研究助成機関からも一般のメディアからも同じように――かかっている。しかし真相を言うと、私たちは疑問符だらけの領域に直面していて、その領域ははるかかなたまで広がっているのだ。

これはつまり、問題を探るあいだは寛容な態度が切に望まれるということだ。一例を挙げると、量子力学の分野に「観測」の概念がある。観測者が光子の場所を測定すると、一瞬前には可能性が無限にあった粒子の状態が、観測によって特定の位置にまとまるというのだ。観測とは何なのか？　人間の心は宇宙の物質と相互作用するのだろうか[29]？　これは科学ではまったく解決されていない問題であり、物理学と神経科学が交わるきわめて重要な場を提供する。現在ほとんどの科学者はこの二つの分野は無関係ととらえていて、両者のつながりを深く考察しようとする研究者は、悲しいことに、たいてい無視されて終わる。

そのような探究を「量子力学は不可解で、意識も不可解だから、きっと同じものにちがいない」というようなことを言って、物笑いの種にする科学者が大勢いる。この軽蔑的な見方は現場のためにならない。はっきりさせておきたいのだが、私は量子力学と意識のあいだに関係があると断言しているのではない。関係がありうると言っているのであり、早計な放棄は科学の探求と進歩の精神に反すると主張しているのだ。人々が脳の機能は古典力学で完璧に説明できると主張する場合、それは単なる主張であると認識することが重要だ——どんな時代の科学でも、パズルのどのピースが欠けているのかを知るのは難しい。

一例として、私が脳の「ラジオ理論」と呼ぶものについて触れようと思う。あなたはカラハリ砂漠に住むサン人で、たまたま砂漠でトランジスタラジオを見つけたとしよう。あなたがそれを拾い上げ、つまみをいじくると、驚いたことに突然その奇妙な小さい箱から声が流れ出てくる。もしあなたが好奇心旺盛で科学志向だったら、何が起きているのか理解しようとするだろう。裏ぶたをこじあけて、針金が小さな巣のようになっているのを発見するかもしれない。では、あなたは声の原因を注意深く科学的に調べ始めるとしよう。緑色の針金を引っ張り出すたびに、声が止まることに気づく。その針金を接点に戻すと、再び声が始まる。赤い針金も同じだ。黒い針金を引きずり出すと声がひずみ、黄色い針金を取り除くと声量が下がってささやきのようになる。あなたは慎重にすべての組み合わせを試して、明確な結論に達する。声は回路の完全性に全面的に依存しているのだ。回路を変えると声が台無しになる。

新しい発見を誇らしく思ったあなたは、針金の特定の配置が魔法の声をつくり出す方法を解明する科学の開発に一生をささげる。あるとき、電気信号の単純なループでどうして音楽や会話が生まれるのかと若者に訊かれて、あなたはわからないと認める——が、自分の科学はその問題をいますぐにでも解決しそうだと主張する。

あなたは電波のことも、もっと広く電磁放射についても、まったく何も知らないので、あなたが出す成果には限界がある。遠くの都市に電波塔と呼ばれる建物がある——それが目に見えない波を起こし、光速で伝わる信号を送っている——という事実とはまったく無縁なので、あなたはそんなこととは夢にも思わない。電波は味わうことも、見ることも、においをかぐこともできず、しかもあなたには電波を空想するほど独創的になる差し迫った理由もない。そして、もしも声を運ぶ目に見えない電波のことを思いついたとして、あなたの仮説を誰に納得させることができるだろう？　電波の存在を示すための技術はないので、当然のことながら、納得させるのはあなたの責任だと誰もが指摘する。

そこであなたはラジオ唯物論者になる。針金の正しい配置がどういうわけかクラシック音楽や知的な会話を生み出すのだと結論づける。パズルの巨大なピースが欠けていることに気づかない。

私は脳がラジオのようなものだ——つまり、私たちはよそからの信号を拾っている受信機であって、そうするためには神経回路が整っている必要がある——と主張しているのではなくて、その可能性があることを指摘しているのだ。現在の科学にはその可能性を排除するものはない。歴史上の現時点ではほとんどわかっていないのだから、賛成とも反対とも線引きできないアイデアをしまう大きなファイルキャビネットに、このような概念を保管しておかなくてはならない。このように、奇抜な仮説についての実験を設計する現役科学者がほとんどいなくても、証拠がなんらかのかたちで割り込んでくるまで、アイデアはつねに可能性として提案され、育まれる必要がある。

科学者はよく思考節約の原理を語る（「いちばんシンプルな説明がおそらく正しい」と言ったり、オッカムのかみそりと呼んだりする）が、思考節約の原理による論法の見かけの優雅さに惑わされてはならない。この論法は、これまで成功した回数と同じだけ失敗している。たとえば、太陽が地球の周りを回っている。極微世界の原子は、それよりずっと大きいスケールの物体と同じ法則に従って動いている、私たちが見たり聞いたりするものは実際にそこにあるものそのままだ、と仮定するほうが節約の原理にのっとっている。これらの立場はすべて長いあいだ節約の原理による論法によって擁護されていたが、すべてまちがいだった。私の考えでは、節約の原理による論法は実はまったく論法になっていない——一般的にはもっと興味深い議論を中断させる働きしかしない。歴史を手引きにするなら、私たちが科学の問題を追い込んだと仮定するのは決して得策ではない。

歴史上の現時点では、大部分の神経科学者が唯物論と還元主義に同意していて、私たちは細胞と血管とホルモンとタンパク質と体液――すべて化学と物理学の基本法則に従っているもの――の集まりとして理解できるとするモデルに助けを求める。毎日、神経科学者は研究室に入り、要素とパーツを十分に理解すれば全体が理解できるという前提のもとで仕事をする。このみじん切りアプローチは、科学が物理学、化学、そして電子機器のリバースエンジニアリングで用いて成功したのと同じ手法である。

しかしこのアプローチが神経科学で奏功する現実的な保証はない。脳と脳の個人的で主観的な経験は、これまで私たちが取り組んできた問題とはちがう。還元主義アプローチで問題を追い込んだと話す神経科学者はみな、問題の複雑さを理解していない。肝に銘じてほしいのだが、私たちより前のあらゆる世代は、宇宙を理解するための主要なツールはすべてもっているという前提で研究してきたが、例外なく全員がまちがっていた。光学を理解してもいないのに虹の理論を構築しようとすることを想像してほしい。あるいは電気の知識をもたずに稲妻を理解しようとすること、または神経伝達物質を発見する前にパーキンソン病に取り組むことを。私たちは幸運にも初めて完璧な世代に生まれた、つまり科学はすべてを包括しているという前提がついに真実である世代に生まれたとするのは、妥当と思えるだろうか？ それとも、一〇〇年後に人々は私たちの世代を振り返って、自分たちが知っていることを知らないのはどんな感じだったのだろうと思う可能性のほうが高いだろうか？　第4章の視覚障害者のように、私たちは情報がないところに黒い大きな穴を感じるわけではない――そうではなく、何かが欠けていることに気づかないのだ。(30)

私は唯物論がまちがっていると言っているのではないし、まちがっていることを願っているのでもない。考えてみれば、唯物論が描く宇宙もショッキングなほど驚異的だ。ちょっと想像してみよう。私たちは何十億年もかけて分子が集まり、自然淘汰によって徐々に増えていった成果にすぎない。私たちは体液の満ちた管と、何十億という踊る細胞内部の通路を滑るように動く化学物質だけで成り立っている。何兆ものシナプスが同時に会話している。この広大な卵のような構造の超薄型回路は、現代科学には思いもよらないアルゴリズムを実行している。そしてこれらの神経プログラムが私たちの決断、愛情、欲求、恐怖、願望を引き起こす。私にとって、この理解は崇高な経験であり、どんな聖典に示されているどんなことよりも素晴らしい。科学の限界の向こうにほかに何が存在するかは、将来の世代に託された未解決の問題だが、たとえ厳密な唯物論がその答えだと判明しても、それで十分だ。

アーサー・C・クラークは、十分に進んだ技術は魔法と区別がつかないというのが持論だった。私は自分自身の中心から退くことが憂鬱だとは思わない。それは魔法だと考える。私たちが本書で見てきたように、私たちと呼ばれる体液の満ちた生きた袋に入っているものはすべて、すでに私たちの直感の域も、そのような膨大な相互作用について考える能力の域も、内観の域もはるかに越えているので、「私たちにはわからない何か」と呼ぶにふさわしい。私たちそのものであるシステムは非常に複雑なので、クラークの言う魔法の技術と区別がつかない。警句にあるとおり、私たちの脳が理解できるくらい単純であるなら、私たちはそれを理解できるほど賢くないだろう。

宇宙は私たちが想像していたより大きいのと同じように、私たち自身は私たちが内観で直感的にとらえていたより優れたものなのだ。私たちはいま、広大な潜在意識の領域の片鱗をうかがい始めている。この内面の奥深くに隠れている宇宙は、独自の目標、責務、そして論理をもっている。脳は私たちにとって異質で異様に感じられる器官だが、その詳細な配線パターンが私たちの内面生活の風景を変える。脳とは、なんと奇怪な傑作なのか。そしてそれを研究する技術と意志をもつ世代にいる私たちは、なんと幸運なことか。それは私たちが宇宙で発見したなかで最も素晴らしいものであり、私たち自身なのである。

付　録

登場人物

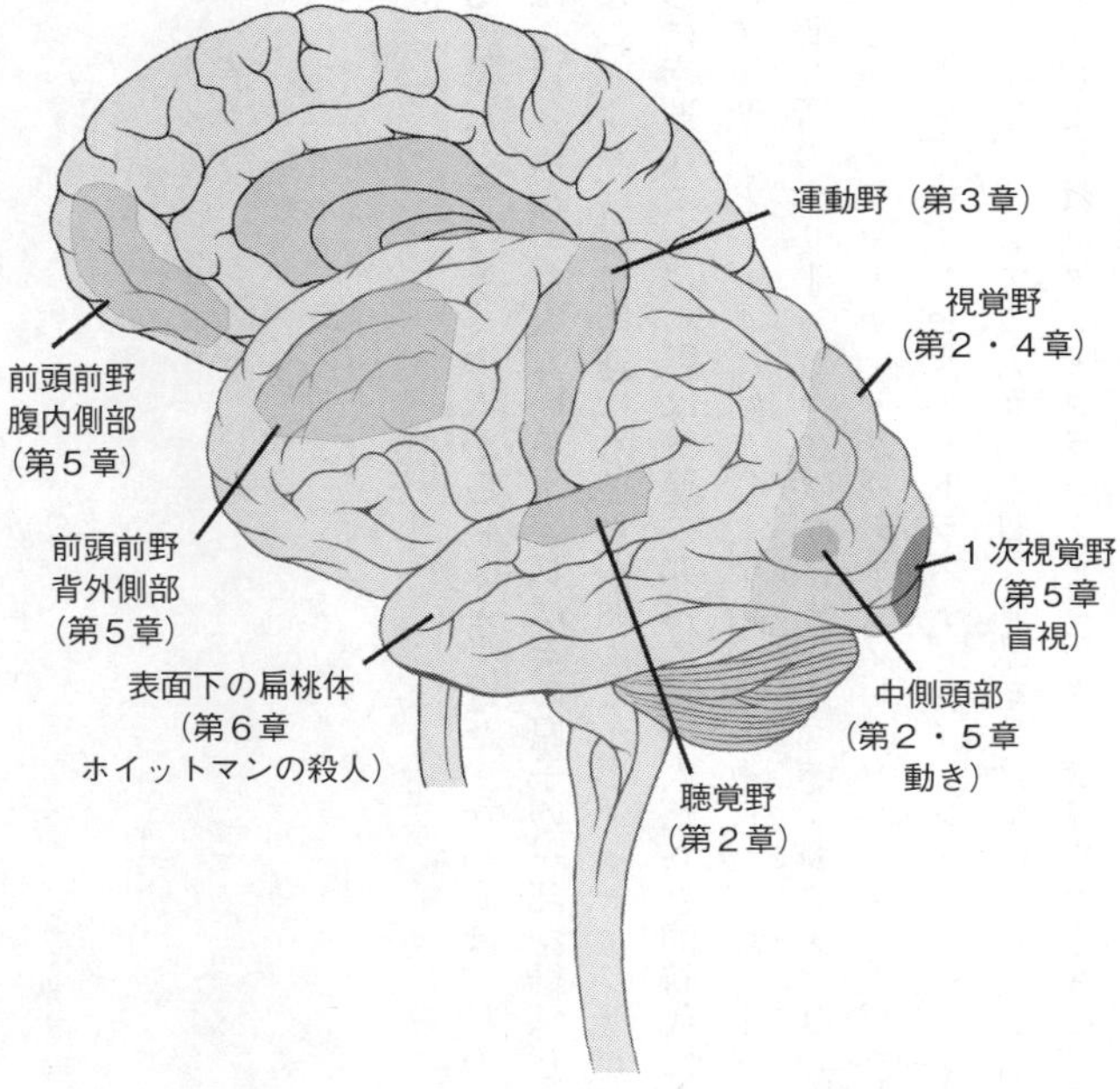

運動野（第３章）
視覚野
（第２・４章）
前頭前野
腹内側部
（第５章）
前頭前野
背外側部
（第５章）
１次視覚野
（第５章
盲視）
表面下の扁桃体
（第６章
ホイットマンの殺人）
中側頭部
（第２・５章
動き）
聴覚野
（第２章）

謝辞

本書を執筆するにあたっては多くの人から刺激を受けた。なかには、私の原子が一体になる前に原子がばらばらになった人もいる――私はその原子の一部を継承しているかもしれないが、そんなことより、私は幸運にも彼らが瓶のなかのメッセージとして遺した考えを継承した。さらに幸運なことに、私は一連の非常に賢い人たちと同時代に生きている。その人脈は両親のアーサーとシレルに始まり、卒論の指導教官だったリード・モンタギューに続き、ソーク研究所のテリー・シェイノウスキーやフランシス・クリックのような良き先輩に支えられている。ジョナサン・ダウナー、ブレット・メンシュ、チェス・ステットソン、ドン・ヴォーン、アブドゥル・クドラス、ブライアン・ローゼンタールをはじめとする多くの同僚、学生、そして友人からも日々刺激を受けている。編集者として専門的なフィードバックをしてくれたダン・フランクとニック・ディヴィーズに、そして丁寧に目を通してくれたティナ・ボルハと、私の研究室のトミー・スプレイグ、ステフィー・トムソン、ベン・ブマン、ブレント・パーソンズ、ミンボ・カイ、デイジー・トムソン＝レイクら学生全員に感謝する。ジョナサン・D・コーエンによるセミナーのおかげで、第5章の考えがまとまったことにも謝意を表したい。ジョーナ・ダーリン・ロバートソンには“Incognito”（本書の原題）というタイトルを提案してくれたことに感謝している。才能豊かなアンドリュー・ワイリー、非凡なサラ・チャルファント、その他有能な社員のそろったワイリー・エージェンシーという確かな基盤から本を出せることはとてもありがたい。最初から私とこの本を信じてくれたエージェントのジェーン・ゲルフマンにも深謝する。ジェイミー・ビングの尽きることのない熱意と根強いサポートにも謝意を表する。最後に妻のサラへ、愛情とユーモアと励ましをありがとう。先日、「幸福」とだけ書いてある看板を見かけた――そして、即座に心のなかの見出しとしてサラが思い浮かぶことに気づいた。私の脳の森の奥深くで幸福とサラはシナプスによって同義語になっている。私の人生に彼女がいてくれることをありがたく思う。

本書では語り手を「私」ではなく「私たち」としている箇所が多い。これには理由が三つある。第一に、大量の知識を総合する本はどれもそうだが、私は何世紀にもわたる大勢の科学者や歴史家の協力を得ている。第二に、本を読むというのは、読み手と書き手の活発な共同作業であるべきだ。第三に、私たちの脳は膨大なサブパーツが複雑に集まって変化しているものであり、その大部分に自分ではアクセスできない。本書を数年かけて書いたのは数人の別人である。全員がデイヴィッド・イーグルマンという名前だが、時間が過ぎるとともに多少変わっているのだ。

訳者あとがき

自分のことは自分がいちばんよくわかっている、と思っている人は多いだろう。なにしろ心の中は人にはのぞけないし、誰にも知られていない過去や秘密もある。いやいや、自分のことは意外とわかっていないものだよ、と言う人もいる。確かに、「あなたの長所と短所は何ですか」と訊かれると返事に詰まるし、自分では気づかなかった癖を他人から指摘されて驚くこともある。それでも、人の意見を聞いたり、心理テストをしたり、あらためて生き方を見つめ直したりすれば、自分の意外な一面にも気づき、自分のことがよくわかるように思える。たとえば就職活動で自己アピールをしようとするとき、あるいは人生の岐路に立って迷うとき、そうやって自分を知ることは大切だ。

ところが脳神経学者によると、そんなふうに自己分析してわかる「自分」、意識に上る自分は、大きな氷山の一角にすぎないのだという。私たちが自分だと思っている自分は全体のごく一部であって、残りの大部分は水面下に隠れていて意識に上らない。隠れて活動しているのは、宇宙一複雑な一三〇〇グラムのピンク色でゼリー状の器官、脳である。脳はいったい何をしているのだろう? 私たちの意識する自分にどう関係するのか? 本書はそれを解き明かしてくれる。原題の"Incognito"は、「匿名」とか「身分を隠して」などという意味である。ちなみに同名の著名なバンドがあるが、名前にとらわれずに活動をしたいという意味でこの名をつけたそうだ。つまり本書のテーマは、正体を明かさず水面下に隠れている部分、というわけである。デイヴィッド・イーグルマンは、その脳と「自分」の関係を、さまざまな実験や事例を織り交ぜながら、丁寧に深く掘り下げている。

イーグルマンによると、水面下の脳の活動は、意識に上る「自分」のすべてに関係している。自分が見聞きするもの、やること、考えること、信じることさえも、意識のあずかりしらない脳の活動によって決まるというのだ。目に入るものがすべて「見える」とはかぎらない。関心のないものが目の前にあっても気づかないことはよくある。だから、視覚や聴覚は脳がつくり出すものという話は、比較的納得しやすい。無意識の行動というのも理解できる。習慣的にやっていることは、意識に上らないし記憶にも残らないことがままある。職場に向かう電車の中で、ふと、玄関の鍵をかけ忘れたかもしれないと不安になるのは、その行為を意識していないからだ。

しかし、思考や信念までもが意識のある「自分」には手の届かない水面下で決められるとは、いったいどういうことだろう？　洗脳や催眠術のたぐいの話なのか？　そうではない。私たちはヒトとして、周囲の状況に適応して生き延びられるように進化してきた。脳も例外ではない。人間が直面する問題をうまく解決し、より長く生き、より多くの子孫を繁栄させることができるように進化してきている。そのため、誰に魅力を感じるか、どうやって他人とかかわるか、何を美しいと思うのか、といった主観的と思われる判断も、実は太古の昔からの進化によって脳に焼きつけられているプログラムで決まるというわけだ。

さらにイーグルマンは、「本当の自分」という概念の危うさも指摘する。なぜなら、脳のなかの部位どうしが対立して争い合うこともあるからだ。著者はそれを「ライバルからなるチーム」と呼んで、議会制民主主義になぞらえている。脳のなかにはいくつもの政党が存在し、議論を戦わせていて、どの意見が勝つかは条件や状況によって変わる。最終的に勝った意見が「自分」の意識に上って行動として現れる。討論と決議の結果によっては行動が矛盾することもあるが、どちらか一方だけが「本当の自分」なのではない。どちらも同じ脳が生んだ結果である。脳のなかの対立によって「自分」が変わることを、事実として受け止める必要があるようだ。

このように、脳は私たちが知らないところで一生懸命働いてくれている。処理すべきデータがあまりにもたくさんあるので効率よく仕事をこなそうと、既存のデータを再利用したり、勘を働かせて予測を立てたりする。情報が足りなければ、それらしい話をつくり出す。意識に上る「自分」が平穏に暮らせるよう、献身的に働いている脳という器官が、なんだかいとおしく思えてくる。

一般的な科学読本なら、脳はこんなに不思議でおもしろい、ということで終わるところだ。しかし本書の著者は、フィクションの短篇集『脳神経学者の語る40の死後のものがたり』で話題を呼んだ、独創的な脳研究で注目されるディヴィッド・イーグルマンである。ありきたりの内容では終わらない。ただし本書では、『死後のものがたり』のように読者を想像の世界にいざなうのではなく、犯罪と法律というきわめて現実的な社会問題を突きつける。意識ではどうすることもできない脳に操られる「自分」が起こす行動、なかでも社会的影響の大きい犯罪行為は、いったい誰の責任なのか、という問題に踏み込んでいくのだ。イーグルマンにとってはむしろ、ここからが本題なのだろう。彼は神経法学という新しい分野に重点を置き、ベイラー医科大学で〈脳神経科学・法律イニシアチブ〉を主宰している。神経生物学者、法学者、倫理学者、そして政策立案者を巻き込んで、神経科学の新たな発見を法律、刑罰、更生にどう活かせるかを研究するプロジェクトである。

本書の前半で展開された、人の思考や行動は意識のあずかりしらない脳の活動で決まるという理論を踏まえると、犯罪行為は行為者にはどうすることもできなかったという主張が説得力をもつ。そしてイーグルマンは、犯罪の有責性を問うことは無意味だとして、犯罪者の更生に重点を置く刑罰制度を提唱する。さらに最新の脳画像技術を用いて、衝動を抑制するように脳を訓練するという、具体的な新しい更生の手法も提案している。この辺りはかなり斬新なアイデアであり、賛否両論あって当然だ。しかし現行の法制度でも、心神耗弱などの理由で同じ行為が罪にならない場合もあり、その境界が科学技術の発展によって動かされることは確かである。であれば、脳神経科学の研究と法制度を連動させることは、決して突飛な話ではないはずだ。懲罰よりも更生を考えることが大切だという話もうなずける。

日本でも裁判員制度が導入されてはや三年がたとうとしている。一般の人々にとって法律や刑罰の制度がより身近になってきている。そのような制度に脳神経科学など最先端の科学技術を取り入れることで、よりよい社会が実現しやすくなるのであれば、ぜひ積極的に研究してほしいものだと、一市民として切に望む。そしてそのために、本書が何らかの刺激になってくれればと、訳者として心から願う。

最後になったが、本書刊行までにお世話になった多くの方々に感謝したい。とりわけ、訳稿に丁寧に目を通して、的確な指摘、補足、そして助言をくださった早川書房編集部の伊藤浩氏に、心からお礼申し上げる。

二〇一二年三月

文庫化にあたって

人工知能がツイッターで差別発言を連発したというニュースは記憶に新しい。テクノロジーによってつくられた知能は、正常な人間であれば抑制する行動をためらうことなく実行する可能性がある。人間の思考や意志や決断、つまり一般に「心」と呼ばれるものの科学的解明は、なかなか難しいということなのだろう。だからこそ、相かわらず多くの科学者を魅了し続けている。本書の文庫化によって、脳科学の研究と法制度という斬新なテーマに関心を持つ人が増えることを願っている。

なお、文庫化にあたって大変お世話になった早川書房編集部の金田裕美子さんに、この場をお借りして感謝申し上げます。

二〇一六年七月

大田直子

図版クレジット

Figure on page 33 © Randy Glassbergen, 2001. Figure on page 44 © Tim Farrell. Figure on page 45 © Ron Rensink. Figure on page 51 © Springer. Figure on page 53 © astudio. Figure on page 60 © Fotosearch (left) and Mark Grenier (right). Figure on page 79 © Elsevier.

原　注

参考文献一覧に記載している文献は、ここでは簡略タイトルのみ記してある。

第1章

1 音楽については "Tremendous Magic," *Time* December 4, 1950.

2 常々おもしろいと思っているのだが、ガリレオが死んだ1642年にアイザック・ニュートンがこの世に生を受け、太陽を周回する惑星軌道の基本となる方程式を記述することによって、ガリレオの仕事を完成させている。

3 Aquinas, *Summa theologiae*.

4 具体的に言うと、ライプニッツが思い描いたのは、現代の私たちにはパンチカードの類と思えるものを使って、ビー玉（2進数を表わす）を動かす機械だった。ソフトウェアを区別する概念を考え出したのは一般にチャールズ・バベッジとエイダ・ラヴレスとされているが、現代のコンピューターは基本的にライプニッツが思い描いたものとなんら変わりはない。「次のようにやれば、この［2進数］計算法を（歯車のない）機械で確実に難なく実行できる。箱に開閉のできる穴をあける。1に対応する場所の穴は開き、0に対応する場所の穴は閉じる。開いたゲートからは小さいサイコロかビー玉が軌道に落ち、閉じているゲートからは何も落ちない。それ［ゲートの配置］を列ごとに必要に応じて変える」。Leibniz, *De Progressione Dyadica* を参照。文献からこのことを発見したジョージ・ダイソンに感謝したい。

5 Leibniz, *New Essays on Human Understanding*, published 1765. ライプニッツは「感知できない微粒子」という表現で、ニュートン、ボイル、ロックなどと共通の考えについて言及している。すなわち、物質は小さな感知できない微粒子でできていて、それが物体の感覚質を生み出しているというのである。

6 Herbart, *Psychology as a Science*.

7 Michel Heidelberger, *Nature from Within*.

8 Johannes Müller, *Handbuch der Physiologie des Menschen, dritte verbesserte*

Auflage, 2 vols (Coblenz: Hölscher, 1837-1840).
9 Cattel, "The time taken up," 220-242.
10 Cattel, "The psychological laboratory," 37-51.
11 http://www.iep.utm.edu/f/freud.htm. を参照。
12 Freud and Breuer, *Studien über Hysterie*.

第2章

1 Eagleman, "Visual illusions."
2 Sherrington, *Man on His Nature*. Sheets-Johnstone, "Consciousness: a natural history" も参照。
3 MacLeod and Fine, "Vision after early blindness."
4 Eagleman, "Visual illusions."
5 私たちがいかに世界を知覚していないかを確認できる対話式デモンストレーションは、eagleman.com/incognito で。変化失認についての優れた論評は、Rensink, O'Regan, and Clark, "To see or not to see"; Simons, "Current approaches to change blindness"; Blackmore, Brelstaff, Nelson, and Troscianko, "Is the richness of our visual world an illusion?" を参照。
6 Levin and Simons, "Failure to detect changes to attended objects."
7 Simons and Levin, "Failure to detect changes to people."
8 Macknik, King, Randi, et al., "Attention and awareness in stage magic."
9 2.5D スケッチの概念は、いまは亡き神経科学者デイヴィッド・マーが導入した。彼は当初これを、視覚系が完全な3D モデルをつくり上げるまでの中間段階の産物として提案したが、その後、完全な3D モデルは現実の脳のなかでは実現しないばかりか、世の中を渡るのに必要でないことが明らかになった。Marr, *Vision* を参照。
10 O'Regan, "Solving the real mysteries of visual perception" と Edelman, *Representation and Recognition in Vision*。ここで留意すべきは、1978年に早くもこの問題に気づいていたグループがあったが、広く認識されるには何年もかかったことである。「知覚の主要な機能は、膨大な外部の記憶、外部の環境そのものを、内面の枠組みにうまく登録しておくことである」と Reitman, Nado and Wilcox, "Machine perception," 72にある。
11 Yabus, "Eye movements."
12 この現象は視野闘争と呼ばれる。Blake and Logothetis, "Visual competition" と Tong, Meng, and Blake, "Neural bases" を参照。

13 光受容細胞の欠落した穴が生じるのは、視神経が網膜のこの場所を通過しているので、光を感知する細胞の入る余地がないからである。Chance, "Ophthalmology" と Eagleman, "Visual illusions"。

14 Helmholtz, *Handbuch*.

15 Ramachandran, "Perception of shape."

16 Kersten, Knill, Mamassian, and Bülthoff, "Illusory motion."

17 Mather, Verstraten, and Anstis, *The Motion Aftereffect* と Eagleman, "Visual illusions"。

18 Dennett, *Consciousness Explained*.

19 Baker, Hess, and Zihl, "Residual motion"; Zihl, von Cramon, and Mai, "Selective disturbance"; Zihl, von Cramon, Mai, and Schmid, "Disturbance of movement vision."

20 Mcbeath Shaffer and Kaiser, "How Baseball outfielders."

21 戦闘機パイロットも任務遂行中に同じアルゴリズムを使い、魚やアブも同様であることが判明している。パイロットについては O'Hare, "Introduction"、魚については Lanchester and Mark, "Pursuit and prediction"、アブについては Collett and Land, "Visual control"。

22 Kurson, *Crashing Through*.

23 ここで留意すべきは、自分の感じる世界を2次元または3次元の図に変換できる視覚障害者もいることだ。しかし、彼らにとって廊下が収束する線を描くのはおそらく認識力の行使であって、目の見える人が直接感覚として経験するのとは異なる。

24 Noë, *Action in Perception*.

25 P. Bach-y-Rita, "Tactile sensory substitution studies."

26 Bach-y-Rita, Collins, Saunders, White, and Scadden, "Vision substitution."

27 これらの研究の要旨と概説は Eagleman, *Live-Wired* を参照。今日では、触知ディスプレーは舌に直接取りつけられる電極グリッドで生成するのが一般的だ。Bach-y-Rita, Kaczmarek, Tyler, and Garcia-Lara, "Form perception."

28 Eagleman, *Live-Wired*.

29 C. Lenay, O. Gapenne, S. Hanneton, C. Marque, and C. Genouel, "Sensory substitution: Limits and perspectives," in *Touching for Knowing, Cognitive Psychology of Haptic Manual Perception* (Amsterdam: John Benjamins, 2003), 275-92 と Eagleman, *Live-Wired*。

30　ブレインポートは可塑性のパイオニアであるポール・バキリタが設立したワイキャブ社がつくっている。

31　Bach-y-Rita, Collins, Saunders, White and Scadden, "Vision substitution"; Bach-y-Rita, "Tactile sensory substitution study"; Bach-y-Rita, Kaczmarek, Tyler, and Garcia-Lara, "Form perception"; M. Ptito, S. Moesgaard, A. Gjedde, and R. Kupers, "Cross-modal plasticity revealed by electrotactile stimulation of the tongue in the congenitally blind," *Brain* 128 (2005), 606-14: Bach-y-Rita, "Emerging concepts of brain function," *Journal of Integrative Neuroscience* 4 (2005), 183-205.

32　Yancey Hall, "Soldiers may get 'sight' on tips of their tongues," *National Geographic news*, May 1, 2006.

33　B. Levy, "The blind climber who 'sees' with his tongue," *Discover*, June 23, 2008.

34　Hawkins, *On Intelligence*; Eagleman, *Live-Wired.*

35　Gerald H. Jacobs, Gary A. Williams, Hugh Cahill, and Jeremy Nathans, "Emergence of novel color vision in mice engineered to express a human cone photopigment," *Science* 23 (2007): vol. 315. No. 5819, 1723-25. 結果の解釈についての反対意見は、Walter Makous, "Comment on Emergence of novel color vision in mice engineered to express a human cone photopigment," *Science* (2007): vol. 318. No. 5848, 196を参照。そのなかでMakousは、マウスが白黒のモノトーンしか見えないのではなく色覚をもっていると主張するための必須条件であるマウスの内的経験について、たいした結論は出せないと論じている。マウスの内的経験がどうであれ、その脳が新しい光色素からの情報を統合し、以前は区別できなかった特徴を区別できるようになったことは明らかだ。そして重要なのは、この技術がいまではアカゲザルにも適用可能だということであり、この手法は的確で詳細な知覚の問題を提起するための扉を開くはずである。

36　Jameson, "Tetrachromatic color vision."

37　Llinas, *I of the Vortex.*

38　Brown, "The intrinsic factors." ブラウンは1920年代に先駆的な神経生理学実験で知られていたが、1930年代には、世界的に有名な登山遠征とモンブラン山頂への新たなルート発見でさらに有名になった。

39　Bell, "Levels and loops."

40　McGurk and MacDonald, "Hearing lips"; Schwartz, Robert-Ribes, and

Escudier, "Ten years after Summerfield."
41 Shams, Kamitani, and Shimojo, "Illusions."
42 Gebhard and Mowbray, "On discriminating"; Shipley, "Auditory flutter-driving"; Welch, Duttonhurt, and Warren, "Contributions."
43 Tresilian, "Visually timed action"; Lacquaniti, Carrozzo, and Borghese, "Planning and control of limb impedance"; Zago, et al., "Internal models"; McIntyre, Zago, Berthoz, and Lacquaniti, "Does the brain model Newton's laws?"; Mehta and Schaal, "Forward models"; Kawato, "Internal models"; Wolpert, Ghahramani, and Jordan, "An internal model"; Eagleman, "Time perception is distorted during visual slow motion," Society for Neuroscience, abstract, 2004.
44 Mackay, "Towards an information-flow model"; Kenneth Craik, *The Nature of Explanation* (Cambridge, UK: Cambridge University Press, 1943); Grush, "The emulation theory." Kawato, Furukawa, and Suzuki, "A hierarchical neural-network model"; Jordan and Jacobs, "Hierarchical mixtures of experts"; Miall and Wolpert, "Forward models"; Wolpert and Flanagan, "Motor prediction" も参照。
45 Grossberg, "How does a brain...?"; Mumford, "On the computational architecture"; Ullman, "Sequence seeking"; Rao, "An optimal estimation approach."
46 MacKay, "The epistemological problem."
47 くすぐりについて詳細は Blakemore, Wolpert, and Frith, "Why can't you tickle yourself?" を参照。もっと一般的に言うと、感覚の予測がはずれると、脳が責任の所在について告げられる——つまり、行動を起こしたのは私なのか、それともほかの誰かなのか？　統合失調症の幻覚は、自分自身の運動行為に関する予測と、結果として生じる感覚信号とのズレによって起こるのかもしれない。自分の行動を別の独立した行為者のものと区別できないということは、患者は自分の内なる声をほかの人のものだと考えるということだ。この考えについての詳細は Frith and Dolan, "Brain mechanisms" を参照。
48 Symonds and MacKenzie, "Bilateral loss of vision."
49 Eagleman and Sejnowski, "Motion integration"; Eagleman, "Human time perception."
50 Eagleman and Pariyadath, "Is subjective duration...?"

第3章

1 Macuga, et al., "Changing lanes."

2 Schacter, "Implicit memory."

3 Ebbinghaus, *Memory: A Contribution to Experimental Psychology*.

4 Horsey, *The Art of Chicken Sexing*; Biederman and Shiffrar, "Sexing day-old chicks"; Brandom, "Insights and blindspots of reliabilism"; Harnad, "Experimental analysis."

5 Allan, "Learning perceptual skills."

6 Cohen, Eichenbaum, Deacedo, and Corkin, "Different memory systems"; Brooks and Baddeley, "What can amnesic patients learn?"

7 無意識のレベルで物事を結びつけるもう1つの例として、被験者に炭酸飲料を与えたあと、乗り物酔いを起こすようにすわっているイスを前後に揺らした。その結果被験者は、飲み物が吐き気を催すような動きと関係ないと（意識的に）よくわかっていても、炭酸飲料が嫌いになった。Arwas, Rolnick, and Lubow, "Conditioned taste aversion" を参照。

8 Greenwald, McGhee, and Schwartz, "Measuring individual differences."

9 潜在的な連想のテストはオンラインでできる。https://implicit.harvard.edu/implicit/demo/selectatest.html.

10 Wojnowicz, Ferguson, Dale, and Spivey, "The self-organization of explicit attitudes." Freeman, Ambady, Rule, and Johnson, "Will a category cue attract you?" も参照。

11 Jones, Pelham, Carvallo, and Mirenberg, "How do I love thee?"

12 同上。

13 Pelham, Mirenberg, and Jones, "Why Susie sells,"; Pelham, Carvallo, and Jones, "Implicit egotism."

14 Abel, "Influence of names."

15 Jacoby and Witherspoon, "Remembering without awareness."

16 Tulving, Schacter, and Stark, "Priming effects."　私があなたの気をそらして、あなたが何という言葉だったか意識的には覚えられないはずの場合でも効果はあり、あなたはやはりうまく言葉の穴埋めができる。Graf and Schacter, "Selective effects" を参照。

17 プライミングの考え方は昔から文学やエンタテインメントの世界に息づいている。J・G・バラードの短篇「識閾下の人間像」（1963年）で、

ハサウェイという登場人物がただ1人、道路のうえにそびえるたくさんの巨大な何も書いていない看板は、実はサブリミナル広告の機械で、もっと仕事をしてもっと商品を買うようにそそのかしているのではないかと疑念をもつ。〝識閾下の人間像〟のもっとひょうきんな表現が、コメディアンのケヴィン・ニーロンが《サタデー・ナイト・ライブ》で演じるキャラクター、ミスター・サブリミナルに見られる。彼はトークショーのインタビューで言う。「私は前からこの番組を見るのが好きだった（吐き気がする）のです。この番組にゲストとして出るのは楽しい（拷問）ですよ。私にとって第2のわが家（タイタニック号）のようなものです」。

18 Graf and Schacter, "Implicit and explicit memory."

19 Tom, Nelson, Srzentic, and King, "Mere exposure" を参照。脳が注意を払わなくても見たものを覚えることを実証するもっと基本的なアプローチについては、Gutnisky, Hansen, Iliescu, and Dragoi, "Attention alters visual plasticity" を参照。

20 皮肉なことに、誰が最初にこう言ったか、はっきりしたことは誰にもわからない。メイ・ウェスト、P・T・バーナム、ジョージ・M・コーハン、ウィル・ロジャーズ、W・C・フィールズなど、さまざまな人が言ったとされている。

21 Hasher, Goldstein, and Toppino, "Frequency and the conference of referential validity."

22 Begg, Anas, and Farinacci, "Dissociation of processes in belief."

23 Cleeremans, *Mechanisms of Implicit Learning.*

24 Bechara, Damasio, Tranel, and Damasio, "Deciding advantageously."

25 Damasio, "The somatic marker hypothesis"; Damasio, *Descartes' Error*; Damasio, *The Feeling of What Happens.*

26 Eagleman, *Live-Wired.*

27 Montague, *Your Brain Is (Almost) Perfect.*

28 アスリートを注意深く観察すると、彼らは自分の世界に入るために、よく体を使った儀式を行なうことがわかる――たとえば、ボールをきっかり3回ドリブルし、首を左に曲げ、それからシュートする、といった具合だ。このような儀式は決まりきったことなので、アスリートを意識しない状態にするのだ。同じ目的で、繰り返しの決まりきった儀式は礼拝でもつねに使われる――たとえば、祈りをそらで唱えるのも、数珠をま

さぐるのも、聖歌を歌うのも、意識のざわめきを鎮めるのに役立つ。

第4章

1　Blaise Pascal, *Pensées*, 1670.

2　これらの信号（無線、マイクロ波、X線、ガンマ線、携帯電話の送信、テレビ放送など）は、懐中電灯の先から出ているものとまったく同じで、ただ波長がちがうだけである。そんなことなら知っている、という読者もおられるだろうが、知らなかった人にこの単純な科学的事実の驚異を知ってもらいたいがために、ここに盛り込んでいる。

3　環世界の考え方はヤーコプ・フォン・ユクスキュルによって1909年に導入され、1940年代まで探究された。そのあと数十年間忘れられていたが、1979年に記号学者のトマス・シービオクによって再発見され、息を吹き返した。Jakob von Uexküll, “A stroll through the worlds of animals and men.” Giorgio Agamben, *The Open: Man and Animal*, trans. Kevin Attell (Palo Alto: Stanford University Press, 2004) の Chapter 10, “Umwelt” も参照。原本は2002年刊行のイタリア語の *L'aperto: l'uomo e l'animale*。

4　K. A. Jameson, S. Highnote, and L. Wasserman, “Richer color experience in observers with multiple photopigment opsin genes,” *Psychonomic Bulletin & Review*, 8, no.2 (2001): 244-64; Jameson, “Tetrachromatic color vision.”

5　共感覚についての詳細は Cytowic and Eagleman, *Wednesday Is Indigo Blue* を参照。

6　自分に共感覚があると思う？　無料のオンラインテスト www.synesthete.org を試してみよう。Eagleman, et al., “A standardized test battery for the study of synesthesia” を参照。

7　私たちの研究室は、脳の小さな差異が現実知覚の大きな差異につながる可能性があることを深く理解する手がかりとして、共感覚の詳細——行動から神経画像、そして遺伝的特徴まで——に注目している。

8　言い換えれば、ナンバーフォームには心の空間のなかで指させる場所があるということだ。あなたが空間数列共感覚者でないなら、目の前の空間に止めてある車を想像しよう。幻覚のように物理的にそこに見えなくても、前輪、運転席側の窓、後ろのバンパーなどを、問題なく指さすことができる。つまり、その車はあなたの心のなかで3次元空間に収まっている。自動的に生じるナンバーフォームも同じだ。幻覚とちがって、目に見える外の世界に重なるわけではなく、心の空間に存在する。実際、

目の見えない被験者でもナンバーフォーム共感覚を経験する場合がある。Wheeler and Cutsforth, "The number forms of a blind subject" を参照。空間数列共感覚についてのさらなる議論は、Eagleman, "The objectification of overlearned sequences" と Cytowic and Eagleman, *Wednesday Is Indigo Blue* を参照。

9 Eagleman, "The objectification of overlearned sequences."

10 興味深いのは、すべての脳に共感覚があるが、大部分の人は脳内の意識に上らないところで起こっている感覚の融合に気づかないままなのだという考察である。実際、誰もが心のなかに潜在的な数直線をもっているように思える。整数の数直線は左から右に進むかと訊かれれば、同意するのではないだろうか。空間数列共感覚者は、数列を自動的で一貫した具体的な3次元の配置ではっきり経験するところがちがう。Eagleman, "The objectification of overlearned sequences" と Cytowic and Eagleman, *Wednesday Is Indigo Blue* を参照。

11 Nagel, *The View from Nowhere.*

12 概要については Cosmides and Tooby, *Cognitive Adaptations* を参照。優れた詳しい読み物は Steven Pinker, *The Blank Slate.*

13 Johnson and Morton, "CONSPEC and CONLERN."

14 Meltzoff, "Understanding the intentions of others."

15 Pinker, *The Blank Slate.*

16 Wason and Shapiro, "Reasoning"; Wason, "Natural and contrived experience."

17 Cosmides and Tooby, *Cognitive Adaptions.*

18 Barkow, Cosmides, and Tooby, *The Adapted Mind.*

19 Cosmides and Tooby, "Evolutionary psychology: A primer," 1997; http://www.psych.ucsb.edu/research/cep/primer.html.

20 James, *The Principles of Psychology.*

21 Tooby and Cosmides, *Evolutionary Psychology: Foundational Papers* (Cambridge, MA: MIT Press, 2000).

22 Singh, "Adaptive significance" and "Is thin really beautiful"; Yu and Shepard, "Is beauty in the eye?"

23 もっと一般的に、ウエストがこの範囲より細い女性は攻撃的で野心的と見られるが、太い女性は親切で献身的と見なされる。

24 Ramachandran, "Why do gentlemen...?"

25 Penton-Voak, et al., "Female preference for male faces changes cyclically."

26 Vaughn and Eagleman, "Faces briefly glimpsed."

27 Friedman, McCarthy, Förster, and Denzler, "Automatic effects." アルコールに関係するほかの概念（たとえば社交性）も、アルコールに関係する言葉のプライミングによって活性化する場合がある——したがって、ワインの入ったグラスを見るだけ（飲まない）でも、会話がスムーズになったりアイコンタクトが増えたりする可能性がある。もっと危険をはらむ、興味深い可能性として、高速道路沿いの広告板で酒の広告を見ると運転能力が下がる、ということもある。

28 目に見えない排卵、という仕組みは（外に卵を産むのとは対照的な体内での受精も）、男性がいつでも等しく女性配偶者に気を配るようにしむけ、結果として捨てられる危険性を減らす方便なのかもしれない。

29 Roberts, Havlicek, and Flegr, "Female facial attractiveness increases."

30 排卵中に耳や胸や指が対称になることについては、Manning, Scutt, Whitehouse, Leinster, and Walton, "Asymmetry" と Scutt and Manning, "Symmetry" を。顔色が明るくなることについては、Van den Berghe and Frost, "Skin color preference" を参照。

31 G. F. Miller, J. M. Tybur, and B. D. Jordan, "Ovulatory cycle effects on tip earnings by lap-dancers: Economic evidence for human estrus?" *Evolution and Human Behavior*, 28 (2007): 375-81.

32 Liberles and Buck, "A second class." 人間もこの受容体群の遺伝子をもっているので、人間におけるフェロモンの役割を調べるときは、くんくんと嗅ぐのが有望な方法である。

33 Pearson, "Mouse data."

34 C. Wedekind, T. Seebeck, F. Bettens, and A. J. Paepke, "MHC-dependent mate preferences in humans," *Proceeding of the Royal Society of London Series B: Biological Science* 260, no. 1359 (1995): 245-49.

35 Varendi and Porter, "Breast odour."

36 Stern and McClintock, "Regulation of ovulation by human pheromones." ルームメイトである複数の女性は月経周期が同期すると広く信じられているが、これは真実ではないようだ。最初の報告（と、それに続く大規模な調査）を慎重に研究すると、統計上の変動が同期の感じを与えるのかもしれないが、偶発的に起こるだけであることがわかる。Zhengwei and Schank, "Women do not synchronize" を参照。

37 Moles, Kieffer, and D'Amato, "Deficit in attachment behavior."

38 Lim, et al., "Enhanced partner preference."

39 H. Walum, L. Westberg, S. Henningsson, J. M. Neiderhiser, D. Reiss, W. Igl, J. M. Ganiban, et al., "Genetic variation in the vasopressin receptor Ⅰa gene (AVPR ⅠA) associates with pair-bonding behavior in humans," *PNAS* 105, no. 37 (2008): 14153-56.

40 Winston, *Human Instinct*.

41 Fisher, *Anatomy of Love*.

第5章

1 Marvin Minsky, *Society of Mind*.

2 Diamond, *Guns, Germs, and Steel*.

3 「社会」アーキテクチャの長所と短所を具体的に示すために、ロボット研究家のロドニー・ブルックスが提唱した包摂アーキテクチャの概念を考えよう（Brooks, "A robust layered"）。包摂アーキテクチャにおける組織の基本単位はモジュールだ。各モジュールは、1つのセンサーまたは作動装置の制御のような、独立した低レベルの仕事に特化している。モジュールは独立して作動し、それぞれが自分の仕事をする。各モジュールには入力信号と出力信号がある。モジュールの入力があらかじめ決められた限界を超えると、モジュールの出力が始動する。入力はセンサーまたはほかのモジュールから来る。各モジュールは抑制信号と阻害信号も受け取る。抑制信号は通常の入力信号に優先する。阻害信号によって出力が完全に阻害される。これらの信号のおかげで動作が動作を無効にするので、システムが一貫した動作を起こすことができる。一貫した動作を起こすために、モジュールは層に体系化される。各層は、「歩き回る」や「動く物体を追う」のような動作を実現する。その層は階層的になっていて、より高い層は阻害または抑制によって、低い層の動作を抑えることができる。これによって各レベルにそれぞれの制御ランクが与えられる。このアーキテクチャは知覚と動作を固く結びつけ、非常に反応の早いマシンをつくり出す。しかし欠点は、システム内の行動パターンがすべて、あらかじめ配線されていることだ。包摂エージェントは迅速だが、何をするべきか、世界が教えてくれるのに完全に依存していて、純粋に反射的である。ある意味で、包摂エージェントは知的にはほど遠い。なぜなら、結論を下すよりどころとなる内的な世界モデルに欠けて

いるからだ。ロドニー・ブルックスは、これは利点だと主張する。つまり、表象がないからこそ、アーキテクチャは世界モデルを読んだり書いたり活用したり維持したりするのに時間を費やさない。しかしどういうわけか、人間の脳はその時間を費やし、しかもそのための賢い方法を知っている。私の意見では、人間の脳をシミュレーションするには、隔離された専門家の流れ作業という考えから、対立をベースとする心の民主制という考えに移行するしかない。そこでは複数の政党が同じテーマに自分たちの票を投じる。

4 たとえば、このアプローチは人工神経網に一般的に使われている。Jacobs, Jordan, Nowlan, and Hinton, "Adaptive mixtures."

5 Minsky, *Society of Mind.*

6 Milner and Goodale, *The Visual Brain* においてもっと広い枠組みで論じられている Ingle, "Two visual systems" より。

7 脳内の争いの重要性については、Edelman, *Computing the Mind* を参照。最適の脳が葛藤する因子で構成されうることについては、Livnat and Pippenger, "An optimal brain"; Tversky and Shafir, "Choice under conflict"; Festinger, *Conflict, Decision and Dissonance*を参照。Cohen, "The vulcanization" および McClure, et al., "Conflict monitoring" も参照。

8 Livnat and Pippenger, "An optimal brain" に引用されている Miller, "Personality" より。

9 二重プロセス説の説明は Evans, "Dual-processing accounts" を参照。

10 同上の表1を参照。

11 Freud, *Beyond the Pleasure Principle* (1920). 彼の3つの部分からなる心理モデルの考えは、3年後、Freud, *The Standard Edition* に収められている *Das Ich und das Es* で拡張されている。

12 たとえば、Mesulam, *Principles of Behavioral and Cognitive neurology*; Elliott, Dolan, and Frith, "Dissociable functions"; Faw, "Pre-frontal executive committee" を参照。神経解剖学とその分野における議論には微妙なところがたくさんあるが、そのような細かい話は私の主張の中心ではないので、上記の参考文献にゆだねたい。

13 2つのシステムをそっけなくシステム1とシステム2と呼ぶ著者もいる（たとえば、Stanovich, *Who is rational?* や Kahneman and Frederick, "Representativeness revisited" を参照）。本書では、感情システムと理性システムという（たとえ不完全でも）最も直感的な用法だと思うものを使

う。この選択はこの分野で一般的である。たとえば、Cohen, "The vulcanization" や McClure, et al., "Conflict monitoring" を参照。

14 この意味で、感情の反応は情報処理と見ることができる——すべてが数学の問題と同じくらい複雑だが、外ではなく内側の世界に専念している。その処理の出力——脳の状態と体の反応——は、生体が従うべき単純な行動計画を提供する。すなわち、これをやれ、あれをやるな、というのだ。

15 Greene, et al., "The neural bases of cognitive conflict."

16 Niedenthal, "Embodying emotion" と Haidt, "The new synthesis" を参照。

17 Frederick, Loewenstein, and O'Donoghue, "Time discounting."

18 McClure, Laibson, Loewenstein, and Cohen, "Separate neural systems." 厳密に言うと、より高い見返りのある長期的な報酬を選んだときは、外側前頭前皮質と後頭頂皮質が活性化した。

19 R. J. Shiller, "Infectious exuberance," *Atlantic Monthly*, July/August 2008.

20 Freud, "The future of an illusion," in *The Standard Edition*.

21 Illinois *Daily Republican*, Belvidere, Ⅱ, January 2, 1920.

22 Arlie R. Slabaugh, *Christmas Tokens and Medals* (Chicago; printed by Author, 1966), ANA Library Catalogue No. RM85.C5S5.

23 James Surowiecki, "Bitter money and christmas clubs," *Forbes.com*, February 14, 2006.

24 Eagleman, "America on deadline."

25 Thomas C. Schelling, *Choice and Consequence* (Cambridge, MA Harvard University Press, 1981); Ryan Spellecy, "Reviving Ulysses contracts," *Kennedy Institute of Ethics Journal* 13, no. 4 (2003): 373-92; Namita Puran, "Ulysses contracts: Bound to treatment or free to choose?" *York Scholar* 2 (2005): 42-51.

26 倫理委員会が未来の患者の精神状態を正確に推測する保証はないので、やはりユリシーズの契約はつねに、将来の不完全な知識に悩まされる。

27 このフレーズは同僚のジョナサン・ダウナーから借りた。彼は「自分の背外側前頭前野を信頼できないのなら、ほかの人のものを借りろ」と言った。このオリジナルの表現も捨てがたいが、ここで使うために単純化した。

28 数十年にわたる分離脳研究の詳細な要約は、Tramo, et al., "Hemispheric Specialization" を参照。一般向けの要約は、Michael Gazzaniga, "The split-brain revisited" を参照。

29 Jaynes, *The Origin of Consciousness*.
30 たとえば、Rauch, Shin, and Phelps, “Neurocircuitry models” を参照。恐怖の記憶と時間の知覚の関係に関する研究は、Stetson, Fiesta, and Eagleman, “Does time really...?” を参照。
31 記憶とたゆまぬ再考案仮説について考察すべき側面がもう1つある。神経科学者は記憶を1つの現象としてではなく、たくさんの異なる亜型の集まりとして考える。いちばん大きな分類では、短期記憶と長期記憶がある。短期記憶とはたとえば、電話番号をダイヤルできるくらいの時間覚えていることである。長期記憶には、陳述記憶（たとえば、朝食に何を食べたか、何年に結婚したか）と非陳述記憶（自転車の乗り方）がある。概要については、Eagleman and Montague, “Models of learning” を参照。このような分類が導入されたのは、患者の1つの亜型は損なわれてもほかは損なわれない場合がありうるからだ——この観察結果から神経科学者は、記憶をいくつかのサイロに分類できるのでは、と考えるようになった。しかし記憶の最終的なイメージは、それほどきっちり自然なカテゴリーには分けられそうもない。本章のテーマどおり、さまざまな記憶のメカニズムは領域が重複しているのだ（たとえば、内側側頭葉と基底核にそれぞれ頼る「認知」記憶と「習慣」記憶の別々のシステムに関する説明は、Poldrack and Packard, “Competition” を参照）。ほんの少しでも記憶に寄与する回路はどれも、強化されて貢献する可能性がある。もしそうなら、これは神経科外来に入る若い研修医にとっての永遠のミステリーを説明するうえでの、ある程度の前進と言えよう。現実の患者の症例は、なぜ、教科書の症例説明とまれにしか合致しないのだろう？　教科書はきっちりした分類を前提としているが、本物の脳は重複する戦略をたゆまず再考案しているのだ。その結果、本物の脳はロバストである——そして人間中心のラベルづけにも抵抗するのだ。
32 動作感知のさまざまなモデルの説明については、Clifford and Ibbotson, “Fundamental mechanisms” を参照。
33 現代の神経科学には複数の解がある例は少なくない。たとえば、第2章で触れた運動残効について考えよう。滝を1分かそこら見つめたあと、何かほかのもの——たとえばそばの岩——に目を移すと、静止している岩が上に向かって動いているように見える。この錯覚はシステムの適応から生まれる。基本的に、視覚脳は下向きの動きから新しい情報をほとんど引き出していないと気づき、下向きを取り消す方向に内部パラメータ

ーを調整し始める。その結果、今度は静止しているものが上に向かって動いているように見え始める。科学者は何十年にもわたって、この調整が視覚系の初期段階にある網膜のレベルで起こるのか、それとも視覚系のもっとあとの段階で起きるのか、論争を繰り広げてきた。数年にわたる慎重な実験によって、ついに議論は空中分解して決着した。この問題は問題設定そのものに不備があって、答えが1つに定まらないのだ。視覚系ではさまざまなレベルの適応がある（Mather, Pavan, Campana, and Casco, "The motion aftereffect"）。適応がすばやい領域もあれば、ゆっくりの領域もあり、その中間のスピードの領域もある。この戦略のおかげで入ってくるデータストリームの変化に敏感に対応できる部分もあるが、確かな根拠もなく頑固にやり方を変えない部分もある。先ほど論じた記憶の問題に戻ると、母なる自然はいくつかの異なる時間尺度で記憶を保管する方法を確立していて、古い記憶を新しい記憶より安定させるのは、この時間尺度の相互作用なのだ。古い記憶のほうが安定していることは、リボーの法則と呼ばれる。可塑性のさまざまな時間尺度を生かす考えについての詳細は、Fusi, Drew, and Abbott, "Cascade models" を参照。

34　もっと広い生物学的な文脈で考えると、ライバルからなるチームの枠組みは、脳がダーウィン的システムであるという考えとうまく合致する。神経回路のランダムなパターンには、外界からの刺激がたまたま共鳴するパターンもあれば共鳴しないパターンもあるという考えだ。外界の刺激にたまたま反応する回路は強化され、ほかのランダムな回路は共鳴するものが見つかるまで、あたりをさまよい続ける。自分を「興奮させる」ものが何も見つからなければ、その回路は消えていく。逆に言えば、外界の刺激は脳内の回路を「選ぶ」。つまり、刺激が相互作用する回路もあれば、しないものもあるのだ。ライバルからなるチームの枠組みは神経のダーウィン説とうまく両立するもので、この枠組みを採ることで「神経回路をつくり上げるダーウィン的選択は複数の、由来がまったく異なる回路を――刺激やタスクと共鳴するすべての回路を――強化する傾向がある」という側面がきわ立ってくる。これらの回路こそが脳の議会における複数の党派なのだ。ダーウィン的システムとして脳をとらえる考え方については、Gerald Edelman, *Neural Darwinism*; Calvin, *How Brains Think*; Dennett, *Consciousness Explained*; Hayek, *The Sensory Order* を参照。

35　Weiskrantz, "Outlooks" および *Blindsight* を参照。

36 厳密に言えば、爬虫類は何かが激しく動いていないかぎり、自分の舌が直接届く範囲の外はあまり見えていない。したがって、あなたがトカゲから3メートル離れたラウンジチェアで休んでいるなら、そのトカゲにとってあなたは存在しないも同然である。

37「ゾンビ・システム」という言葉の使い方については、たとえば、Crick and Koch, "The unconscious homunculus" を参照。

38 最近の研究成果で、ストループ効果は後催眠暗示のあと消える可能性があることがわかっている。アミル・ラズのチームは、たがいに完全に独立であるいくつかの心理テストを併用する〝検査バッテリ〟を用いて、催眠術にかかる被験者を選び出した。催眠状態のとき、被験者はあとで行なわれる課題でインクの色だけに注意を払うように言われる。この条件で被験者がテストを受けると、ストループ干渉が原則として消えた。催眠は神経系のレベルではあまり理解されていない現象であり、催眠術にかかりやすい被験者もいればかかりにくい被験者もいる理由も、催眠効果の説明に果たす注意や報酬パターンの役割も、わかっていない。それでもこのデータから、たとえば逃げたい欲求ととどまって戦いたい欲求のような、内部変数間の対立の軽減に関して興味深い疑問が生じる。Raz, Shapiro, Fan, and Posner, "Hypnotic suggestion" を参照。

39 Bem, "Self-perception theory"; Eagleman, "The where and when of intention."

40 Gazzaniga, "The split-brain revisited."

41 Eagleman, Person and Montague, "A computational role for dopamine." この論文で私たちは、脳内の報酬系をベースにしたモデルを構築し、このモデルを同じコンピューターゲームで実行した。驚いたことに、このシンプルなモデルが人間の戦略の重要な特徴をとらえ、人の選択は驚くほどシンプルな基本メカニズムによって決められていることがわかった。

42 M. Shermer, "Patternicity: Finding meaningful patterns in meaningless noise," *Scientific American*, December 2008.

43 ここでは話をわかりやすくするために、専門用語で賦活合成モデルと呼ばれる、夢の内容はランダムな活動だとする仮説について述べた(Hobson and McCarley, "The brain as a dream generator")。実際には夢についての理論はたくさんある。フロイトは、夢は変装した願望充足の試みだと提唱しているが、たとえば心的外傷後ストレス障害の反復的な夢を考えると、これはありえないかもしれない。のちの1930年代、ユング

が夢は目覚めているときの生活で無視されている人格の代償であると提唱した。この場合の問題は、夢のテーマ——たとえば迷子になる、食事を用意する、試験に遅れるなど——は文化や世代を超えて共通しているようであり、それが人格無視とどう関係するのかを説明するのはちょっと難しい。しかし一般的に、神経生物学界では賦活合成仮説が人気だが、夢の内容についてはまだまったく説明のつかないことがたくさんあることを、ここで強調しておきたい。

44 Crick and Koch, "Constraints."

45 Tinbergen, "Derived activities."

46 Kelly, *The Psychology of Secrets.*

47 Pennebaker, "Traumatic experience."

48 Petrie, Booth, and Pennebaker, "The immunological effects."

49 はっきり言っておくが、ライバルからなるチームの枠組みだけで人工知能問題のすべてが解決するわけではない。次の難題は、どうやってサブパーツを制御するか、どうやって専門的なサブシステムの制御をダイナミックに割り当てるか、どうやって争いを仲裁するか、どうやって最近の成功と失敗にもとづいてシステムをアップデートするか、近い将来の誘惑に直面したときにパーツがどう行動するかに関するメタ知識をどうやって身につけるか、などを人工知能に習得させることである。私たちの前頭葉は生物学の最強のトリックを使って何百万年もかけて発達したものであり、私たちはいまだにその回路の謎を解いていない。とはいえ、最初から適切なアーキテクチャを理解することが前進のためのベストな方法だ。

第6章

1 Lavergne, *A Sniper in the Tower.*

2 Report to Governor, Charles J. Whitman Catastrophe, Medical Aspects, September 8, 1966.

3 S. Brown, and E. Shafer, "An Investigation into the functions of the occipital and temporal lobes of the monkey's brain," *Philosophical Transactions of the Royal Society of London: Biological Sciences* 179 (1888): 303-27.

4 Klüver and Bucy, "Preliminary analysis." この一連の症状は一般に過剰性欲と過剰口唇愛を伴ない、クリューバー＝ビューシー症候群と呼ばれる。

5 K. Bucher, R. Myers, and C. Southwick, "Anterior temporal cortex and

maternal behavior in monkey," *Neurology* 20 (1970): 415.

6 Burns and Swerdlow, "Right orbitofrontal tumor."

7 Mendez, et al., "Psychiatric symptoms associated with Alzheimer's disease"; Mendez, et al., "Acquired sociopathy and frontotemporal dementia."

8 M. Leann Dodd, Kevin J. Klos, James H. Bower, Yonas E. Geda, Keith A. Josephs, and J. Eric Ahlskog, "Pathological gambling caused by drugs used to treat Parkinson disease," *Archives of Neurologh* 62, no. 9 (2005): 1377-81.

9 報酬系の確かな基礎と明快な解説については、Montague, *Your Brain Is (Almost) Perfect* を参照。

10 Rutter, "Environmentally mediated risks"; Caspi and Moffitt, "Gene-environment interactions."

11 有罪な心は「犯意」と呼ばれる。あなたが有罪な行為を（「犯罪行為」）をしても犯意があったと立証できなければ、あなたは非難に値しない。

12 Broughton, et al., "Homicidal somnambulism."

13 これを書いている現時点で、北米とヨーロッパの法廷で扱われた夢遊病殺人は68件あり、最初の事件は17世紀に記録されている。なかには不正な申し立ても何件かあるかもしれないが、それがすべてではない。最近では睡眠セックス――たとえば睡眠中のレイプや不貞――に関して、同じように睡眠時異常行動が法廷で考慮されるようになり、それにもとづいて無罪判決が下された裁判もいくつかある。

14 Libet, Gleason, Wright, and Pearl, "Time"; Haggard and Eimer, "On the relation"; Kornhuber and Deecke, "Changes"; Eagleman, "The where and when of intention"; Eagleman and Holcombe, "Causality"; Soon, et al., "Unconscious determinants of free decisions."

15 リベットの単純なテストは自由意思の有意な検査であると認めない人もいる。ポール・マクヒューが指摘しているように、「行為者にとって影響も意味もない気まぐれな行動を研究しているなら、ほかに何を期待できるだろう？」。

16 思い出してほしい。犯罪行為は行為者の遺伝子だけの問題ではない。糖尿病と肺疾患は遺伝的傾向だけでなく、糖分の多い食品や大気汚染の悪化の影響も受ける。同じように、犯罪行為においては生理現象と外部環境が相互作用する。

17 Bingham, Preface.

18 Eagleman and Downar, *Cognitive Neuroscience* を参照。
19 Eadie and Bladin, *A Disease Once Sacred.*
20 Sapolsky, "The frontal cortex."
21 Scarpa and Raine, "The psychophysiology"; Kiehl, "A cognitive neuroscience perspective on psychopathy."
22 Sapolsky, "The frontal cortex."
23 Singer, "Keiner kann anders, als er ist."
24 ここで注意すべきは、「異常」が単なる統計上の意味であることだ——つまり、正常な振る舞い方ではない、ということである。ほとんどの人がある振る舞い方をするという事実は、その行動がもっと広い道徳的な意味で正しいかどうかについては何も語っていない。それは特定の時代のある集団がもつローカルな法律、慣習、道徳観についての意見にすぎない——「犯罪」の定義とまったく同じ緩やかな制約である。
25 Monahan, "A jurisprudence" または Denno, "Consciousness" を参照。
26 行動の生物学的解釈にとっての障害は、左派と右派が自分たちの計略を推し進めることにある。Laland and Brown, *Sense and Nonsense* および O'Hara, "How neuroscience might advance the law" を参照。人間の行動についての生物学的な説明は、過去に誤用されたことがあるので、適切な用心が非常に重要である。しかし過去に誤用されたからといって、生物学的研究は放棄されるべきだというわけではなく、改善されるべきだというだけのことである。
27 たとえば、Bezdjian, Raine, Baker, and Lynam, "Psychopathic personality" または Raine, *The Psychopathology of Crime* を参照。
28 ここで注目すべきは、ロボトミーが犯罪者でない患者にとっては良い治療法と考えられていたことだ。その理由はもっぱら家族からの素晴らしい評価にあった。この「評価者たち」がどれだけ偏った見方をしていたか、すぐには理解されなかった。親たちが連れてくるのは、荒れていて、やかましくて、人目を引く、問題児である。それが手術のあとには、はるかに扱いやすい子どもになるのだ。精神的な問題が従順さに置き換わる。そのためフィードバックは肯定的だった。ある女性は母親のロボトミーについて、こう報告している。「彼女は以前ひどく自暴自棄でした。軌道修正するロボトミーのあとは何も起こりません。ぴたりと止まったのです。ひたすら平和です。どう説明していいのかわかりません。コインをひっくり返したみたいです。それほどあっというまでした。で

すから［フリーマン先生が］何をしたにせよ、正しいことをしたのです」。

この手術の人気が高まると、受ける人の年齢も下がっていった。治療を受けた患者のうちいちばん若いのは、ハワード・ダリーという12歳の少年だった。彼の継母は、自分から見れば手術を必要とする行動をこう説明している。「彼はベッドに入るのを嫌がるのに、すぐにぐっすり眠ります。空想にふけることがとても多くて、そのことを訊かれると『知らない』と言います。外で太陽がさんさんと照っているときに、部屋の明かりをつけるんです」。そして彼はロボトミーを受けた。

29　たとえば Kennedy and Grubin, "Hot-headed or impulsive?" および Stanford and Barratt, "Impulsivity" を参照。

30　LaConte, et al., "Modulating" および Chiu, et al., "Real-time fMRI" を参照。スティーヴン・ラコントは機能的磁気共鳴映像法（fMRI）のリアルタイム・フィードバック開発の先駆者であり、この研究の立案者である。ポール・チウは心理学と依存症の専門家であり、この技術を喫煙者の中毒を治すために使うべく、実験の陣頭指揮をとっている。

31　100パーセントの確率で更生を成功させられる夢の世界を想像してほしい。それは刑罰制度がなくなるという意味だろうか？　完全にはなくならない。刑罰もやはり必要だという主張が妥当である理由は2つある。将来の犯罪者を思いとどまらせることと、自然な報復衝動を満足させることだ。

32　Eagleman, "Unsolved mysteries."

33　Goodenough, "Responsibility and punishment."

34　Baird and Fugelsang, "The emergence of consequential thought."

35　Eagleman, "The death penalty."

36　Greene and Cohen, "For the law."

37　この短い章で提示した主張には重要なニュアンスや機微があり、それはほかの場所でもっと詳しく展開している。詳細に興味がある人は、〈神経科学・法律イニシアチブ〉（www.neulaw.org）を参照してほしい。神経科学者、法律家、倫理学者、そして政策立案者が、証拠にもとづく社会政策の構築を目指して集まっている。さらなる文献については、Eagleman, "Neuroscience and the law" または Eagleman, Correro, and Singh, "Why neuroscience matters" を参照されたい。

38　インセンティブ構築の詳細は、Jones, "Law, evolution, and the brain" または Chorvat and McCabe, "The brain and the law" を参照。

39 Mitchell and Aamodt, "The incidence of child abuse in serial killers."
40 Eagleman, "Neuroscience and the law."

第7章

1 Paul, *Annihilation of Man*.
2 Mascall, *The Importance of Being Human*.
3 このフレーズの歴史について言えば、ローマの詩人ユウェナリスによると「汝自身を知れ」は天から直接降りてきた（*de caelo*）ものであり、もっと厳格な学者によると、スパルタのキロン、ヘラクレイトス、ピタゴラス、ソクラテス、アテネのソロン、またはミレトスのタレスの言葉、あるいは単純に一般的なことわざだとされている。
4 Bigelow, "Dr. Harlow's case."
5 1848年9月21日の《ボストン・ポスト》紙は、先行していた《ラドロー・フリー・ソイル・ユニオン》紙（ヴァーモント州の新聞）の記事を情報元として報じている。オリジナルの記事は「直径」の代わりにまちがって「外周」が使われているなど混乱が見られたが、本文にはその点が修正された文章を引いた。Macmillan, *An Odd Kind of Fame* も参照。
6 Harlow, "Recovery."
7 はっきり言っておくと、私は魂にまつわる昔ながらの宗教話に心を動かされはしない。この疑問でいう「魂」の問題とは、いまわかっている生物学的プロセスの上位または外側に存在する、「精」のようなものに近い。
8 Pierce and Kumaresan, "The mesolimbic dopamine system."
9 動物のモデルでは、研究者はセロトニン受容体を封じて不安と行動の変化を実証し、そのあと受容体を元に戻して正常な行動を回復させる。たとえば、Weisstaub, Zhou, and Lira, "Cortical 5-HT2A" を参照。
10 Waxman and Geschwind, "Hypergraphia."
11 側頭葉てんかん患者の信仰心に関する研究については、Trimble and Freeman, "An investigation" を、てんかんと信仰心の概要については Devinsky and Lai, "Spirituality" を参照。ジャンヌ・ダルクのてんかんは新たに類型化された「聴覚性症状を伴う特発性部分てんかん（IPEAF)」というタイプだとする意見については、d'Orsi and Tinuper, "I heard voices" を参照。預言者ムハンマドの史実にもとづく診断については、「いまある情報で明確な判断をすることはできないが、側頭葉てんかん

の精神運動性発作または複雑部分発作が最も支持できる診断だろう」と述べる Freemon, "A differential diagnosis" を参照。

12　私はよく、人間の性行動の助長は性感染ウイルスが生き延びるための最も顕著なメカニズムではないだろうかと考える。これを支持するデータは知らないが、調べるべき分野であるように思える。

13　生体内の小さい変動が大きな変化を引き起こす例はほかにもたくさんある。単純ヘルペス脳炎の患者はたいてい脳の特定部位に損傷を受けて、言葉――たとえば、「drive」と「drove」のような不規則な過去形――の使い方や理解に問題を抱えて診療所に現われる。不規則な過去形のような微妙なものが顕微鏡スケールの疱疹と直接関係することはないと思っている人は、考え直してほしい。クロイツフェルト＝ヤコブ病はプリオンと呼ばれる誤ってたたまれたタンパク質によって引き起こされる障害であり、ほとんどの場合最終的に、自己無視、無気力症、神経過敏を特徴とする全般的な認知症になる。おかしなことに、患者は書くこと、読むこと、そして左右の見当識に問題を起こす。自分の左右の感覚が、頭に生えている毛髪の幅の2000分の1しかないタンパク質の折り畳み構造に依存しているとは、いったい誰が考えただろう？　しかしそのとおりなのだ。

14　Cummings, "Behavioral and psychiatric symptoms."

15　Sapolsky, "The frontal cortex."

16　Farah, "Neuroethics" を参照。

17　統合失調症と移民の関係に関するある仮説によると、たび重なる社会的挫折は脳内のドーパミンの機能を混乱させる。解説は Selten, Cantor-Graae, and Kahn, "Migration" または Weiser, et al., "Elaboration" を参照されたい。同僚のジョナサン・ダウナーのおかげで、この文献が初めて私の目にとまった。

18　2008年時点でアメリカでは230万人が服役中で、囚人の割合は世界トップだった。凶暴な常習犯を投獄しておくことは社会のためになるが、服役囚の多く――薬物中毒者など――は投獄よりも有意義な方法で対処できる。

19　Suomi, "Risk, resilience."

20　問題の遺伝子変異は、セロトニン輸送体（5-HTT）遺伝子のプロモーター領域に起こる。

21　Uher and McGuffin, "The moderation"; Robinson, Grozinger, and Whitfield,

"Sociogenomics."

22 Caspi, Sugden, Moffitt, et al., "Influence of life stress on depression."

23 Capsi, McClay, Moffitt, et al., "Role of genotype." 彼らが発見した遺伝子変異は、モノアミンオキシダーゼA（MAOA）をコードする遺伝子のプロモーター領域にあった。MAOAは、気分と感情の制御に不可欠の2つの神経伝達物質系、ノルアドレナリンとセロトニンを修正する分子である。

24 Caspi, Moffitt, Cannon, et al., "Moderation." この場合、つながりはカテコール-O-メチルトランスフェラーゼ（COMT）をコードする遺伝子の小さな変化である。

25 Scarpa and Raine, "The psychophysiology of antisocial behavior."

26 遺伝子と環境の相互作用を理解することで予防的アプローチに情報提供ができるだろうか？　こんな思考実験がある。私たちはひとたび遺伝子を理解したら、それを組み換えるべきなのだろうか？　子どものころに虐待された人全員が大人になって暴力をふるうようになるわけではないことはわかっている。歴史を振り返れば、社会学者は一部の子どもを守ることができる社会経験に重点的に取り組んできた（たとえば、私たちは虐待の起こっている家庭から子どもを救い出し、安全で思いやりのある環境で育てることができるのか？）。しかしまだ探究されていないのは、遺伝子が果たす保護の役割、つまり遺伝子は環境の傷害から人を守れるのかどうか、である。この考えはいまのところサイエンスフィクションだが、それほど遠くない将来、誰かがそのような状況の遺伝子治療、すなわち暴力ワクチンを提案するだろう。

しかしこの種の介入には欠点がある。遺伝子の多様性は有益なのだ。芸術家、アスリート、会計士、建築家などを生むには多様性が必要である。スティーヴン・スオミが言うように、「アカゲザルと人間にはあるが他の霊長類にはない特定の遺伝子の多様性が、実際、アカゲザルと人間という種のレベルに顕著な適応性と回復力に寄与しているのかもしれない」。言い換えれば、私たちはどの遺伝子の組み合わせが最終的に社会にとって有益かをまったく知らない——そしてそれを知らないことが、遺伝子に対する介入に反対する確かな根拠になる。さらに、同じ遺伝子セットが環境次第で犯罪ではなく美徳を引き起こすかもしれない。攻撃性を誘発する遺伝子が、有能な起業家やCEOを生み出すかもしれないし、暴力を誘発する遺伝子が、人々から尊敬されてかなりの給料を稼ぐフットボールのヒーローを生み出すかもしれない。

27　Kauffman, *Reinventing the Sacred*.
28　Reichenbach, *The Rise of Scientific Philosophy*.
29　神経科学と量子力学の関係を引き寄せるにあたって障害になる可能性があるのは、脳組織は絶対温度およそ300 Kで、周囲の環境とつねに相互作用をしている事実だ——これらの特徴は、量子のからみあいのような興味深い微視的な量子の振る舞いにはなじまない。それでも両分野の隔たりは狭まり始めていて、両方の科学者たちが間隙を越えてきちんと手を結ぼうと提案している。さらに、光合成はこの同じ温度範囲で量子力学の原理に従って作用することが明らかになっている。したがって、母なる自然がある領域でその妙技を利用する方法を見つけたのだから、ほかでも利用する可能性が示されている。脳に対する量子効果の可能性について詳細は、Koch and Hepp, "Quantum mechanics" または Macgregor, "Quantum mechanics and brain uncertainty" を参照。
30　幸運にも、欠けているものの手がかりがある場合もある。たとえば、アルベルト・アインシュタインは、時間の経過を理解する段になると、私たちが自分の心理的なフィルターにはまってしまうことを確信していた。アインシュタインは親友のミケーレ・ベッソの姉と息子に、ベッソの死後、次のように書き送っている。「ミケーレは私より少し先にこの奇妙な世界を旅立ってしまった。そのことは重要ではない。過去、現在、未来の区別が消すに消せない幻にすぎないことを、私たち物理学者は確信している」。Einstein-Besso correspondence, edited by Pierre Speziali (Paris: Hermann, 1972), 537-39.

参考文献

Abel, E. 2010. "Influence of names on career choices in medicine." *Names: A Journal of Onomastics*, 58 (2): 65-74.

Ahissar, M., and S. Hochstein. 2004. "The reverse hierarchy theory of visual perceptive learning." *Trends in Cognitive Sciences* 8 (10): 457-64.

Alais, D., and D. Burr. 2004. "The ventriloquist effect results from near-optimal bimodal integration." *Current Biology* 14: 257-62.

Allan, M. D. 1958. "Learning perceptual skills: The Sargeant system of recognition training." *Occupational Psychology* 32: 245-52.

Aquinas, Thomas. 1267-73. *Summa theologiae*, translated by the Fathers of the English Dominican Province. Westminster: Christian Classics, 1981. (『神学大全』高田三郎ほか訳、創文社)

Arwas, S., A. Rolnick, and R. E. Lubow. 1989. "Conditioned taste aversion in humans using motion-induced sickness as the US." *Behaviour Research and Therapy* 27 (3): 295-301.

Bach-y-Rita, P. 2004. "Tactile sensory substitution studies." *Annals of the New York Academy of Sciences* 1013: 83-91.

Bach-y-Rita, P., C. C. Collins, F. Saunders, B. White, and L. Scadden. 1969. "Vision substitution by tactile image projection." *Nature* 221: 963-64.

Bach-y-Rita, P., K. A. Kaczmarek, M. E. Tyler, and J. Garcia-Lara. 1998. "Form perception with a 49-point electrotactile stimulus array on the tongue." *Journal of Rehabilitation Research Development* 35: 427-30.

Baird, A. A., and J. A. Fugelsang. 2004. "The emergence of consequential thought: evidence from neuroscience." *Philosophical Transactions of the Royal Society of London B* 359: 1797-1804.

Baker, C. L. Jr., R. F. Hess, and J. Zihl. 1991. "Residual motion perception in a 'motion-blind' patient, assessed with limited-lifetime random dot stimuli." *Journal of Neuroscience* 11 (2): 454-61.

Barkow, J., L. Cosmides, and J. Tooby. 1992. *The Adapted Mind: Evolutionary Psychology and the Generation of Culture*. New York:

Oxford University Press.

Bechara, A., A. R. Damasio, H. Damasio, and S. W. Anderson. 1994. "Insensitivity to future consequences following damage to human prefrontal cortex." *Cognition* 50: 7-15.

Bechara, A., H. Damasio, D. Tranel, A. R. Damasio. 1997. "Deciding advantageously before knowing the advantageous strategy." *Science* 275: 1293-95.

Begg, I. M., A. Anas, and S. Farinacci. 1992. "Dissociation of processes in belief: Source recollection, statement familiarity, and the illusion of truth." *Journal of Experimental Psychology* 121: 446-58.

Bell, A. J. 1999. "Levels and loops: The future of artificial intelligence and neuroscience." *Philosophical Transactions of the Royal Society of London B: Biological Sciences* 354 (1392): 2013-20.

Bem, D. J. 1972. "Self-perception theory." In *Advances in Experimental Social Psychology* 6, edited by L. Berkowitz, 1-62. New York: Academic Press.

Benevento, L. A., J. Fallon, B. J. Davis, and M. Rezak. 1977. "Auditory-visual interaction in single cells in the cortex of the superior temporal sulcus and the orbital frontal cortex of the macaque monkey." *Experimental Neurology* 57: 849-72.

Bezdjian, S., A. Raine, L. A. Baker, and D. R. Lynam. 2010. "Psychopathic personality in children: Genetic and environmental contributions." *Psychological Medicine* 20: 1-12.

Biederman, I., and M. M. Shiffrar. 1987. "Sexing day-old chicks." *Journal of Experimental Psychology: Learning, Memory, and Cognition* 13: 640-45.

Bigelow, H. J. 1850. "Dr. Harlow's case of recovery from the passage of an iron bar through the head." *American Journal of the Medical Sciences* 20: 13-22. (Republished in Macmillan, *An Odd Kind of Fame*.)

Bingham, T. 2004. Preface to a special issue on law and brain. *Philosophical Transactions of the Royal Society of London B* 359: 1659.

Blackmore, S. J., G. Brelstaff, K. Nelson, and T. Troscianko. 1995. "Is the richness of our visual world an illusion? Transsaccadic memory for complex scenes." *Perception* 24: 1075-81.

Blakemore, S. J., D. Wolpert, and C. Frith. 2000. "Why can't you tickle yourself?" *Neuroreport* 3 (11): R 11-6.

Blake, R., and N. K. Logothetis. 2006. "Visual competition." *Nature Reviews Neuroscience* 3:13-21.

Brandom, R. B. 1998. "Insights and blindspots of reliabilism." *Monist* 81: 371-92.

Brooks, D. N., and A. D. Baddeley. 1976. "What can amnesic patients learn?" *Neuropsychologia* 14: 111-29.

Brooks, R. A. 1986. "A robust layered control system for a mobile robot." *IEEE Journal of Robotics and Automation* April 14-23: RA-2.

Brown, G. 1911. "The intrinsic factors in the act of progression in the mammal." *Proceedings of the Royal Society of London B* 84: 308-19.

Broughton, R., R. Billings, R. Cartwright, D. Doucette, J. Edmeads, M. Edwardh, F. Ervin, B. Orchard, R. Hill, and G. Turrell. 1994. "Homicidal somnambulism: A case study." *Sleep* 17 (3): 253-64.

Bunnell, B. N. 1966. "Amygdaloid lesions and social dominance in the hooded rat." *Psychonomic Science* 6: 93-94.

Burger, J. M., N. Messian, S. Patel, A. del Prado, and C. Anderson. 2004. "What a coincidence! The effects of incidental similarity on compliance." *Personality and Social Psychology Bulletin* 30: 35-43.

Burns, J. M., and R. H. Swerdlow. 2003. "Right orbitofrontal tumor with pedophilia symptom and constructional apraxia sign." *Archives of Neurology* 60 (3): 437-40.

Calvert, G. A., E. T. Bullmore, M. J. Brammer, et al. 1997. "Activation of auditory cortex during silent lipreading." *Science* 276: 593-96.

Calvin, W. H. 1996. *How Brains Think: Evolving Intelligence, Then and Now*. New York: Basic Books.（『知性はいつ生まれたか』澤口俊之訳、草思社）

Carter, R. 1998. *Mapping the Mind*. Berkeley: University of California Press.（『脳と心の地形図——思考・感情・意識の深淵に向かって』藤井留美訳、原書房）

Caspi, A., J. McClay, and T. E. Moffitt, et al. 2002. "Role of genotype in the cycle of violence in maltreated children." *Science* 297: 851.

Caspi, A., K. Sugden, T. E. Moffitt, et al. 2003. "Influence of life stress on

depression: Moderation by a polymorphism in the 5-HTT gene." *Science* 301: 386.

Caspi, A., T. E. Moffitt, M. Cannon, et al. 2005. "Moderation of the effect of adolescent-onset cannabis use on adult psychosis by a functional polymorphism in the COMT gene: Longitudinal evidence of a gene environment interaction." *Biological Psychiatry* 57: 1117-27.

Caspi, A., and T. E. Moffitt. 2006. "Gene-environment interactions in psychiatry: Joining forces with neuroscience." *Nature Reviews Neuroscience* 7: 583-90.

Cattell, J. M. 1886. "The time taken up by cerebral operations." *Mind* 11: 220-42.

Cattell, J. M. 1888. "The psychological laboratory at Leipsic." *Mind* 13: 37-51.

Chance, B. 1962. *Ophthalmology*. New York: Hafner.

Chiu, P., B. King Casas, P. Cinciripini, F. Versace, D. M. Eagleman, J. Lisinski, L. Lindsey, and S. LaConte. 2009. "Real-time fMRI modulation of craving and control brain states in chronic smokers." Abstract presented at the Society for Neuroscience, Chicago, IL.

Chorvat, T., and K. McCabe. 2004. "The brain and the law." *Philosophical Transactions of the Royal Society of London B* 359: 1727-36.

Cleeremans, A. 1993. *Mechanisms of Implicit Learning*. Cambridge, MA: MIT Press.

Clifford, C. W., and M. R. Ibbotson. 2002. "Fundamental mechanisms of visual motion detection: Models, cells and functions." *Progress in Neurobiology* 68(6): 409-37.

Cohen, J. D. 2005. "The vulcanization of the human brain: A neural perspective on interactions between cognition and emotion." *Journal of Economic Perspectives* 19 (4): 3-24.

Cohen, N. J., H. Eichenbaum, B. S. Deacedo, and S. Corkin. 1985. "Different memory systems underlying acquisition of procedural and declarative knowledge." *Annals of the New York Academy of Sciences* 444: 54-71.

Collett, T. S., and M. F. Land. 1975. "Visual control of flight behaviour in the hoverfly *Syritta pipiens*." *Journal of Comparative Physiology* 99: 1-66.

Cosmides, L., and J. Tooby. 1992. *Cognitive Adaptions for Social Exchange*. New York: Oxford University Press.

Crick, F. H. C., and C. Koch. 1998. "Constraints on cortical and thalamic projections: The no-strong-loops hypothesis." *Nature* 391 (6664): 245-50.

——. 2000. "The unconscious homunculus. " In *The Neuronal Correlates of Consciousness*, edited by T. Metzinger, 103-110. Cambridge, MA: MIT Press.

Cui, X., D. Yang, C. Jeter, P. R. Montague, and D. M. Eagleman. 2007. "Vividness of mental imagery: Individual variation can be measured objectively." *Vision Research* 47: 474-78.

Cummings, J. 1995. "Behavioral and psychiatric symptoms associated with Huntington's disease." *Advances in Neurology* 65: 179-88.

Cytowic, R. E. 1998. *The Man Who Tasted Shapes*. Cambridge, MA: MIT Press.（『共感覚者の驚くべき日常——形を味わう人、色を聴く人』山下篤子訳、草思社）

Cytowic, R. E., and D. M. Eagleman. 2009. *Wednesday Is Indigo Blue: Discovering the Brain of Synesthesia*. Cambridge, MA: MIT Press.（『脳のなかの万華鏡——「共感覚」のめくるめく世界』山下篤子訳、河出書房新社）

Damasio, A. R. 1985. "The frontal lobes." In *Clinical Neuropsychology*, edited by K. M. Heilman and E. Valenstein, 339-75. New York: Oxford University Press.

——. 1994. *Descartes' Error: Emotion, Reason and the Human Brain*. New York: Putnam.（『デカルトの誤り——情動、理性、人間の脳』田中三彦訳、ちくま学芸文庫）

——. 1999. *The Feeling of What Happens: Body and Emotion in the Making of Consciousness*. New York: Houghton Mifflin Harcourt.（『無意識の脳 自己意識の脳——身体と情動と感情の神秘』田中三彦訳、講談社）

Damasio, A. R., B. J. Everitt, and D. Bishop. 1996. "The somatic marker hypothesis and the possible functions of the prefrontal cortex." *Philosophical Transactions: Biological Sciences* 351 (1346): 1413-20.

D'Angelo, F. J. 1986. "Subliminal seduction: An essay on the rhetoric of the unconscious." *Rhetoric Review* 4 (2): 160-71.

de Gelder, B., K. B. Bocker, J. Tuomainen, M. Hensen, and J. Vroomen. 1999. "The combined perception of emotion from voice and face: Early interaction revealed by human electric brain responses." *Neuroscience Letters* 260: 133-36.

Dennett, D. C. 1991. *Consciousness Explained*. Boston: Little, Brown and Company.（『解明される意識』山口泰司訳、青土社）

——. 2003. *Freedom Evolves*. New York: Viking Books.（『自由は進化する』山形浩生訳、NTT 出版）

Denno, D. W. 2009. "Consciousness and culpability in American criminal law." *Waseda Proceedings of Comparative Law*, vol. 12, 115-26.

Devinsky, O., and G. Lai. 2008. "Spirituality and religion in epilepsy." *Epilepsy Behaviour* 12 (4): 636-43.

Diamond, J. 1999. *Guns, Germs, and Steel*. New York: Norton.（『銃・病原菌・鉄——1万3000年にわたる人類史の謎』倉骨彰訳、草思社文庫）

d'Orsi, G. and P. Tinuper. 2006. "'I heard voices . . .': From semiology, a historical review, and a new hypothesis on the presumed epilepsy of Joan of Arc." *Epilepsy and Behaviour* 9 (1): 152-57.

Dully, H. and C. Fleming. 2007. *My Lobotomy*. New York: Crown.（『ぼくの脳を返して——ロボトミー手術に翻弄されたある少年の物語』平林祥訳、WAVE 出版）

Eadie, M. and P. Bladin. 2001. *A Disease Once Sacred: A History of the Medical Understanding of Epilepsy*. New York: Butterworth-Heinemann.

Eagleman, D. M. 2001. "Visual illusions and neurobiology." *Nature Reviews Neuroscience* 2 (12): 920-26.

——. 2004. "The where and when of intention." *Science* 303: 1144-46.

——. 2005. "The death penalty for adolescents." Univision television interview. *Too Young To Die?* May 24.

——. 2005. "Distortions of time during rapid eye movements." *Nature Neuroscience* 8 (7): 850-51.

——. 2006. "Will the internet save us from epidemics?" *Nature* 441 (7093): 574.

——. 2007. "Unsolved mysteries of the brain." *Discover* August.

——. 2008. "Human time perception and its illusions." *Current Opinion in Neurobiology* 18 (2): 131-36.

——. 2008. "Neuroscience and the law." *Houston Lawyer* 16 (6): 36-40.
——. 2008. "Prediction and postdiction: Two frameworks with the goal of delay compensation." *Brain and Behavioral Sciences* 31 (2): 205-06.
——. 2009. "America on deadline." *New York Times*. December 3.
——. 2009. "Brain time." In *What's Next: Dispatches from the Future of Science*, edited by M. Brockman. New York: Vintage Books. (Reprinted at Edge.org.)
——. 2009. "The objectification of overlearned sequences: A large-scale analysis of spatial sequence synesthesia." *Cortex* 45 (10): 1266-77.
——. 2009. "Silicon immortality: Downloading consciousness into computers." In *What Will Change Everything?* edited by J. Brockman. New York: Vintage Books. (Originally printed at Edge.org.)
——. 2009. *Sum: Tales from the Afterlives*. Edinburgh: Canongate Books. (『脳科学者の語る40の死後のものがたり』竹内薫・竹内さなみ訳、筑摩書房)
——. 2009. "Temporality, empirical approaches." In *The Oxford Companion to Consciousness*. Oxford, UK: Oxford University Press.
——. 2010. "Duration illusions and predictability." In *Attention and Time*, edited by J. T. Coull and K. Nobre. New York: Oxford University Press.
——. 2010. "How does the timing of neural signals map onto the timing of perception?" In *Problems of Space and Time in Perception and Action*, edited by R. Nijhawan. Cambridge, UK: Cambridge University Press.
——. 2010. "Synaesthesia." *British Medical Journal* 340: b4616.
——. 2012. *Live-Wired: The Shape Shifting Brain*. Oxford: Oxford University Press, forthcoming.
Eagleman, D. M., M. A. Correro, and J. Singh. 2010. "Why neuroscience matters for a rational drug policy." *Minnesota Journal of Law, Science and Technology* 11 (1): 7-26.
Eagleman, D. M., and J. Downar. 2012. *Cognitive Neuroscience: A Principles-Based Approach*. New York: Oxford University Press, forthcoming.
Eagleman, D. M., and M. A. Goodale. 2009. "Why color synesthesia involves more than color." *Trends in Cognitive Sciences* 13 (7): 288-92.
Eagleman, D. M. and A. O. Holcombe. 2002. "Causality and the perception

of time." *Trends in Cognitive Sciences*. 6 (8): 323-25.

Eagleman, D. M., J. E. Jacobson, and T. J. Sejnowski. 2004. "Perceived luminance depends on temporal context." *Nature* 428(6985): 854-56.

Eagleman, D. M., A. D. Kagan, S. N. Nelson, D. Sagaram, and A. K. Sarma. 2007. "A standardized test battery for the study of synesthesia." *Journal of Neuroscience Methods* 159: 139-45.

Eagleman, D. M., and P. R. Montague. 2002. "Models of learning and memory." In *Encyclopedia of Cognitive Science*. London: Macmillan Press.

Eagleman, D. M., and V. Pariyadath. 2009. "Is subjective duration a signature of coding efficiency?" *Philosophical Transactions of the Royal Society* 364 (1525): 1841-51.

Eagleman, D. M., C. Person, and P. R. Montague. 1998. "A computational role for dopamine delivery in human decision-making." *Journal of Cognitive Neuroscience* 10 (5): 623-30.

Eagleman, D. M., and T. J. Sejnowski. 2000. "Motion integration and postdiction in visual awareness." *Science* 287 (5460): 2036-38.

——. 2007. "Motion signals bias position judgments: A unified explanation for the flash-lag, flash-drag, flash-jump and Frohlich effects." *Journal of Vision* 7 (4): 1-12.

Eagleman, D. M., P. U. Tse, P. Janssen, A. C. Nobre, D. Buonomano, and A. O. Holcombe. 2005. "Time and the brain: How subjective time relates to neural time." *Journal of Neuroscience*. 25 (45): 10369-71.

Ebbinghaus, H. (1885) 1913. *Memory: A Contribution to Experimental Psychology*, translated by Henry A. Ruger & Clara E. Bussenius. New York: Teachers College, Columbia University.（『記憶について——実験心理学への貢献』 宇津木保訳、誠信書房）

Edelman, G. M. 1987. *Neural Darwinism. The Theory of Neuronal Group Selection*. New York: Basic Books.

Edelman, S. 1999. *Representation and Recognition in Vision*. Cambridge, MA: MIT Press.

——. 2008. *Computing the Mind: How the Mind Really Works*. Oxford: Oxford University Press.

Elliott, R., R. J. Dolan, and C. D. Frith. 2000. "Dissociable functions in the

medial and lateral orbitofrontal cortex: Evidence from human neuroimaging studies." *Cerebral Cortex* 10 (3): 308-17.

Emerson, R. W. (1883) 1984. *Emerson in His Journals*. Reprint, Cambridge, MA: Belknap Press of Harvard University Press.

Ernst, M. O., and M. S. Banks. 2002. "Humans Integrate visual and haptic information in a statistically optimal fashion." *Nature* 415: 429-33.

Evans, J. S. 2008. "Dual-processing accounts of reasoning, judgment, and social cognition." *Annual Review of Psychology* 59: 255-78.

Exner, S. 1875. "Experimentelle Untersuchung der einfachsten psychischen Processe." *Pflüger's Archive: European Journal of Physiology* 11: 403-32.

Farah, M. J. 2005. "Neuroethics: The practical and the philosophical." *Trends in Cognitive Sciences* 9: 34-40.

Faw, B. 2003. "Pre-frontal executive committee for perception, working memory, attention, long-term memory, motor control, and thinking: A tutorial review." *Consciousness and Cognition* 12 (1): 83-139.

Festinger, L. 1964. *Conflict, Decision, and Dissonance*. Palo Alto, CA: Stanford University Press.

Fisher, H. 1994. *Anatomy of Love: The Natural History of Mating, Marriage and Why We Stray*. New York: Random House. (『愛はなぜ終わるのか——結婚・不倫・離婚の自然史』吉田利子訳、草思社)

Frederick, S., G. Loewenstein, and T. O'Donoghue. 2002. "Time discounting and time preference: A critical review." *Journal of Economic Literature* 40: 351.

Freeman, J. B., N. Ambady, N. O. Rule, and K. L. Johnson. 2008. "Will a category cue attract you? Motor output reveals dynamic competition across person construal." *Journal of Experimental Psychology: General* 137 (4): 673-90.

Freemon, F. R. 1976. "A differential diagnosis of the inspirational spells of Muhammad the prophet of Islam." *Epilepsia*. 17 (4): 423-27.

Freud, S. 1927. *The Standard Edition of the Complete Psychological Works of Sigmund Freud*. Volume 21, *The Future of an Illusion*. Translated by James Strachey. London: Hogarth Press, 1968.

Freud, S. and J. Breuer. 1895. *Studien über Hysterie (Studies on Hysteria)*.

Leipzig: Franz Deuticke.（『ヒステリー研究』金関猛訳、筑摩書房）

Friedman, R. S., D. M. McCarthy, J. Forster, and M. Denzler. 2005. "Automatic effects of alcohol cues on sexual attraction." *Addiction* 100 (5): 672-81.

Frith, C. and R. J. Dolan. 1997. "Brain mechanisms associated with top-down processes in perception." *Philosophical Transactions of the Royal Society of London B: Biological Sciences* 352 (1358): 1221-30.

Fuller, J. L., H. E. Rosvold, and K. H. Pribram. 1957. "The effect on affective and cognitive behavior in the dog of lesions of the pyriformamygdala-hippocampal complex." *Journal of Comparative and Physiological Psychology* 50 (1): 89-96.

Fusi, S., P. J. Drew, and L. F. Abbott. 2005. "Cascade models of synaptically stored memories." *Neuron* 45 (4): 599-611.

Garland, B., ed. 2004. *Neuroscience and the Law: Brain, Mind, and the Scales of Justice*. New York: Dana Press.（『脳科学と倫理と法――神経倫理学入門』古谷和仁・久村典子訳、みすず書房）

Gazzaniga, M. S. 1998. "The split-brain revisited." *Scientific American* 279 (1): 35-9.

Gebhard, J. W. and G. H. Mowbray. 1959. "On discriminating the rate of visual flicker and auditory flutter." *American Journal of Experimental Psychology* 72: 521-28.

Gloor, P. 1960. *Amygdala*. In *J. Field Handbook of Physiology*, edited by H. W. Magoun and V. E. Hall, vol. 2, 1395-1420. Washington: American Physiological Society.

Goldberg, E. 2001. *The Executive Brain: Frontal Lobes and the Civilized Mind*. New York: Oxford University Press.（『脳を支配する前頭葉――人間らしさをもたらす脳の中枢』沼尻由起子訳、講談社ブルーバックス）

Goodenough, O. R. 2004. "Responsibility and punishment: Whose mind? A response." *Philosophical Transactions of the Royal Society of London B* 359: 1805-09.

Goodwin, D. Kearns. 2005. *Team of Rivals: The Political Genius of Abraham Lincoln*. New York: Simon & Schuster.（『リンカン』平岡緑訳、中央公論新社）

Gould, S. J. 1994. "The evolution of life on Earth." *Scientific American* 271 (4): 91.

Graf, P. and D. L. Schacter. 1985. "Implicit and explicit memory for new associations in normal and amnesic subjects." *Journal of Experimental Psychology: Learning, Memory, and Cognition* 11: 501-518.

——. 1987. "Selective effects of interference on implicit and explicit memory for new associations." *Journal of Experimental Psychology: Learning, Memory, and Cognition* 13: 45-53.

Greene, J. and J. Cohen. 2004. "For the law, neuroscience changes nothing and everything." *Philosophical Transactions of the Royal Society of London B* 359: 1775-85.

Greene, J., L. Nystrom, A. Engell, J. Darley, and J. Cohen. 2004. "The neural bases of cognitive conflict and control in moral judgment." *Neuron* 44 (2): 389-400.

Greenwald, A. G., D. E. McGhee, and J. K. L. Schwartz. 1998. "Measuring individual differences in implicit cognition: The implicit association test." *Journal of Personality and Social Psychology* 74: 1464-80.

Grossberg, S. 1980. "How does a brain build a cognitive code?" *Psychological Review* 87 (1):1-51.

Grush, R. "The emulation theory of representation: Motor control, imagery, and perception." *Behavioral and Brain Sciences* 27: 377-442.

Gutnisky, D. A., B. J. Hansen, B. F. Iliescu, and V. Dragoi. 2009. "Attention alters visual plasticity during exposure-based learning." *Current Biology* 19 (7): 555-60.

Haggard, P. and M. Eimer. 1999. "On the relation between brain potentials and the awareness of voluntary movements." *Experimental Brain Research* 126: 128-33.

Haidt, J. 2001. "The emotional dog and its rational tail: A social intuitionist approach to moral judgment." *Psychological Review* 108: 814-34.

——. 2007. "The new synthesis in moral psychology." *Science* 316 (5827): 998.

Harlow, J. M. 1868. "Recovery from the passage of an iron bar through the head." *Publications of the Massachusetts Medical Society* 2: 327-47. (Republished in Macmillan, *An Odd Kind of Fame.*)

Harnad, S. 1996. “Experimental analysis of naming behavior cannot explain naming capacity.” *Journal of the Experimental Analysis of Behavior* 65: 262-64.

Hasher, L., D. Goldstein, and T. Toppino. 1977. “Frequency and the conference of referential validity.” *Journal of Verbal Learning and Verbal Behavior* 16: 107-12.

Hassin, R., J. S. Uleman, and J. A. Bargh. 2004. *The New Unconscious*. New York: Oxford University Press.

Hawkins, J., with S. Blakeslee. 2005. *On Intelligence*. New York: Henry Holt.（『考える脳　考えるコンピューター』伊藤文英訳、武田ランダムハウスジャパン）

Hayek, F. A. 1952. *The Sensory Order: An Inquiry into the Foundations of Theoretical Psychology*. London: Routledge & Kegan Paul.（『感覚秩序』穐山貞登訳、春秋社）

Heidelberger, M. 2004. *Nature from Within: Gustav Theodor Fechner and His Psychophysical Worldview*. Translated by C. Klohr. Pittsburgh, PA: University of Pittsburgh Press.

Helmholtz, H. von. 1857-67. *Handbuch der physiologischen Optik*. Leipzig: Voss.

Herbart, J. F. 1961. *Psychology as a Science, Newly Founded On Experience, Metaphysics and Mathematics*. In *Classics in Psychology*, edited by Thorne Shipley. New York: Philosophical Library.

Hobson, J. A. and R. McCarley. 1977. “The brain as a dream state generator: An activation-synthesis hypothesis of the dream process.” *American Journal of Psychiatry* 134: 1335-48.

Holcombe, A. O., N. Kanwisher, and A. Treisman. 2001,. “The midstream order deficit.” *Perception and Psychophysics* 63 (2): 322-29.

Honderich, T. 2002. *How Free Are You? The Determinism Problem*. New York: Oxford University Press.（『あなたは自由ですか？——決定論の哲学』松田克進訳、法政大学出版局）

Horsey, R. 2002. *The Art of Chicken Sexing*. University College London Working Papers in Linguistics.

Huxley, J. 1946. *Rationalist Annual*, 87. London: C. A. Watts.

Ingle, D. 1973. “Two visual systems in the frog.” *Science* 181: 1053-55.

Jacobs, R., M. I. Jordan, S. J. Nowlan, and G. E. Hinton. 1991. "Adaptive mixtures of local experts." *Neural Computation* 3: 79-87.

Jacoby, L. L., and D. Witherspoon. 1982. "Remembering without awareness." *Canadian Journal of Psychology* 32: 300-24.

James, W. 1890. *Principles of Psychology*. New York: Henry Holt.（『心理学』今田寛訳、岩波文庫は本書の短縮版）

Jameson, K. A. 2009. "Tetrachromatic color vision." In *The Oxford Companion to Consciousness*, edited by P. Wilken, T. Bayne and A. Cleeremans. Oxford: Oxford University Press.

Jaynes, J. 1976. *The Origin of Consciousness in the Breakdown of the Bicameral Mind*. Boston: Houghton Mifflin.（『神々の沈黙——意識の誕生と文明の興亡』柴田裕之訳、紀伊國屋書店）

Johnson, M. H., and J. Morton. 1991. "CONSPEC and CONLERN: A two-process theory of infant face recognition." *Psychological Review* 98 (2): 164-81.

Jones, J. T., B. W. Pelham, M. Carvallo, and M. C. Mirenberg. 2004. "How do I love thee? Let me count the Js: Implicit egotism and interpersonal attraction." *Journal of Personality and Social Psychology* 87 (5):665-83.

Jones, O. D. 2004. "Law, evolution, and the brain: Applications and open questions." *Philosophical Transactions of the Royal Society of London Series B: Biological Sciences* 359: 1697-1707.

Jordan, M. I., and R. A. Jacobs. 1994. "Hierarchical mixtures of experts and the EM algorithm." *Neural Computation* 6: 181-214.

Jung, C. G., and A. Jaffé. 1965. *Memories, Dreams, Reflections*. New York: Random House.（『ユング自伝——思い出・夢・思想』河合隼雄・藤縄昭・出井淑子訳、みすず書房）

Kahneman, D., and S. Frederick. 2002. "Representativeness revisited: Attribute substitution in intuitive judgment." In *Heuristics and Biases*, edited by T. Gilovich, D. Griffin, and D. Kahneman, 49-81. New York: Cambridge University Press.

Kauffman, S. A. 2008. *Reinventing the Sacred: A New View of Science, Reason, and Religion*. New York: Basic Books.

Kawato, M. 1999. "Internal models for motor control and trajectory

planning." *Current Opinion in Neurobiology* 9: 718-27.

Kawato, M., K. Furukawa, and R. Suzuki. 1987. "A hierarchical neural-network model for control and learning of voluntary movement." *Biological Cybernetics* 57: 169-185.

Kelly, A. E. 2002. *The Psychology of Secrets*. The Plenum Series in Social/Clinical Psychology. New York: Plenum.

Kennedy, H. G., and D. H. Grubin. 1990. "Hot-headed or impulsive?" *British Journal of Addiction* 85 (5): 639-43.

Kersten, D., D. C. Knill, P. Mamassian, and I. Bülthoff. 1996. "Illusory motion from shadows." *Nature* 279 (6560): 31.

Key, W. B. 1981. *Subliminal seduction: Ad Media's Manipulation of a Not So Innocent America*. New York: New American Library.（『潜在意識の誘惑』管啓次郎訳、リブロポート）

Kidd, B. 1894. *Social Evolution*. New York and London: Macmillan.（『社会之進化』角田柳作訳、開拓社）

Kiehl, K. A. 2006. "A cognitive neuroscience perspective on psychopathy: Evidence for paralimbic system dysfunction." *Psychiatry Research* 142 (2-3): 107-28.

Kitagawa, N., and S. Ichihara. 2002. "Hearing visual motion in depth." *Nature* 416: 172-74.

Kling, A., and L. Brothers. 1992. "The amygdala and social behavior." In *Neurobiological Aspects of Emotion, Memory, and Mental Dysfunction*, edited by J. Aggleton. New York: Wiley-Liss.

Klüver, H., and P. C. Bucy. 1939. "Preliminary analysis of functions of the temporal lobes in monkeys." *Archives of Neurology and Psychiatry* 42: 979-1000.

Koch, C., and K. Hepp. 2006. "Quantum mechanics in the brain." *Nature* 440 (7084): 611.

Kornhuber, H. H., and L. Deecke. 1965. "Changes in brain potentials with willful and passive movements in humans: The readiness potential and reafferent potentials." *Pflüger's Archive* 284: 1-17.

Kosik, K. S. 2006. "Neuroscience gears up for duel on the issue of brain versus deity." *Nature* 439 (7073): 138.

Kurson, R. 2007. *Crashing Through*. New York: Random House.（『46年目

の光――視力を取り戻した男の奇跡の人生』池村千秋訳、NTT 出版）

LaConte, S., B. King Casas, J. Lisinski, L. Lindsey, D. M. Eagleman, P. M. Cinciripini, F. Versace, and P. H. Chiu. 2009. "Modulating real time fMRI neurofeedback interfaces via craving and control in chronic smokers." Abstract presented at the Organization for Human Brain Mapping, San Francisco, CA.

Lacquaniti, F., M. Carrozzo, and N. A. Borghese. 1993. "Planning and control of limb impedance." In *Multisensory Control of Movement*, edited by A. Berthoz. Oxford: Oxford University Press.

Laland, K. L., and G. R. Brown. 2002. *Sense and Nonsense: Evolutionary Perspectives on Human Behavior*. New York: Oxford University Press.

Lanchester, B. S., and R. F. Mark. 1975. "Pursuit and prediction in the tracking of moving food by a teleost fish (*Acanthaluteres spilomelanurus*). *Journal of Experimental Biology* 63 (3): 627-45.

Lavergne, G. M. 1997. *A Sniper in the Tower: The True Story of the Texas Tower Massacre*. New York: Bantam.

Leibniz, G. W. 1679. *De Progressione Dyadica, Pars I*. (Manuscript dated 15 March 1679, published in facsimile (with German translation) in *Herrn von Leibniz' Rechnung mit Null und Einz*, edited by Erich Hochstetter and Hermann-Josef Greve, pp. 46-47. Berlin: Siemens Aktiengesellschaft, 1966. English translation by Verena Huber-Dyson, 1995.

Leibniz, G. W. 1704, published 1765. *Nouveaux essais sur l'entendement humain*. Published in English in 1997 as *New Essays on Human Understanding*, translated by Peter Remnant and Jonathan Bennett. Cambridge, UK: Cambridge University Press.（『人間知性新論』米山優訳、みすず書房）

Levin, D. T., and D. J. Simons. 1997. "Failure to detect changes to attended objects in motion pictures." *Psychonomic Bulletin & Review* 4 (4): 501-506.

Lewis, J. W., M. S. Beauchamp, and E. A. DeYoe. 2000. "A comparison of visual and auditory motion processing in human cerebral cortex." *Cerebral Cortex* 10 (9): 873-88.

Liberles, S. D., and L. B. Buck. 2006. "A second class of chemosensory

receptors in the olfactory epithelium." *Nature* 442, 645-50.

Libet, B., Gleason, C. A., Wright, E. W., and Pearl, D. K. 1983. "Time of conscious intention to act in relation to onset of cerebral activity (readiness-potential): The unconscious initiation of a freely voluntary act." *Brain* 106: 623-42.

Libet, B. 2000. *The Volitional Brain: Towards a Neuroscience of Free Will.* Charlottesville, VA: Imprint Academic.

Lim, M., Z. Wang, D. Olazabal, X. Ren, E. Terwilliger, and L. Young. 2004. "Enhanced partner preference in a promiscuous species by manipulating the expression of a single gene." *Nature* 429: 754-57.

Livnat, A., and N. Pippenger. 2006. "An optimal brain can be composed of conflicting agents." *Proceedings of the National Academy of Sciences* 103: 3198-3202.

Llinas, R. 2002. *I of the Vortex*. Boston: MIT Press.

Loe, P. R., and L. A. Benevento. 1969. "Auditory-visual interaction in single units in the orbito-insular cortex of the cat." *Electroencephalography and Clinical Neurophysiology* 26: 395-98.

Macaluso, E., C. D. Frith, and J. Driver. 2000. "Modulation of human visual cortex by crossmodal spatial attention." *Science* 289: 1206-8.

Macgregor, R. J. 2006. "Quantum mechanics and brain uncertainty." *Journal of Integrative Neuroscience* 5 (3): 373-80.

Macknik, S. L., M. King, J. Randi, et al. 2008. "Attention and awareness in stage magic: Turning tricks into research." *Nature Reviews Neuroscience* 9: 871-879.

MacKay, D. M. 1956. "The epistemological problem for automata." In *Automata Studies*, edited by C. E. Shannon and J. McCarthy, 235-51. Princeton: Princeton University Press.

——. 1957. "Towards an information-flow model of human behavior." *British Journal of Psychology* 47: 30-43.

MacLeod, D. I. A., and I. Fine. 2001. "Vision after early blindness." Abstract. *Journal of Vision* 1 (3): 470, 470a.

Macmillan, M. 2000. *An Odd Kind of Fame: Stories of Phineas Gage.* Cambridge, MA: MIT Press.

Macuga, K. L., A. C. Beall, J. W. Kelly, R. S. Smith, J. M. Loomis. 2007.

"Changing lanes: Inertial cues and explicit path information facilitate steering performance when visual feedback is removed." *Experimental Brain Research* 178 (2): 141-50.

Manning, J. T., D. Scutt, G. H. Whitehouse, S. J. Leinster, J. M. Walton. 1996. "Asymmetry and the menstrual cycle in women." *Ethology and Sociobiology* 17, 129-43.

Marlowe, W. B., E. L. Mancall, and J. J. Thomas. 1975. "Complete Klüver-Bucy syndrome in man." *Cortex* 11 (1): 53-59.

Marr, D. 1982. *Vision*. San Francisco: W. H. Freeman.（『ビジョン——視覚の計算理論と脳内表現』乾敏郎・安藤広志訳、産業図書）

Mascall, E. L. 1958. *The Importance of Being Human*. New York: Columbia University.

Massaro, D. W. 1985. "Attention and perception: An information-integration perspective. *Acta Psychologica (Amsterdam)* 60: 211-43.

Mather, G., A. Pavan, G. Campana, and C. Casco. 2008. "The motion aftereffect reloaded." *Trends in Cognitive Sciences* 12 (12): 481-87.

Mather, G., F. Verstraten, and S. Anstis. 1998. *The Motion Aftereffect: A Modern Perspective*. Cambridge, MA: MIT Press.

McBeath, M. K., D. M. Shaffer, and K. M. Kaiser. 1995. "How baseball outfielders determine where to run to catch fly balls." *Science* 268: 569-73.

McClure, S. M., D. I. Laibson, G. Loewenstein, and J. D. Cohen. 2004. "Separate neural systems value immediate and delayed monetary rewards." *Science* 306 (5695): 503-07.

McClure, S. M., M. M. Botvinick, N. Yeung, J. D. Greene, and J. D. Cohen. 2007. "Conflict monitoring in cognition-emotion competition." In *Handbook of Emotion Regulation*, edited by J. J. Gross. New York: The Guilford Press.

McGurk, H., and J. MacDonald. 1976. "Hearing lips and seeing voices." *Nature* 264: 746-48.

McIntyre, J., M. Zago, A. Berthoz, and F. Lacquaniti. 2001. "Does the brain model Newton's laws?" *Nature Neuroscience* 4: 693-94.

Mehta, B., and S. Schaal. 2002. "Forward models in visuomotor control." *Journal of Neurophysiology* 88: 942-53.

Meltzoff, A. N. 1995. "Understanding the intentions of others: Re-enactment of intended acts by 18-month-old children." *Developmental Psychology* 31: 838-50.

Mendez, M. F., R. J. Martin, K. A. Amyth, P. J. Whitehouse. 1990. "Psychiatric symptoms associated with Alzheimer's disease." *Journal of Neuropsychiatry* 2: 28-33.

Mendez, M. F., A. K. Chen, J. S. Shapira, and B. L. Miller. 2005. "Acquired sociopathy and frontotemporal dementia." *Dementia and Geriatric Cognitive Disorders* 20 (2-3): 99-104.

Meredith, M. A., J. W. Nemitz, and B. E. Stein. 1987. "Determinants of multisensory integration in superior colliculus neurons. I. Temporal factors." *Journal of Neuroscience* 7: 3215-29.

Mesulam, M. 2000. *Principles of Behavioral and Cognitive Neurology*. New York: Oxford University Press.

Miall, R. C., and D. M. Wolpert. 1996. "Forward models for physiological motor control." *Neural Network* 9 (8): 1265-79.

Miller, N. E. 1944. "Experimental studies in conflict." In *Personality and the Behavior Disorders*, edited by J. Hunt, vol. 1, 431-65.

Milner, D., and M. Goodale. 1995. *The Visual Brain in Action*. Oxford: Oxford University Press.

Minsky, M. 1986. *Society of Mind*. New York: Simon and Schuster.（『心の社会』安西祐一郎訳、産業図書）

Mitchell, H., and M. G. Aamodt. 2005. "The incidence of child abuse in serial killers." *Journal of Police and Criminal Psychology* 20 (1): 40-47.

Mocan, N. H., and R. K. Gittings. 2008. "The impact of incentives on human behavior: Can we make it disappear? The case of the death penalty." Working paper, National Bureau of Economic Research.

Moffitt, T. E., and B. Henry. 1991. "Neuropsychological studies of juvenile delinquency and juvenile violence." In *Neuropsychology of Aggression*, edited by J. S. Milner. Boston: Kluwer.

Moles, A., B. L. Kieffer and F. R. D'Amato. 2004. "Deficit in attachment behavior in mice lacking the mu-opioid receptor gene." *Science* 304 (5679): 1983-86.

Monahan, J. 2006. "A jurisprudence of risk assessment: Forecasting harm

among prisoners, predators, and patients." *Virginia Law Review* 92 (33): 391-417.

Montague, P. R. 2008. *Your Brain Is (Almost) Perfect: How We Make Decisions*. New York: Plume.

Montague, P. R., P. Dayan, C. Person, and T. J. Sejnowski. 1995. "Bee foraging in uncertain environments using predictive Hebbian learning." *Nature* 377: 725-28.

Morse, S. 2004. "New neuroscience, old problems." In *Neuroscience and the Law: Brain, Mind, and the Scales of Justice*, edited by B. Garland. New York: Dana Press.

Mumford, D. 1992. "On the computational architecture of the neocortex. II. The role of cortico-cortical loops." *Biological Cybernetics* 66 (3): 241-51.

Nagel, T. 1986. *The View from Nowhere*. New York: Oxford University Press.（『どこでもないところからの眺め』中村昇ほか訳、春秋社）

Nakayama, K., and C. W. Tyler. 1981. "Psychophysical isolation of movement sensitivity by removal of familiar position cues." *Vision Research* 21 (4): 427-33.

Niedenthal, P. M. 2007. "Embodying emotion." *Science* 316 (5827): 1002.

Noë, A. 2005. *Action in Perception*. Cambridge, MA: MIT Press.（『知覚のなかの行為』門脇俊介ほか訳、春秋社）

Norretranders, T. 1992. *The User Illusion: Cutting Consciousness Down to Size*. New York: Penguin Books.（『ユーザーイリュージョン――意識という幻想』柴田裕之訳、紀伊國屋書店）

Novich, S., S. Cheng, and D. M. Eagleman. 2011. "Is synesthesia one condition or many? A large-scale analysis reveals subgroups." *Journal of Neurophysiology* 5: 353-371.

O'Hara, E. A., and D. Yarn. 2002. "On apology and consilience." *Washington Law Review* 77: 1121.

O'Hara, E. A. 2004. "How neuroscience might advance the law." *Philosophical Transactions of the Royal Society B* 359: 1677-84.

O'Hare, D. 1999. "Introduction to human performance in general aviation." In *Human performance in general aviation*, edited by D. O'Hare, 3-10. Aldershot, UK: Ashgate.

O'Regan, J. K. 1992. "Solving the real mysteries of visual perception: The world as an outside memory." *Canadian Journal of Psychology* 46: 461-88.

Pariyadath, V., and D. M. Eagleman. 2007. "The effect of predictability on subjective duration." *PLoS One* 2 (11): e1264.

Paul, L. 1945. *Annihilation of Man*. New York: Harcourt Brace.

Pearson, H. 2006. "Mouse data hint at human pheromones: Receptors in the nose pick up subliminal scents." *Nature* 442: 95.

Pelham, B. W., M. Carvallo, and J. T. Jones. 2005. "Implicit egotism." *Current Directions in Psychological Science* 14: 106-10.

Pelham, B. W., S. L. Koole, C. D. Hardin, J. J. Hetts, E. Seah, and T. DeHart, 2005. "Gender moderates the relation between implicit and explicit self-esteem." *Journal of Experimental Social Psychology*. 41: 84-89.

Pelham, B. W., M. C. Mirenberg, and J.T. Jones. 2002. "Why Susie sells seashells by the seashore: Implicit egotism and major life decisions." *Journal of Personality and Social Psychology* 82: 469-87.

Pennebaker, J. W. 1985. "Traumatic experience and psychosomatic disease: Exploring the roles of behavioral inhibition, obsession, and confiding." *Canadian Psychology* 26: 82-95.

Penton-Voak, I. S., D. I. Perrett, D. Castles, M. Burt, T. Kobayashi, and L. K. Murray. 1999. "Female preference for male faces changes cyclically." *Nature* 399: 741-42.

Petrie, K. P., R. J. Booth, and J. W. Pennebaker. 1998. "The immunological effects of thought suppression." *Journal of Personality and Social Psychology* 75: 1264-72.

Pierce, R. C., and V. Kumaresan. 2006. "The mesolimbic dopamine system: The final common pathway for the reinforcing effect of drugs of abuse?" *Neuroscience and Biobehavioral Reviews* 30: 215-38.

Pinker, S. 2002. *The Blank Slate: The Modern Denial of Human Nature*. New York: Viking Penguin.（『人間の本性を考える――心は「空白の石版」か』山下篤子訳、NHK 出版）

Poldrack, R. A., and M. G. Packard. 2003. "Competition between memory systems: converging evidence from animal and human studies."

Neuropsychologia 41: 245-51.

Prather, M. D., P. Lavenex, M. L. Mauldin-Jourdain, et al. 2001. "Increased social fear and decreased fear of objects in monkeys with neonatal amygdala lesions." *Neuroscience* 106 (4): 653-58.

Raine, A. 1993. *The Psychopathology of Crime: Criminal Behavior as a Clinical Disorder*. London: Academic Press.

Ramachandran, V. S. 1988. "Perception of shape from shading." *Nature* 331 (6152): 163-66.

——.1997. "Why do gentlemen prefer blondes?" *Medical Hypotheses* 48 (1): 19-20.

Ramachandran, V. S., and P. Cavanagh. 1987. "Motion capture anisotropy." *Vision Research* 27 (1): 97-106.

Rao, R. P. 1999. "An optimal estimation approach to visual perception and learning." *Vision Research* 39 (11): 1963-89.

Rauch, S. L., L. M. Shin, and E. A. Phelps. 2006. "Neurocircuitry models of posttraumatic stress disorder and extinction: human neuroimaging research—past, present, and future." *Biological Psychiatry* 60(4):376-82.

Raz, A., T. Shapiro, J. Fan, and M. I. Posner. 2002. "Hypnotic suggestion and the modulation of Stroop interference." *Archives of General Psychiatry* 59 (12): 1155-61.

Reichenbach, H. 1951. *The Rise of Scientific Philosophy*. Berkeley: University of California Press.（『科学哲学の形成』市井三郎訳、みすず書房）

Reitman, W., R. Nado, and B. Wilcox. 1978. "Machine perception: What makes it so hard for computers to see?" In *Perception and Cognition: Issues in the Foundations of Psychology*, edited by C. W. Savage, 65-87. Volume IX of Minnesota Studies in the Philosophy of Science. Minneapolis: University of Minnesota Press.

Rensink, R. A., J. K. O'Regan, and J. J. Clark. 1997. "To see or not to see: The need for attention to perceive changes in scenes." *Psychological Science* 8 (5): 368-73.

Report to Governor. Charles J. Whitman Catastrophe, Medical Aspects. September 8, 1966. Austin History Center. http://www.ci.austin.tx.us/library/ahc/whitmat.

Rhawn, J. 2000. *Neuropsychiatry, Neuropsychology, Clinical Neuroscience*. New York: Academic Press.

Ritter, M. 2006. "Brain-scan lie detectors coming in near future." Transcript. Fox News, January 31.

Roberts, S. C., J. Havlicek, and J. Flegr. 2004. "Female facial attractiveness increases during the fertile phase of the menstrual cycle." *Proceedings of the Royal Society of London B*, 271 : S270-72.

Robert, S., N. Gray, J. Smith, M. Morris, and M. MacCulloch. 2004. "Implicit affective associations to violence in psychopathic murderers." *Journal of Forensic Psychiatry & Psychology* 15 (4): 620-41.

Robinson, G. E., C. M. Grozinger, and C. W. Whitfield. 2005. "Sociogenomics: Social life in molecular terms." *National Review of Genetics* 6 (4): 257-70.

Rose, S. 1997. *Lifelines: Biology, Freedom, Determinism*. New York: Oxford University Press.

Rosvold, H. E., A. F. Mirsky, and K. H. Pribram. 1954. "Influence of amygdalectomy on social behavior in monkeys." *Journal of Comparative and Physiological Psychology* 47 (3): 173-78.

Rutter, M. 2005. "Environmentally mediated risks for psychopathology: Research strategies and findings." *Journal of the American Academy of Child and Adolescent Psychiatry* 44: 3-18.

Sapolsky, R. M. 2004. "The frontal cortex and the criminal justice system." *Philosophical Transactions of the Royal Society B* 359 (1451): 1787-96.

Scarpa, A., and A. Raine. 2003. "The psychophysiology of antisocial behavior: Interactions with environmental experiences." In *Biosocial Criminology: Challenging Environmentalism's Supremacy*, edited by A. Walsh and L. Ellis. New York: Nova Science.

Schacter, D. L. 1987. "Implicit memory: History and current status." *Journal of Experimental Psychology: Learning, Memory, and Cognition* 13: 501-18.

Schwartz, J., J. Robert-Ribes, and J. P. Escudier. 1998. "Ten years after Summerfield: A taxonomy of models for audio-visual fusion in speech perception." In *Hearing By Eye II*, edited by R. Campbell, B. Dodd, and

D. K. Burnham, 85. East Sussex: Psychology Press.

Scott, S. K., A. W. Young, A. J. Calder, D. J. Hellawell, and J. P. Aggleton, and M. Johnson. 1997. "Impaired auditory recognition of fear and anger following bilateral amygdale lesions." *Nature* 385: 254-57.

Scutt, D., and J. T. Manning. 1996. "Symmetry and ovulation in women." *Human Reproduction* II: 2477-80.

Selten, J. P., E. Cantor-Graae, and R. S. Kahn. 2007. "Migration and schizophrenia." *Current Opinion in Psychiatry* 20 (2): 111-15.

Shams, L., Y. Kamitani, and S. Shimojo. 2000. "Illusions: What you see is what you hear." *Nature* 408 (6814): 788.

Sheets-Johnstone, M. 1998. "Consciousness: a natural history." *Journal of Consciousness Studies* 5 (3): 260-94.

Sherrington, C. 1953. *Man on His Nature*. 2nd ed. New York: Doubleday.

Shipley, T. 1964. "Auditory flutter-driving of visual flicker." *Science* 145: 1328-30.

Simons, D. J. 2000. "Current approaches to change blindness." *Visual Cognition* 7: 1-15.

Simons, D. J., and D. T. Levin. 1998. "Failure to detect changes to people during a real-world interaction." *Psychonomic Bulletin & Review* 5 (4): 644-49.

Singer, W. 2004. "Keiner kann anders, als er ist." *Frankfurter Allgemeine Zeitung*, January 8, 2004. (In German.)

Singh, D. 1993. "Adaptive significance of female physical attractiveness: Role of waist-to-hip ratio." *Journal of Personality and Social Psychology* 65: 293-307.

——. 1994. "Is thin really beautiful and good? Relationship between waist-to-hip ratio (WHR) and female attractiveness." *Personality and Individual Differences* 16: 123-32.

Snowden, R. J., N. S. Gray, J. Smith, M. Morris, and M. J. MacCulloch. 2004. "Implicit affective associations to violence in psychopathic murderers." *Journal of Forensic Psychiatry and Psychology* 15: 620-41.

Soon, C. S., M. Brass, H. J. Heinze, and J. D. Haynes. 2008. "Unconscious determinants of free decisions in the human brain." *Nature Neuroscience* 11 (5): 543-45.

Stanford, M. S., and E. S. Barratt. 1992. "Impulsivity and the multi-impulsive personality disorder." *Personality and Individual Differences* 13 (7): 831-34.

Stanovich, K. E. 1999. *Who is Rational? Studies of Individual Differences in Reasoning*. Mahweh, NJ: Erlbaum.

Stern, K., and M. K. McClintock. 1998. "Regulation of ovulation by human pheromones." *Nature* 392: 177-79.

Stetson, C., X. Cui, P. R. Montague, and D. M. Eagleman. 2006. "Motor-sensory recalibration leads to an illusory reversal of action and sensation." *Neuron* 51 (5): 651-59.

Stetson, C., M. P. Fiesta, and D. M. Eagleman. 2007. "Does time really slow down during a frightening event?" *PLoS One* 2 (12): e1295.

Stuss, D. T., and D. F. Benson. 1986. *The Frontal Lobes*. New York: Raven Press.（『前頭葉』融道男・本橋伸高訳、共立出版）

Suomi, J. S. 2004. "How gene-environment interactions shape biobehavioral development: Lessons from studies with rhesus monkeys." *Research in Human Development* 3: 205-22.

——. 2006. "Risk, resilience, and gene × environment interactions in rhesus monkeys." *Annals of the New York Academy of Science* 1094: 52-62.

Symonds, C, and I. MacKenzie. 1957. "Bilateral loss of vision from cerebral infarction." *Brain* 80(4): 415-55.

Terzian, H., and G. D. Ore. 1955. "Syndrome of Klüver and Bucy: Reproduced in man by bilateral removal of the temporal lobes." *Neurology* 5 (6): 373-80.

Tinbergen, N. 1952. "Derived activities: Their causation, biological significance, origin, and emancipation during evolution." *Quarterly Review of Biology* 27: 1-32.

Tom, G., C. Nelson, T. Srzentic, and R. King. 2007. "Mere exposure and the endowment effect on consumer decision making." *Journal of Psychology* 141 (2): 117-25.

Tong, F., M. Meng, R. Blake. 2006. "Neural bases of binocular rivalry." *Trends in Cognitive Sciences* 10: 502-11.

Tramo, M. J., K. Baynes, R. Fendrich, G. R. Mangun, E. A. Phelps, P. A.

Reuter-Lorenz, and M. S. Gazzaniga. 1995. "Hemispheric specialization and interhemispheric integration." In *Epilepsy and the Corpus Callosum*. 2nd edition. New York: Plenum Press.

Tresilian, J. R. 1999. "Visually timed action: Time-out for 'Tau'?" *Trends in Cognitive Sciences* 3: 301-10.

Trimble, M., and A. Freeman. 2006. "An investigation of religiosity and the Gastaut-Geschwind syndrome in patients with temporal lobe epilepsy." *Epilepsy and Behaviour* 9 (3): 407-14.

Tulving, E., D. L. Schacter, and H. A. Stark. 1982. "Priming effects in word-fragment completion are independent on recognition memory." *Learning, Memory, and Cognition* 8: 336-41.

Tversky, A., and E. Shafir. 1992. "Choice under conflict: The dynamics of deferred decision." *Psychological Science* 3: 358-61.

Uexküll, Jakob von. 1909. *Umwelt und Innenwelt der Tiere*. Berlin: J. Springer. (『動物の環境と内的世界』前野佳彦訳、みすず書房)

——. 1934. "Streifzüge durch die Umwelten von Tieren und Menschen." Translated by Claire H. Schiller as "A Stroll through the worlds of animals and men." In *Instinctive Behavior: The Development of a Modern Concept*, edited by Claire H. Schiller, 5-80. New York: International Universities Press, 1957.

Uher, R., and P. McGuffin. 2007. "The moderation by the serotonin transporter gene of environmental adversity in the aetiology of mental illness: Review and methodological analysis." *Molecular Psychiatry* 13 (2): 131-46.

Ullman, S. 1995. "Sequence seeking and counter streams: A computational model for bidirectional information flow in the visual cortex." *Cerebral Cortex* 5 (1): 1-11.

Van den Berghe, P. L., and P. Frost. 1986. "Skin color preference, sexual dimorphism and sexual selection: A case of gene culture coevolution?" *Ethnic and Racial Studies* 9: 87-113.

Varendi, H., and R. H. Porter. 2001. "Breast odour as only maternal stimulus elicits crawling towards the odour source." *Acta Paediatrica* 90: 372-75.

Vaughn, D. A., and D. M. Eagleman. 2011. "Faces briefly glimpsed are

more attractive," forthcoming.

Wason, P. C. 1971. "Natural and contrived experience in a reasoning problem." *Quarterly Journal of Experimental Psychology* 23: 63-71.

Wason, P. C., and D. Shapiro. 1966. "Reasoning." In *New Horizons in Psychology*, edited by B. M. Foss. Harmondsworth: Penguin.

Waxman, S., and N. Geschwind. 1974. "Hypergraphia in temporal lobe epilepsy." *Neurology* 24: 629-37.

Wegner, D. M. 2002. *The Illusion of Conscious Will*. Cambridge, MA: MIT Press.

Weiger, W. A., and D. M. Bear. 1988. "An approach to the neurology of aggression." *Journal of Psychiatric Research* 22: 85-98.

Weiser, M., N. Werbeloff, T. Vishna, R. Yoffe, G. Lubin, M. Shmushkevitch, and M. Davidson. 2008. "Elaboration on immigration and risk for schizophrenia." *Psychological Medicine* 38 (8): 1113-19.

Weiskrantz, L. 1956. "Behavioral changes associated with ablation of the amygdaloid complex in monkeys." *Journal of Comparative and Physiological Psychology* 49 (4): 381-91.

Weiskrantz, L. 1990. "Outlooks for blindsight: Explicit methodologies for implicit processes." *Proceedings of the Royal Society of London* 239: 247-78.

——. 1998. *Blindsight: A Case Study and Implications*. Oxford: Oxford University Press.

Weisstaub, N. V., M. Zhou, A. Lira, et al. 2006. "Cortical 5-HT2A receptor signaling modulates anxiety-like behaviors in mice." *Science* 313 (5786): 536-40.

Welch, R. B., L. D. Duttonhurt, and D. H. Warren. 1986. "Contributions of audition and vision to temporal rate perception." *Perception & Psychophysics* 39: 294-300.

Welch, R. B., and D. H. Warren. 1980. "Immediate perceptual response to intersensory discrepancy." *Psychological Bulletin* 88: 638-67.

Wilson, T. 2002. *Strangers to Ourselves: Discovering the Adaptive Unconscious*. Cambridge, MA: Harvard University Press.（『自分を知り、自分を変える——適応的無意識の心理学』村田光二監訳、新曜社）

Winston, R. 2003. *Human Instinct: How Our Primeval Impulses Shape Our*

Modern Lives. London: Bantam Press.（『人間の本能――心にひそむ進化の過去』鈴木光太郎訳、新曜社）

Wheeler, H. R., and T. D. Cutsforth. 1921. "The number forms of a blind subject." *American Journal of Psychology* 32: 21-25.

Wojnowicz, M. T., M. J. Ferguson, R. Dale, and M. J. Spivey. 2009. "The self-organization of explicit attitudes." *Psychological Science* 20 (11): 1428-35.

Wolpert, D. M., and J. R. Flanagan. 2001. "Motor prediction." *Current Biology* 11: R729-32.

Wolpert, D. M., Z. Ghahramani, and M. I. Jordan. 1995. "An internal model for sensorimotor integration." *Science* 269 (5232): 1880-82.

Yarbus, A. L. 1967. "Eye movements during perception of complex objects." In *Eye Movements and Vision*, edited by L. A. Riggs, 171-96. New York: Plenum Press.

Yu, D. W., and G. H. Shepard. 1998. "Is beauty in the eye of the beholder?" *Nature* 396: 321-22.

Zago, M., B. Gianfranco, V. Maffei, M. Iosa, Y. Ivanenko, and F. Lacquaniti. 2004. "Internal models of target motion: Expected dynamics overrides measured kinematics in timing manual interceptions." *Journal of Neurophysiology* 91: 1620-34.

Zeki, S., and O. Goodenough. 2004. "Law and the brain: Introduction." *Philosophical Transactions of the Royal Society of London B: Biological Sciences* 359 (1451): 1661-65.

Zhengwei, Y., and J. C. Schank. 2006. "Women do not synchronize their menstrual cycles." *Human Nature* 17 (4): 434-47.

Zihl, J., D. von Cramon, and N. Mai. 1983. "Selective disturbance of movement vision after bilateral brain damage." *Brain* 106 (Pt. 2): 313-40.

Zihl, J., D. von Cramon, N. Mai and C. Schmid. 1991. "Disturbance of movement vision after bilateral posterior brain damage: Further evidence and follow-up observations." *Brain* 114 (Pt. 5): 2235-52.

本書は、二〇一二年四月に早川書房より刊行された単行本『意識は傍観者である――脳の知られざる営み』を改題・文庫化したものです。

明日の幸せを科学する

Stumbling on Happiness

ダニエル・ギルバート
熊谷淳子訳

ハヤカワ文庫ＮＦ

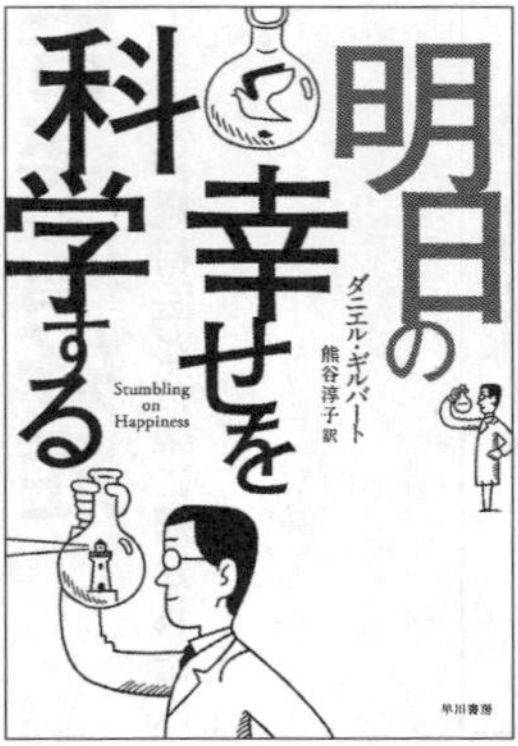

どうすれば幸せになれるか、
自分が一番よくわかるはずが……!?

「がんばって就職活動したのに仕事を辞めたくなった」「生涯の伴侶に選んだ人が嫌いになった」――。なぜ人間は未来の自分の幸せを正確に予測できないのか？　その背景にある脳の仕組みをハーバード大教授が解き明かす。（『幸せはいつもちょっと先にある』改題）

訳者略歴　翻訳家　東京大学文学部卒　訳書にサックス『サックス先生、最後の言葉』『道程』『見てしまう人びと』『音楽嗜好症』，リドレー『繁栄』（共訳），グリーン『隠れていた宇宙』，ドーキンス『ドーキンス博士が教える「世界の秘密」』（以上早川書房刊）など多数

HM=Hayakawa Mystery
SF=Science Fiction
JA=Japanese Author
NV=Novel
NF=Nonfiction
FT=Fantasy

あなたの知《し》らない脳《のう》
意識は傍観者である

〈NF475〉

二〇一六年九月十日　印刷
二〇一六年九月十五日　発行
（定価はカバーに表示してあります）

著者　デイヴィッド・イーグルマン
訳者　大《おお》田《た》直《なお》子《こ》
発行者　早川浩
発行所　株式会社　早川書房
郵便番号　一〇一‐〇〇四六
東京都千代田区神田多町二ノ二
電話　〇三‐三二五二‐三一一一（大代表）
振替　〇〇一六〇‐三‐四七七九九
http://www.hayakawa-online.co.jp

乱丁・落丁本は小社制作部宛お送り下さい。
送料小社負担にてお取りかえいたします。

印刷・中央精版印刷株式会社　製本・株式会社フォーネット社
Printed and bound in Japan
ISBN978-4-15-050475-5 C0145

本書は活字が大きく読みやすい〈トールサイズ〉です。